21 世纪高职高专教材

供中医、中西医结合类专业用

中医骨伤科学

邹本贵 主编

科学出版社

北京

内 容 简 介

本书是21世纪高职高专教材(供中医、中西医结合类专业用)中的一种,主要论述中医骨伤科疾病的发生、发展、诊断和治疗。本书的编写突出了高等职业技术教育的特点,坚持体现“三基”(基本理论、基本知识、基本技能)教学,注重教学内容的科学性和实用性。

本书可供中医药院校高等职业技术教育中医、中西医结合类专业学生使用,也可作为临床医师及自学中医者的学习参考书。

图书在版编目(CIP)数据

中医骨伤科学/邹本贵主编.—北京:科学出版社,2004.8

21世纪高职高专教材.供中医、中西医结合类专业用

ISBN 978-7-03-013687-9

Ⅰ.中… Ⅱ.邹… Ⅲ.中医伤科学-高等学校:技术学校-教材 Ⅳ.R274

中国版本图书馆CIP数据核字(2004)第057230号

责任编辑:郭海燕 曹丽英/责任校对:赵桂芬

责任印制:徐晓晨/封面设计:卢秋红

科学出版社出版

北京东黄城根北街16号

邮政编码:100717

http://www.sciencep.com

北京科印技术咨询服务公司 印刷

科学出版社发行 各地新华书店经销

*

2004年8月第 一 版 开本:850×1168 1/16

2015年1月第三次印刷 印张:16

字数:382 000

定价:28.00元

(如有印装质量问题,我社负责调换)

《中医骨伤科学》编写人员

主　　编 邹本贵

副 主 编 罗秀夏

编写人员 张玉良 崔丽琴 刘新文

序

中医药高等职业技术教育是中医药高等教育的重要组成部分，近年来，呈现出良好的发展势头，教育规模迅速扩大，专业布局渐趋合理，人才培养模式逐步形成特色，为中医药事业的发展和中医药人才队伍建设滞后已成为制约高职教育健康持续发展的重要因素。经过多方调研和广泛论证，我们组织了多年从事高职教育教学工作的一线教师和有关专家，结合中医药高等职业教育的特点，编写了本套中医药高等职业技术教育系列教材，供中医药专业、中西结合专业高职教育选用，也可用于临床医师的继续教育。

全套教材中供中医、中西医结合专业用的包括《中医基础理论》、《中医诊断学》、《中药学》、《方剂学》、《中国医学史》、《中医各家学》、《中医内科学》、《中医外科学》、中医妇科学》、《中医骨伤科学》、《中医五官科学》、《针灸学》，共计13门课程教材。

本套教材编写过程中遵循高等中医药院校教材建设的一般原则，坚持体现“三基”（基本理论、基本知识、基本技能）教学，同时突出高等职业技术教育的特点，注意教学内容的科学性和实用性。总体上具有以下几个特点：

1. 坚持“必须”、“够用”的原则，即在保持知识体系必要的完整性的前提下，突出了高职教育教材应简明实用的特点，在内容取舍上力求突出重点，化繁为简；在文字表述上力求深入浅出，通俗易懂，具有较强的科学性、可读性和实用性。

2. 坚持“贴近学生、贴近社会、巾近岗位”的原则，即教材内容突出技能，淡化说理，注重对学生实践动物能力的培养；在编写体例上增加了“学习目标”、“小结”“目标检测”等内容，便于学生更好地掌握知识，具有较强的针对性和可操作性。

3. 坚持知识性、趣味性和创新性相结合的原则，在教材中设计了“链接”小模块，起到系统连接与辅助学习作用。“链接”表达的内涵较浅，它不仅是课程系统内部不同课程、专业、教育层次之间的连接组件，还是课程系统向外部延伸的小模块，它将帮助学生开阔视野，拓展思维，培养科学与人文精神结合的专业素质。

中医药高等职业技术教育教材的编写目前尚处于探索阶段，由于编写时间紧迫，编者水平有限，本套教材难免存在着不足之处，敬请同行和读者在使用过程中，提出宝贵意见，以便我们进一步修订和改进，从而为我国中医药高等职业技术教育事业做出应有的贡献。

张俊龙

2004年3月

编写说明

中医骨伤科学是祖国医学中富有特色的组成部分，具有悠久的历史和丰富的临床经验，对保障人民健康发挥着重要作用。

本书编写的着眼点在于为高等职业技术学员提供一本知识系统、应用性强的教材。所以我们在编写过程中，力求做到知识系统连贯，深入浅出，并在每一章节前提出了学习目标，章节后设置了目标检测，以便于学员在学习过程中，把握重点、难点，检验学习效果，文中设置链接体现了不同课程专业、教育层次之间的连接组件。

为了保证本书的编写质量，我们在编写过程中，参考了张安桢、武春发主编的《中医骨伤科学》、五版教材《中医伤科学》等大量的中医骨伤科学教材及著作，并引用了其中部分内容，为此我们向这些书的编写人员表示谢意。

由于编写时间紧迫，参加编写人员的学术水平有限，本书的疏漏和不妥之处在所难免，望读者谅解并指正。

编　者

2004年6月

目　　录

上　　篇

下　　篇

上　　篇

中医骨伤科学发展简史

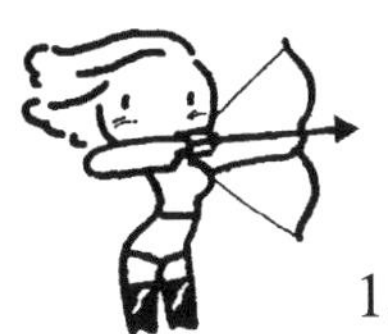

学习目标

1. 骨伤科学的源流、发展
2. 历代骨伤科学的主要成就

中医骨伤科学是祖国医学的重要组成部分，是一门研究防治皮肉、筋骨、脏腑经络、气血损伤疾患的医学科学。骨伤科学的范围随着医学科学的发展及治疗手段的不同而略有差异。历史上对本科有过折疡、金疡、金镞、接骨、正体、正骨等不同称谓。中医骨伤科学历史悠久，具有丰富的经验积累及完整的理论，是我国劳动人民长期与各种疾病做斗争中创造和发展起来的一门独立的学科。

中国是世界文明发达最早的国家之一。远在100多万年前，我们的祖先就在伟大祖国的土地上生活着、劳动着。他们用原始的劳动工具，进行简单的劳动协作，来对付自然界的种种灾难，抗击猛兽的侵袭，以获取必要的食物，同时也逐步积累了原始的医药知识。人类在爬山、攀树、与毒蛇猛兽搏斗及部落之间发生战争时，受到外伤，就在损伤疼痛、肿胀处抚摸、按压，以减轻症状。经过长期的反复实践，摸索出一些能医治创伤疾病的方法和一些简单的理伤按摩手法；对伤口则用树叶、草茎等涂裹，在医疗活动的实践中还逐渐发现了一些止血、止痛、消肿、排脓的外用药物，这便是骨伤科学的起源。

原始氏族公社时期，人们开始应用打制的石器进行生产，在医疗实践中，也发现了某些治病的工具，如砭石、荆棘刺等。夏代(约公元前21世纪~公元前16世纪)虽然传说已经造铜，但大量的生产工具仍然是石器，用以治病的工具仍是石针、骨针。

商代(约公元前16世纪~公元前1066年)是青铜器的全盛时期。由于青铜器的广泛使用，改进了医疗工具，砭石逐渐被金属的刀针所代替，这是我国针术的萌芽，也是骨伤科应用原始医疗工具的开始。商代后期，我国汉字发展已经基本成熟，从甲骨卜辞和器物铭文的文字中，可以看出当时已懂得用器官位置定病名，其中有疾手、疾肘、疾胫、疾趾等骨伤科的病名。

《周礼·天官》记有“疡医下士八人，掌肿疡、溃疡、金疡、折疡祝药，刮杀之齐。”

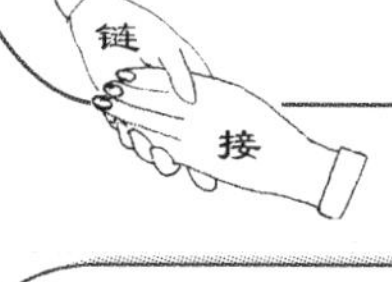

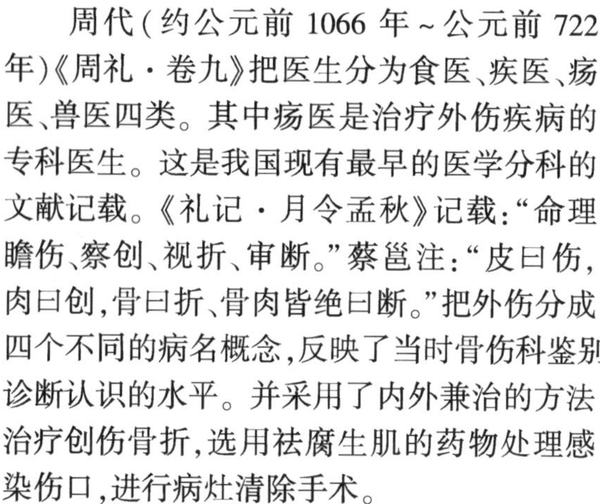

周代（约公元前1066年～公元前722年）《周礼·卷九》把医生分为食医、疾医、疡医、兽医四类。其中疡医是治疗外伤疾病的专科医生。这是我国现有最早的医学分科的文献记载。《礼记·月令孟秋》记载：“命理瞻伤、察创、视折、审断。”蔡邕注：“皮曰伤，肉曰创，骨曰折，骨肉皆绝曰断。”把外伤分成四个不同的病名概念，反映了当时骨伤科鉴别诊断认识的水平。并采用了内外兼治的方法治疗创伤骨折，选用祛腐生肌的药物处理感染伤口，进行病灶清除手术。

春秋战国时期，诸侯纷争，战祸连绵，金创、骨折疾病大增，《左传》记载魏侯折股、哀公残病。齐国大夫高疆说：“三折肱知为良医。”可见当时对骨伤科医术的重视程度。

春秋战国～汉代（公元前722年～公元220年）是祖国医学隆盛的时期。《内经》全面地阐述了人体解剖、病因病机、诊断治疗等基本理论，对骨伤科疾病有了较深刻的认识。《内经》阐发的气伤痛、形伤肿及肝主筋、肾主骨、脾主肌肉等基础理论，一直指导着骨伤科临床医疗实践。《吕氏春秋·季春纪》认为：“流不腐，户枢不蠹，动也；形气亦然，形不动则精不流，精不流则气郁。”主张采用运动锻炼的方法治疗足部损伤而致的功能障碍，为骨伤科动静结合的治疗理论奠定了基础。湖南长沙马王堆三号汉墓出土的抄写于秦汉之际的帛书《五十二病方》记载：“痉者，伤，风入伤，身信（伸）而不能诎（屈）。”这是最早指出破伤风是创伤后并发症的记载，并记载了金伤、刃伤等多种外伤疾病，以及多种止痛、止血、洗涤创伤感染伤口的治疗方法和方药。汉代著名的外伤科医生华佗既能用方药、针灸治病，更擅长手术。他使用麻沸散麻醉进行清创术、剖腹术等，还创立了五禽戏，指出功能锻炼的作用和重要性。

魏晋南北朝时期，骨伤科在诊断和治疗技术方面都有显著的提高，晋代葛洪著《肘后救卒方》，首先记载了使用夹板（竹简）固定骨折，指出固定后患肢勿令转动，避免骨折重新移位，同时夹缚松紧要适宜；记载颞颌关节脱位口内整复方法，“令人两手牵其颐已，暂推之，急出大指，或咋伤也。”这是世界上最早的颞颌关节脱位整复方法；论述了对开放创口早期处理的重要性，对外伤性肠断裂，采用桑皮线进行肠缝合。他还记载了烧灼止血法，并首创了以口对口吹气法的复苏术。南北朝时期，龚庆宣著《刘涓子鬼遗方》（公元483年）是我国现存最早的外伤科专书，对金疮和痈疽的诊治有较详尽的论述，收载的治疗金疮跌仆方计有34首之多，提出用虫类药物解毒和活血化瘀，对感染创口应用外消、内托、排浓、生肌等方法治疗。

隋唐时代医学的发展愈益趋向专科化，隋代巢元方著《诸病源候论》探求诸病之源、九候之要，载例证候1720条，为我国第一部中医病理专书，该书已将伤科病列为专章，其中有“金疮病诸候”23论，“腕伤病诸候”9论，对骨折创伤及其并发症的病源和证候有较深入的论述，对骨折的处理提出了很多合理的治疗方法。该书指出破伤风是创伤后的并发症，且症状描写非常详细。《金疮筋急相引痛不得屈伸候》和《金疮伤筋断骨候》记载了循环障碍、神经麻痹、运动障碍的症状，还指出软组织断裂伤、关节开放性损伤必须在受伤后立即进行缝合，折断的骨骼亦可用线缝合固定，这是有关骨折施行内固定治疗的最早记载。

唐代孙思邈著《备急千金要方》、《千金翼方》两书，记载了颞颌关节脱位整复后采用蜡疗和热敷，以助关节功能的恢复，总结了补骨髓、长肌肉、坚筋骨类药物，奠定了骨伤科药物内治的基础。王焘著《外台秘要》主张用毡做湿热敷，减少损伤肢节的疼痛。蔺道人著《仙授理伤续断秘方》是我国现存最早的一部骨伤科专书，它阐述骨折的治疗原则是复位、夹板固定、功能锻炼和药物治疗，指出复位前要先用手摸伤处，识别骨折移位情况，采用拔伸、捺正等方法；骨折复位后，将软垫加在肢体上，然后用杉树皮夹板固定；根据中医整体观念和辨证论治的方法提出了筋骨并重、动静结合的治疗原则；对开放性骨折采用经过煮沸消毒的水将污染的伤口和骨片冲洗干净，用快刀进行扩创，将断骨复位，然后用清洁的“绢片包之”，“不可见风着水。”该书还首次将髋关节脱位分为前脱位和后脱位两种类型，采用手牵足蹬法治疗髋关节后脱位；采用“椅背复位法”整复肩关节脱位。该书还重点介绍了骨折损伤内外用药经验，书中载有40余方，用药的方法有洗、贴、糁、揩及内服法，并为伤科辨证、立法、处方用药奠定了良好的基础。

名医王焘撰《外台秘要》，提出较深的伤口不宜过早缝合，以便引流。书中首载用铜类药物作接骨剂。

链接

宋元时代（公元960~1368年）医学的学术争鸣加速了医学的向前发展，整复方法有了较大的进步。宋代的医学教育分为九科，内有疮肿兼折疡科和金镞兼书禁科。《圣济总录》总结了宋代以前的医疗经验，强调骨折脱位复位的重要性。张杲在《医说》中介绍了采用脚踏转轴及以竹管搓滚舒筋的练功方法来促进骨折损伤后膝、踝等关节的功能迅速恢复，并采用切开复位治疗胫骨多段骨折。

宋慈著《洗冤录》法医专书，较详细地记录了人体骨骼结构，统一了骨骼名称，列举了许多验伤方法。

链接

元代蒙古族善于骑射，对于伤科颇有专长，在医制十三科中，除了金疮肿科之外，又成立了正骨科。危亦林著的《世医得效方》继承了唐代蔺道人等的骨伤科经验，系统地整理了元代以前的骨伤科成就，并有很多创新和发展，使骨折和关节脱位的处理原则和方法更臻完善；对创伤疾病能够合理选用麻醉方法，认为“跌仆损伤，骨肉疼痛，整顿不得，先用麻药服，待其不识痛处，方可下手。”而且麻药用量要按照病人年龄、体质及出血情况而定，再根据病人麻醉程度逐渐增加或减少，即“已倒便住药，切不可过多。”危亦林是世界上采用悬吊复位法治疗脊柱骨折的第一人，该书指出：“凡挫脊骨不可用手整顿，须用软绳从脚吊起，坠下身直，其骨使自归窠，未直则未归窠，须要坠下，待其骨直归窠，然后用大桑皮一片，放在背皮上，杉树皮两三片，安在桑皮上，用软物缠夹定，莫令屈，用药治之。”1927年英国医家Davis才始用与《世医得效方》相同的悬吊复位法，比危氏至少要晚580余年。该书认识到髋关节是杵臼关节，详述了多种关节脱位和骨折的治疗。把踝关节骨折脱位分为内翻、外翻两型，并按不同类型施用不同复位手法。

明代太医院制度分为十三科，其中骨伤科分为接骨和金镞两个专科，朱橚等编著的《普济方·折伤门》首先专列总论，强调手法整复的重要性，并介绍用“伸舒揣捏”整复前臂双骨折和胫腓骨骨折；对伸直型桡骨远端骨折创用了“将掌向上，医用手撙损动处，将掌曲向外捺令平正”的整复手法，并采用超腕关节固定；用按压复位，抱膝圈固定法治疗髌骨骨折等；还提出了以“黏膝不能开”和“不黏膝”鉴别髋关节后脱位和前脱位的诊断方法。薛己著《正体类要》二卷，上卷论治正体主治大法及仆伤、坠跌、金伤等治验医案；下卷附诸伤方药。全书载方 71 首，立论遣方，重视脾肾与补气养血，是按八纲辨证论治的代表著作，至今仍具有一定实用价值。书中指出“肢体损于外，则气血伤于内，营卫有所不贯，脏腑由之不和”，阐明和强调了骨伤科疾病局部与整体的辨证关系。民间流传的《金疮秘传禁方》记载了用骨擦音作为检查骨折的方法；处理开放性骨折时，主张把穿出皮肤已污染肋骨折端切去，以防感染，并介绍了各种骨折的治疗方法。

清代吴谦等著《医宗金鉴·正骨心法要旨》系统地总结了清代以前的骨伤科经验，对人体各部位的骨度、内外治法方药记述最详，既有理论，尤重实践，图文并茂。该书把正骨手法归纳为摸、接、端、提、推、拿、按、摩八法，并介绍了运用手法治疗腰腿痛等伤筋疾患的方法，使用攀索叠砖法及腰背垫枕法整复固定胸腰椎骨折(图 1-1)。在固定方面，主张“爰因身体上下、正侧之象，制器以正之，用辅手法之所不逮，以冀分者复合，欹者复正，高者就其平，陷者升其位”，并创造和改革了多种固定器具。例如对脊柱中段损伤采用通木固定，下腰损伤采用腰柱固定，四肢长骨干骨折采用竹帘、杉篱固定，髌骨骨折采用抱膝器固定等(图 1-2)。钱秀昌所著《伤科补要》记载对髋关节后脱位采用屈髋屈膝拔伸复位法整复。沈金鳌著《沈氏尊生书·杂病源流犀烛》对内伤的病因病机、辨证治疗有所阐发；顾世澄著《疡医大全》发展了创伤气血病机学说，对跌打损伤及一些骨关节疾病有进一步的论述；胡廷光著《伤科汇纂》、赵竹泉著《伤科大成》详述了各种损伤的证治，记录了骨折、脱位检查法，并且附有很多治验病案。赵兰亭著《救伤秘旨》总结了少林学派的经验，推广了《陈氏秘传》骨折疗法技术。

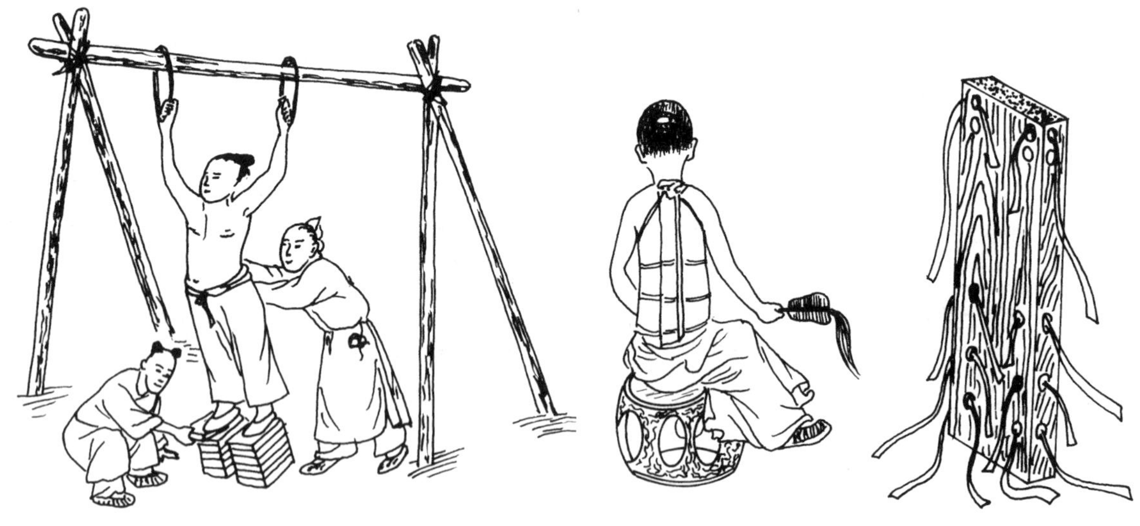

图 1-1 攀索叠砖法　　图 1-2 通木正骨器

旧中国(公元 1911~1949)中医药这门科学受到了极大的摧残，几乎濒于泯灭的边缘，骨伤科学当然也不例外，骨伤著作甚少，仅董志仁辑《军阵伤科概要》和金倜生辑《伤科真传秘诀》。其丰富的伤科经验散存在老一辈中医师和民间中，缺乏整理和提高，中医骨伤科学处于奄奄一息的境地。

新中国成立后，党和政府十分重视中医学的发展。50 多年来，我国骨伤科工作者遵循继承、发展方针,系统整理了祖国医学的治疗手法,重视总结了老中医的经验与民间方药,出版了许多骨伤科专著;改进了多种牵引器械和外固定方法;运用现代科学理论进行夹板材料力学测定和中草药促进骨折愈合的实验研究;开展对肾主骨和活血化瘀等基础理论的研究;中西医结合治疗骨折的方法得到普遍推广,运用动静结合、筋骨并重、内外兼治和医患合作的理论治疗骨关节损伤,取得了愈合快、功能恢复好、患者痛苦少及合并症少等良好效果。近十余年来,在骨折、伤筋及骨关节疾病的治疗上又有新的进展,对陈旧性骨折畸形愈合手法折骨治疗;开放性骨折中药外敷疗法;慢性骨髓炎中药内外兼治疗法;对腰椎间盘突出症、颈椎病采用的牵引、按摩、推拿、中药离子导入和内服中药等综合疗法都取得了较好的效果。新中国成立以后,各省的中医学院均开设有中医骨伤科课程,编有统一的伤科教材,在许多大中城市还创立了骨伤研究所。福建、江西、广州、贵阳等多所中医院校开办了或正在开办骨伤系,培养专科技术人才。

随着科学技术的日益发展,工农业机械化和高速交通工具的应用,各类损伤的发生也必将出现一些新问题,人类对伤病康复的要求也将越来越高,这就向中医骨伤科学提出了新的课题。从自然科学发展史来看,各门科学都是相互渗透、相互促进的。按照古为今用、洋为中用的方针,今后应继续发掘整理中医伤科历代文献和传统经验,不断吸取现代科学的成就,运用现代科技手段,促使中医骨伤科学的迅速发展,为人类做出新的贡献。

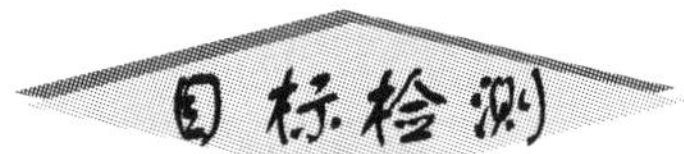

一、思考题

1.《仙授理伤续断秘方》的作者、成书年代及意义是什么?

2. 外治法的起源标志有哪些内容?

二、填空题

1. 我国现存最早的一部伤科专书是《________》,它阐述骨折的治疗原则为________、________、________和________治疗。

2. ________是世界上第一个采用________法治疗脊柱骨折的人,《________》一书为其所著。

3. 晋代葛洪著《________》一书记载的________关节脱位________整复手法,是世界上最早的整复方法。

(罗秀夏)

2 损伤的分类和病因

学习目标

1. 说出损伤的分类
2. 说出骨伤科疾病发生的内因、外因及其相互关系

2.1 损伤的分类

损伤是指人体受到外界各种创伤性因素所引起的皮肉、筋骨、脏腑等组织的破坏,及其带来的局部和全身的后果。祖国医学对损伤早有认识,在周代就有了分类,如《礼记·卷九》已有将损伤分为金疡、折疡等的记载,该书“月令孟秋”并记载了损伤可分为伤(皮伤)、创(肉创)、折(骨折)、断(骨肉皆断离)四类。唐代《外台秘要》又将损伤分为外损与内伤两类。后世对损伤又有许多不同的分类方法。随着社会的进步和发展,现在按照损伤的部位、性质、时间、程度和特点等可有下列分类方法。

1)按损伤部位的不同可分为外伤和内伤。外伤是指皮肉、筋骨的损伤,可具体分为骨折、脱位与伤筋;内伤是指脏腑损伤及损伤所引起的气血、脏腑、经络功能紊乱而出现的各种损伤内证。

2)按损伤的发生过程和外力作用的性质可分为急性损伤与慢性劳损。急性损伤是指由于突然而来的暴力所引起的损伤;慢性劳损是指由于劳逸失度或体位不正而使外力经年累月作用于人体所致的病症。

3)按受伤的时间可分为新伤与陈伤。新伤主要是指受外力作用后发生病证并立即就诊者;陈伤又称宿伤,是指新伤失治,日久不愈,或愈后又由于某些诱因在原受伤部位复发者。

4)根据受伤部位的皮肤或黏膜完整与否,可分为闭合性损伤与开放性损伤。闭合性损伤是指受钝性暴力损伤而外部无创口者。开放性损伤是指由锐器、火器或钝性的暴力作用使皮肤或黏膜破损而有创口流血、深部组织与外界环境沟通者。

5) 按受伤的程度不同可分为轻伤与重伤。损伤的严重程度取决于致伤因素的性质、强度、作用时间的长短、受伤的部位及其面积的大小、深度等。一般在外伤中伤皮肉病情较轻,伤筋骨病情较重;在内伤中伤气血较轻,伤脏腑较重。

6) 按致伤因素的职业特点可分为生活损伤、工业损伤、农业损伤、交通损伤、运动损伤等。

7) 按致伤因素的性质种类可分为物理损伤、化学损伤和生物损伤等。物理损伤包括外力、高热、冷冻、电流等。

中医伤科学研究的对象主要是外力因素引起的损伤。临床辨证施治时,既应该参照上述分类方法将伤病进行分类,更应该从整体出发,全面分析,才能正确辨证论治,取得较好的疗效,这是中医伤科的特点之一。

2.2 损伤的病因

损伤的病因,是指造成人体损伤发病的原因,又称致病因素。导致损伤的发生、发展的因素,必须作用于人体,通过人体的反应,才有可能构成损伤。人体对各种外界损害因素的反应,有其共同的规律。但由于人们所处的环境不同,生理特点与病理因素的不同,因而产生了人体对各种外界损害因素反应的特殊性。

正确了解损伤的病因,才能对损伤的性质和程度做出比较正确的估计,对损伤治疗有着重要的指导意义。兹将损伤的病因分为外因和内因两方面介绍。

2.2.1 外　　因

损伤外因是指从外界作用于人体而致病的因素,主要指外力伤害,并与外感六淫及邪毒感染等有关。

(1) 外力伤害

如跌仆、堕坠、撞击、闪挫、扭捩、压轧、负重、刀刃、劳损所引起的损伤都与外力作用有关。根据外力性质的不同,可分为直接暴力、间接暴力、筋肉牵拉和持续劳损等四种。

直接暴力所致的损伤发生在外力直接作用的部位,如挫伤、创伤、刀刃切割伤、横断骨折、粉碎骨折等。

间接暴力所致的损伤都发生在远离外力作用的部位,常见形式有传达暴力、扭转暴力和杠杆暴力。如闪挫伤、扭捩伤、撕裂伤等,如自高处坠落,臀部着地,身体下堕的冲击力与地面对脊柱反作用力所发生之挤压力即可在胸腰椎发生压缩性骨折。

筋肉牵拉是指由于急剧而不协调的肌肉收缩或韧带突然紧张所造成的损伤,如跌仆时股四头肌强烈收缩可引起髌骨骨折,投掷标枪、手榴弹时肌肉强烈收缩也可引起肱骨干骨折等。

《素问·宣明五气论》所说:“久视伤血,久卧伤气,久坐伤肉,久立伤骨,久行伤筋,是谓五劳所伤。”

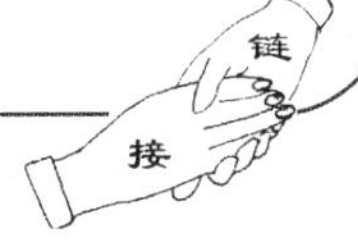

持续劳损是指长期反复持续的直接暴力和间接暴力,集中于人体的一定部位而造成损伤。久行久立使肢体某部位受到持久的反复多次

的牵拉、摩擦等外力积累所伤。如单一姿势的长期弯腰工作可造成慢性腰肌劳损,长时间的步行可引起跖骨疲劳性骨折等。

(2) 六淫侵袭

外感六淫诸邪可致筋骨、关节发生疾患,对损伤疾病有一定影响。尤其年老体弱或久病体虚者,六淫之邪常乘虚而入,以湿邪侵袭最为多见。如老年人肩部慢性伤筋,损伤后风寒之邪侵袭所形成的冻结肩;腰部及肢体外伤,风寒湿邪侵袭所引起腰部、四肢关节痹痛,以及宿伤外合风湿所形成的陈伤旧患经久难愈,均属此类损伤。说明各种损伤可因风寒湿邪乘虚侵袭,经络阻塞,气机不得宣通,引起肌肉挛缩或松弛无力,而致关节活动不利、肢体功能障碍。

> 《仙授理伤续断秘方》说:“损后中风,手足痿痹,不能举动,筋骨乖张,挛缩不伸。”
>
> 链接

(3) 邪毒感染

外伤后再感受毒邪,则可引起局部和全身感染,出现各种变证。如开放性骨折若处理不当邪毒乃从创口侵入人体内,引起局部成全身感染,则可引起化脓性骨髓炎。严重者邪入心包而出现营分、血分证候等各种变证。创伤还可以引起破伤风,即所谓金疮中风、水痉候的感染现象,如《外科正宗》中叙述的“口噤咬牙,角弓反张,……渐醒渐昏,时发时止,口噤不开,语声不出”等急重症状。

2.2.2 内　　因

内因是指人体内影响伤病的因素。损伤的发生主要是由于外力伤害之外在因素所致,但也有其不同的内在因素和一定的发病规律。《素问·评热病论》指出“邪之所凑,其气必虚。”而《灵枢·百病始生》说得更为透彻:“风雨寒热,不得虚,邪不能独伤人。”说明大部分外界致病因素只有在机体虚弱的情况下,才能伤害人体,损伤的发病也不例外,各种损伤的发生与患者的年龄、体质、解剖结构、职业工种、先天疾病、生活习惯、姿势体位、劳动强度、个人情绪、饮食劳倦等内在因素关系十分密切。但当外来暴力比较大,超越了人体防御力量或耐受力时,外力伤害就成为主要和决定的因素。

(1) 年龄

不同的年龄伤病发生率、好发部位和性质不一样。如跌倒时臀部着地,外力作用相同,老年人易引起股骨颈骨折或股骨粗隆间骨折;青壮年筋骨劲强,同样跌倒,却不一定发生骨折。小儿因骨骼柔嫩,尚未坚实,所以容易折断,但小儿的骨骼骨膜较厚而富有韧性,骨折时多见不完全骨折;而老年人易形成粉碎性或完全性骨折。骨骺损伤多发生在儿童或17~18岁以下的正在生长发育、骨骺尚未愈合的少年。在工业生产活动中所发生的机械性损伤以青壮年多发。

(2) 体质

体质的强弱、气血盛衰与损伤的发生有密切的关系。年老体衰,气血虚弱,肝肾亏损,骨质疏松者易发生损伤,就如平地滑倒,臀部着地,外力虽很轻微,也易引起股骨颈或股骨转子间骨折。年轻力壮,气血旺盛,肾精充实,筋骨坚强者则不易发生损伤。颞颌关节脱位多见于老人,

《骨伤科补要》说:"下颌者,即牙车相交之骨也,若脱,则饮食言语不便,由肾虚所致。"故颞颌关节脱位其原因虽为骤然张口过大所致,但也往往与肾气亏损,而致面部筋肉松弛等有关。《正体类要·正体主治大法》中指出:"若骨骱接而复脱,肝肾虚也。"说明肝肾虚损是习惯性脱位的病理因素之一。

(3) 解剖结构

损伤与其局部解剖结构有明显的关系。损伤常发生于人体结构薄弱的部位。如骨折常发生于骨干形状发生变化的部位、松质骨与密质骨的交界部、活动范围大与活动范围小的交接处。如桡骨下端骨折是因桡骨下端是松质骨构成的,在桡骨下端2~3cm处是松质骨与密质骨交界处,从力学上来看是一个薄弱点,所以跌倒时若手掌着地,则由于躯干向下的重力与地面向上的反作用力交集于此处,即可造成此处的骨折。锁骨骨折多发生在无韧带肌肉保护的锁骨二个弯曲的交界处。股骨颈部供血差,若发生股骨颈骨折易并发股骨头坏死。结构上的缺陷亦是易发生损伤的部位。如骶1的隐性脊柱裂,由于棘突缺如,棘上与棘间韧带失去了依附,故减低了腰部关节的稳定性,薄弱部位就容易发生劳损。

(4) 职业工种

损伤与职业工种有一定的关系。虽然职业工种不为直接致伤的原因,但了解工种对于掌握受伤情况,避免损伤的发生有重要的关系。如手部损伤较多发生在缺乏必要的防护设备下工作的机械工人;肱骨外上髁炎多发生于网球运动员和木工;胫骨结节软骨炎发生于青少年田径、足球运动员;经常低头伏案工作的脑力劳动者,容易患颈部劳损和颈椎病;慢性腰部劳损多发于经常弯腰负重操作的工人。

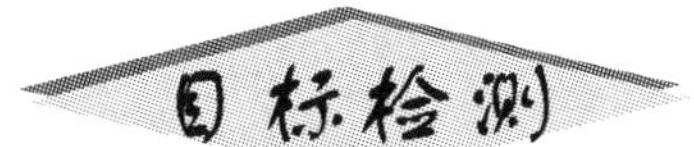

一、思考题

1. 损伤的病因有哪些?
2. 什么是损伤?如何分类?
3. 如何理解内伤与外伤的关系?

二、填空题

1. 损伤主要指外力伤害,其根据外力性质不同可分为________、________、________和________等四种。
2. 中医伤科学研究的对象是________引起的损伤。

(罗秀夏)

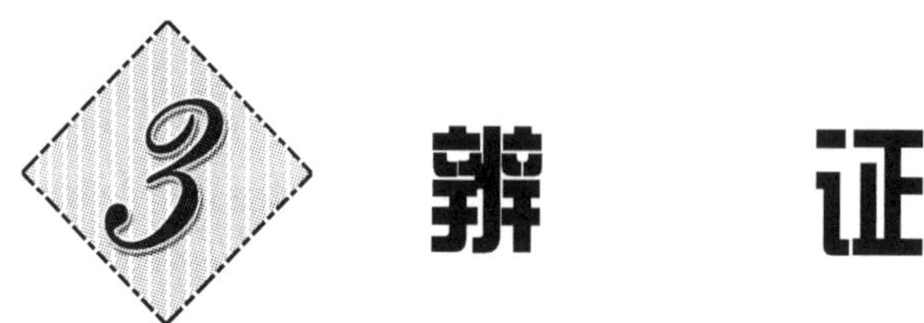

3 辨　证

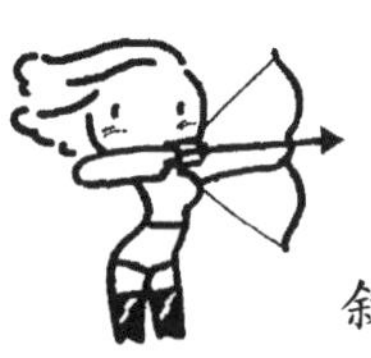

学习目标

叙述望、问、闻、切四诊在骨伤科中的运用要点

骨伤科的辨证，就是通过望、问、闻、切四诊，结合 X 线摄影、实验室检查和现代新技术，将所搜集的临床资料作为依据，根据八纲进行分类，并以脏腑、气血、经络等理论为基础，加以综合分析，做出诊断的过程。损伤的辨证方法很多，有根据病程的不同阶段的分期辨证，以及根据不同证候的分型辨证等。这些辨证的方法，有各自的特点和侧重。在临床上，这几种辨证方法往往需要互相补充、诊断才能臻于完善。

在辨证时，既要求有整体观念，进行全面检查；还要结合骨伤科的特点进行细致的局部检查，将检查结果进行综合分析，得出正确的诊断结果。中医骨伤科治疗范围包括各种类型的内外损伤及骨关节疾病，所用的辨证方法即望、问、闻、切四诊。

3.1 望　诊

骨伤科的望诊，除对全身的神色、形态等全面地观察检查外，还应对损伤局部及其邻近部位特别详尽察看。如《骨伤科补要》中就明确指出"凡视重伤，先解开衣服，遍观伤之轻重。"要求暴露足够的范围，通过望全身、望损伤局部、望舌质苔色等方面以初步确定损伤的部位、性质和轻重。

3.1.1 望　全　身

首先望面部的精神气色、舌质和舌苔，然后望全身与局部损伤后出现的各种形态。

(1) 望神色

首先察其神态色泽的变化。《素问 · 移精变气论》指出："得神者昌，失神者亡。"察神的盛衰以判断正气的盛衰和损伤后的变化。临床上往往根据患者的精神和色泽来判断损伤之轻重,病情之缓急。如精神镇静自然,面色无明显改变者,伤势较轻。若面容憔悴、神气萎顿、色泽晦暗者,是正气已伤、伤情较重的表现。损伤失血多时可出现唇青面白、肤色苍白,严重者肤色可为灰土色。气滞血瘀者,呼吸困难,面色呈现紫绀。重伤患者须观察其神志是否清醒。若神志昏迷、神昏谵语、汗出如油、目暗、睛明、瞳孔缩小或散大、形羸色败、呼吸微弱或喘急异常,多属危急的证候。

(2) 望形态

在损伤较重时,常出现肢体形态的改变。形态的改变多为骨折、脱位、严重伤筋以及先天性畸形的患者。如下肢骨折时,多数不能直立行走;肩、肘关节脱位,多以健侧手臂扶持患侧的前臂,身体也多向患侧倾斜;颞颌关节脱位时,多用手托住下颌;腰部急性扭伤,身体多向患侧伛偻,且有用手支撑腰部等姿势。下肢损伤或骨关节疾病患者还往往出现步态的改变。

3.1.2 望 局 部

(1) 望畸形

严重骨折、脱位后,肢体或躯干一般均有明显的畸形。如关节脱位后,原关节处出现凹陷,而在邻近之处,因骨杵脱出而显著的隆起,患肢亦可有长短、粗细等变化。完全性骨折患者的伤肢常因重叠移位而有不同程度的增粗和缩短,原来的骨位出现高突或凹陷等状。老年人股骨颈和股骨转子间骨折,多有典型的患肢缩短与外旋畸形。陈旧性骨折及脱位,都因筋肉长期不活动而出现废用性萎缩。其他特定畸形有:肩关节脱位的方肩畸形,髋关节脱位的下肢外展或内收畸形,腰椎间盘突出症的脊柱侧弯畸形等。

(2) 望肿胀、瘀斑

《医宗金鉴·外科心法要诀》指出:“人之气血,周流不息,稍有壅滞,即作肿矣。”一般来说,人体损伤多伤及气血,以致气滞血凝,瘀积不散,瘀血滞于肌表则为肿胀、瘀斑。故需要观察其肿胀的程度,以及色泽的变化。一般来说新伤瘀肿较甚,陈伤肿胀和色泽变化不明显。伤后肿胀明显,则损伤较甚;肿胀轻微,则损伤较轻。

(3) 望创口

望创口主要是注意创口的大小、深浅,创缘是否整齐,污染程度,颜色,出血量,有无骨端外露等。如已感染,应注意流脓是否畅通,脓液的气味及稀稠等情况。伤口流出暗红血液并带油珠者,为开放性骨折;伤口有喷射状出血者,为动脉损伤;伤口边缘紫黑、奇臭,有暗红色渗出物,并有气体逸出者为气性坏疽;伤口若有脓液,则为感染化脓;若瘘管反复排出脓液和死骨者,则为附骨疽;若瘘管排出脓液清稀并夹有干酪样絮状物者,则为骨痨。

(4) 望肢体功能

望肢体功能即注意望肢体功能活动情况,如上肢能否上举,下肢能否行走等,再进一步检查关节能否屈伸、旋转等功能。例如,肩关节的正常活动有外展、内收、前屈、后伸、内旋和外旋六种。凡上肢外展未满 90°,而外展时肩胛骨一并移动,说明外展动作受限制;当肘关节屈曲时,正常肩关节内收肘尖可接近中线,若做上述动作,肘尖不能接近中线,说明内收动作受限制;若患者梳发动作受限制;说明有外旋功能障碍;若患者手背不能置于背部,说明内旋功能障碍。肘关节虽仅有屈曲和伸直的功能,而上下尺、桡关节的联合活动可产生前臂旋前和旋后活动。如有活动障碍时,应进一步查明是何种活动有障碍。为了精确掌握其障碍的情况,除嘱其主动活动外,往往与摸法、量法结合进行。

关节运动分为自动运动及被动运动。自动运动又分为日常活动(例如步行、穿衣、劳动等许多关节的综合性活动)和各个关节的自动运动。被动运动范围一般大于自动运动,例如膝关节被动直伸可超过自动直伸5°~10°。

正常各关节的运动方式及范围因部位而不同,一般有屈、伸、收、展以及内、外旋等,而正常人又因年龄、性别、生活方式及锻炼程度而不同。儿童的运动范围较大,运动员及杂技演员的各关节的运动范围可大幅度增加,检查时应考虑到这些特点,而按其日常活动范围评定检查所见是否为阳性。

相邻关节的运动范围也可以互相影响或互相补偿。例如髋关节运动受限时可由腰部各关节补偿;膝关节屈曲挛缩时可继发髋关节屈曲挛缩。

检查关节运动时,一般先检查自动运动,后检查被动运动,记录并对比其运动范围相差度数,借以区别运动障碍来自关节本身病变抑或神经肌肉麻痹。例如,关节本身僵直时,自动运动以及被动运动均有障碍。肌肉麻痹者不能自动运动而被动运动良好或超过正常活动范围。

关节运动消失时称为僵直畸形,应测记其僵直的角度。运动范围受限时,称为挛缩畸形,应测量并记录其活动的范围,用角度表示之,并与健侧肢体的相应关节或与平常人比较。

体关节功能活动范围见图3-1~图3-8。

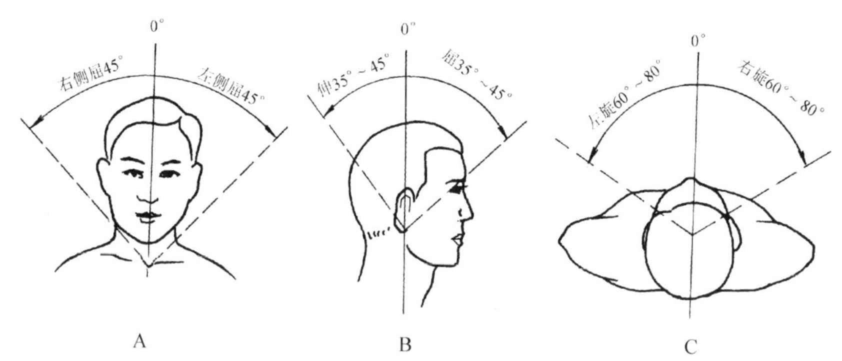

图3-1 颈段活动范围

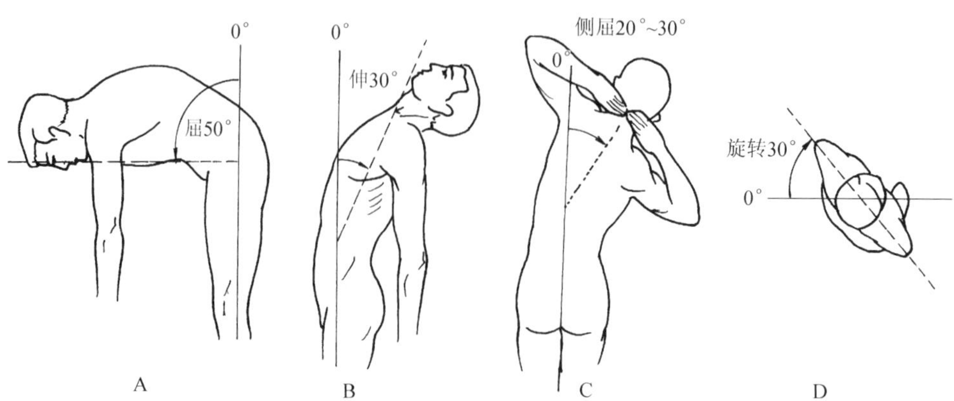

图3-2 腰段活动范围

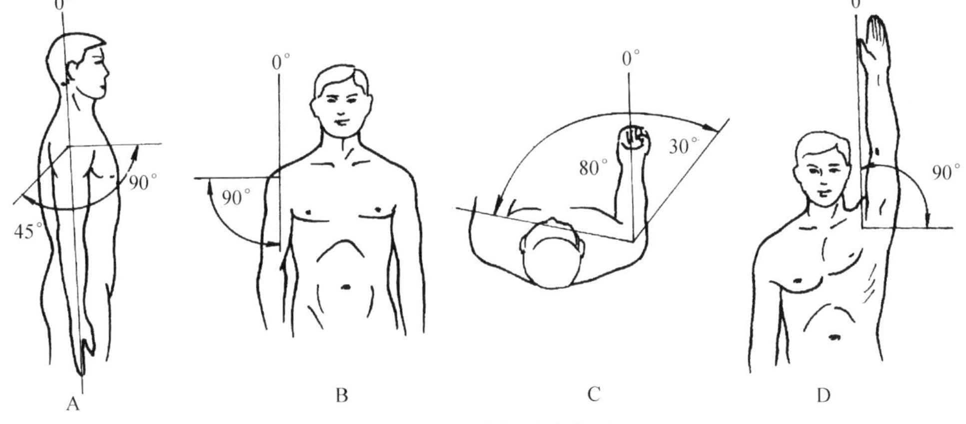

图 3-3 肩关节活动范围

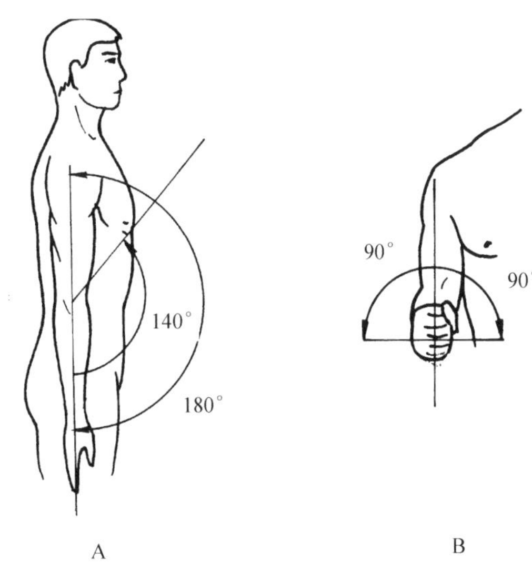

图 3-4 肘关节活动范围

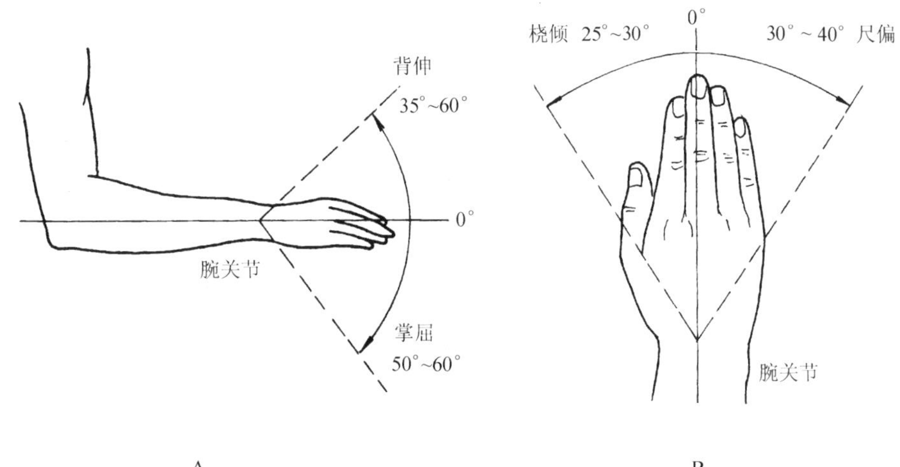

图 3-5 腕关节活动范围

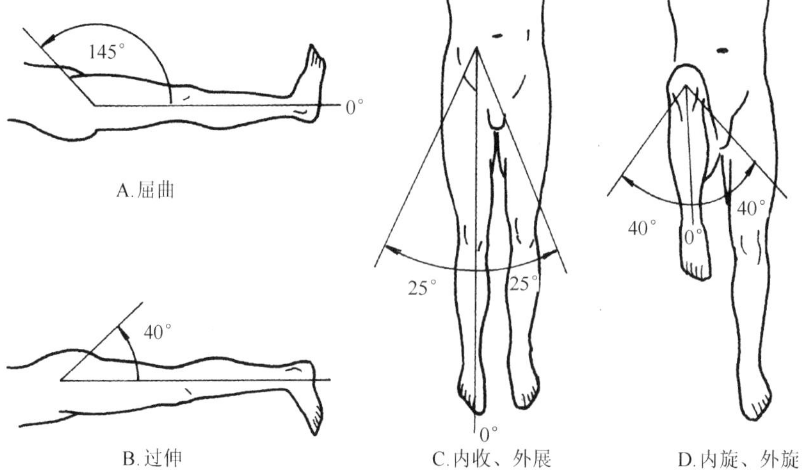

图 3-6 髋关节活动范围

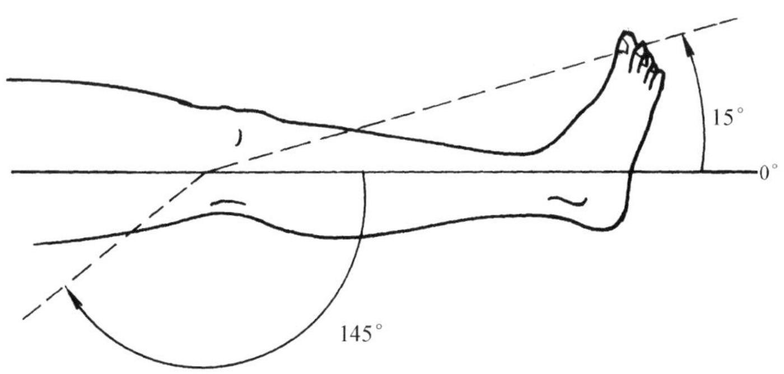

图 3-7 膝关节活动范围

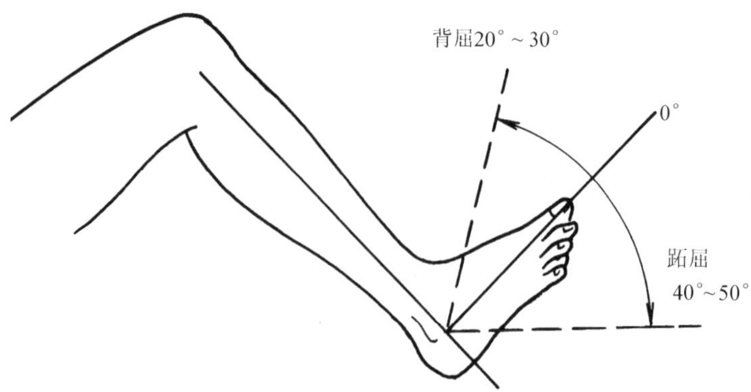

图 3-8 距小腿关节活动范围

3.1.3 望 舌 苔

"舌诊"是中医诊断疾病的重要依据之一。观察舌质及苔色,能了解人体气血的盛衰,津液的盈亏,病情的进退,病邪的性质,病位的深浅以及伤后机体的变化,对伤病的辨证和预后起着重要的作用。

舌质和舌苔都可以诊察人体内部的寒热、虚实等变化,两者既有密切的关系,又各有重点。大体上,反映在舌质上的以气血的变化为重点;反映在舌苔上的以脾胃的变化为重点。所以,察舌质、察舌苔可以得到相互印证、相得益彰的效果。

(1) 舌色方面

正常人一般为淡红色,如舌色淡白,为气血虚弱,或为阳气不足而伴有寒象。舌色红绛为热证,或为阴虚。舌色鲜红,深于正常,称为舌红,进一步发展而成为深红者称为舌绛。两者均主有热,但绛者热势更甚,多见于里热实证、感染发热和创伤大手术以后。舌色青紫,为伤后气血运行不畅,瘀血凝聚。局部紫斑表示血瘀程度较轻,或局部有瘀血。全舌青紫表示血瘀程度较重。青紫而滑润,表示阴寒血凝,为阳气不能温运血液所致。绛紫而干表示热邪深重,津伤血滞。

(2) 舌苔方面

观察舌苔的变化,可鉴别疾病是属表还是属里;舌苔的过少或过多标志着正邪两方的虚实。

薄白而润滑为正常舌苔,或为一般外伤复感风寒,初起在表,病邪未盛,正气未伤;舌苔过少或无苔表示脾胃虚弱;厚白而滑为损伤伴有寒湿或寒痰等兼证;厚白而腻为湿浊;薄白而干燥为寒邪化热,津液不足;厚白而干燥表示湿邪化燥;白如积粉可见于创伤感染、热毒内蕴之证。

舌苔的厚薄与邪气的多少成正比。舌苔厚腻为湿浊内盛,舌苔愈厚则邪愈重。从舌苔的消长和转化上可测知病情的发展趋势。由薄增厚为病进;由厚减薄称为"苔化",为病退。但在舌红光剥无苔时属胃气虚或阴液伤,老年人股骨颈等骨折时多见之。

黄苔一般主热证,主里热证。如创伤感染,瘀血化热时多见。脏腑为邪热侵扰,皆能使白苔转黄,尤其是脾胃有热;薄黄而干,为热邪伤津;黄腻为湿热;老黄为实热积聚;淡黄薄润表示湿重热轻;黄白相兼表示由寒化热,由表入里;白、黄、灰黑色泽变化标志着人体内寒热以及病邪发生变化。若由黄色而转为灰黑苔时表示病邪较盛,多见于严重创伤感染伴有高热或失水等。

3.2 问 诊

问诊是诊断疾病的重要方法之一,为了准确迅速地诊断损伤疾病,必须分析病情的一切资料,包括详细询问病人的主诉病史。骨伤科的问诊除了诊断学中"十问"的内容外,必须重点询问以下两个方面。

3.2.1 一般资料及其临床意义

1）性别：有些骨伤科疾病男女的发病率不同，如血友病只在男性表现；先天性髋关节脱位多见于女性；类风湿性关节炎女性病人多于男性。

2）年龄：不可笼统地写“儿童”或“成人。”年龄对诊断治疗均有重要意义，如先天性畸形在出生后或幼年即表现；增生性关节炎多发生于40岁以后；股骨颈骨折多见于老年人；青枝骨折见于儿童。

3）籍贯及常住地区：某些疾病的发生是与地区有关的，如我国东北某地区有“大骨节”病；南方人到寒带易有关节痛等病。

4）职业及工种：应当记录具体职业、工种及工作情况，以了解其工种与发病有无关系，从而进行防治。如搬运工、翻砂工等重体力劳动者易患有腰痛；车工易产生姿势性腰痛；纺织工易有指屈肌腱腱鞘炎；汽车驾驶员易产生腰椎间盘突出症。

5）地址：应包括住家及工作单位的地点。小儿病员应注明家长的姓名及联系地址，以便长期随访统计。

3.2.2 病 史

（1）主诉

问患者主要症状、部位及发病时间。主诉可以提示病变的性质和患者来院求治的原因。骨伤科患者的主症有三个方面，即：①运动功能障碍；②疼痛；③畸形（包括错位、挛缩、肿物）。

（2）伤势

问受伤的部位、受伤的经过，曾否晕厥，晕厥的时间以及醒后再昏迷和急救的措施等。

（3）受伤的时间

问损伤的时间长短。如突然受伤，为急性损伤；如逐渐形成，属慢性劳损。

（4）受伤时的原因和体位

询问暴力的性质、方向和强度，损伤时患者当时所处的体位、情绪等。由高处坠下，足跟着地，则损伤可能发生在足跟、脊柱或头部等；伤时正与人争论，情绪激昂或愤怒，则在遭受打击后不仅有外伤，还可兼有七情内伤。

（5）伤处

问损伤的部位和局部的各种症状，包括创口情况、出血多少以及活动对伤处所产生的影响等。

（6）疼痛及其分析

疼痛是很重要的症状。皮肤受伤，疼痛是局限的。韧带、骨膜等深层组织损伤，疼痛范围比较广泛。疼痛能导致运动功能障碍。要详细询问、分析下列几点：

1）疼痛与发病的关系：如有肿胀时，要问发生在疼痛之前或之后。例如，炎症，肿与痛多同时出现；损伤，肿出于痛之后；而肿瘤则多是先有肿物而后才有疼痛。

2）疼痛的部位：有限局、多发抑或游走性。如类风湿性关节炎的疼痛是多发而对称的；风湿性关节炎则多是游走的。有否放射痛，放射到何处，例如下腰部椎间盘突出，疼痛自腰部沿坐骨神经放射到踝、足外侧；肩周炎疼痛能放射到上臂及肱骨外髁部位；髋关节痛放射到膝内侧(闭孔神经区)。疼痛的放射是按照神经节段的,熟悉它们对临床诊断很有用。

3) 疼痛的性质:骨折、韧带急性扭伤有锐痛;发炎化脓有跳痛;神经根受到刺激可有烧灼痛或刺痛,骨肿瘤及软组织肿物有胀痛或钝痛。急性损伤多有持续疼;与负重、局部供血有关的病变可有间歇性痛,如扁平足负重时痛;下肢闭塞性脉管炎有间歇性跛行及疼痛;有肿胀或感染的病变多有压痛,如韧带损伤、骨髓炎等。

4) 发生疼痛的时间:骨部恶性肿瘤常在夜间更痛;儿童髋关节结核常有“夜哭。”肌肉劳损,休息时痛减轻而活动时痛加重;增生性关节炎则与此相反。有关节风湿症或受过损伤的肢体,在冬春季或天气变化时有疼痛。疼痛如在咳嗽、喷嚏时以及大小便用力时加重,多与脑脊液压力增高有关,常见于腰椎间盘突出的病人。

(7) 过去史

问过去的疾病可能与目前的损伤有关的内容,按发病的顺序,记录主要的病情经过,详细询问结核、外伤、血液病、肿瘤、产伤等病史。

(8) 家族及个人生活史

问家庭成员或经常接触的人有无慢性传染性疾病,如结核等疾病。个人生活史方面应着重职业的改变情况,以及家务劳动和个人嗜好等。妇女要询问经产史。

(9)治疗经过

询问就诊前医治经过和效果,以及目前存在的问题,分析已做的处理是否妥当,从而决定应当采取何种治疗措施。

3.3 闻 诊

骨伤科闻诊包括一般闻诊和特殊闻诊,一般闻诊有听病人的语言、呼吸、咳嗽,嗅呕吐物及伤口、二便或其他排泄物的气味等,特殊闻诊主要有以下几点:

3.3.1 听骨擦音

骨擦音是骨折的主要体征之一。无嵌插的完全性骨折,当摆动或触摸骨折的肢体时,两断端互相摩擦可发生音响或音感,称骨擦音(感)。骨骺分离的骨擦音与骨折的性质相同,但较柔和。骨擦音不仅可以帮助判断是否存在骨折,而且还可进一步分析出是属于何种性质的骨折。骨折治疗后骨擦音消失,表示骨折已接续。临床上医者应注意不宜主动去寻求或制造骨擦音,以免增加局部组织损伤和病人的痛苦。

> 《骨伤科补要》说:“骨若全断,动则辘辘有声。如骨损未断,动则无声。或有零星败骨在内,动则淅淅之声。”
>
> 链接

3.3.2 听入臼声

关节脱位在整复成功时,常能听到关节头入臼而发出的“格得”一声,表明复位成功。《骨伤科补要》说:“凡上骱的,骱内必有响声活动,其骱已上;若无响声活动者,其骱未上也。”当复位时听得此响声,应立刻停止增加拔伸牵引力,以免肌肉、韧带、关节囊等软组织被牵拉太过而增加损伤。

3.3.3 听筋的响声

部分伤筋在检查时可有特殊的摩擦音或弹响声,最常见的有以下几种:

(1) 关节摩擦音

一手放在关节上,另一手移动关节远端的肢体,可检查出关节摩擦音,或感到有摩擦感。

1) 柔和的关节摩擦音可在一些慢性关节疾患中听得。

2) 粗糙的关节摩擦音可在骨性关节炎时听到。

3) 在关节内,如在关节运动之某一角度,经常出现一个尖细的声音,表示关节内有移位的软骨或游离体。

(2) 腱鞘炎与腱周围炎的摩擦音

屈拇与屈指肌腱狭窄性腱鞘炎患者,在做伸屈手指的检查时可听到弹响声,是由于膨胀的肌腱通过肥厚之腱鞘所产生的摩擦音,又称为弹响指。

检查腱周围炎时常可听得好似捻干燥的头发时发出的一种声音,即“捻发音”,是由于劳损后肌腱、腱鞘周围变性而得,好发于前臂的伸肌群、大腿的股四头肌和小腿的跟腱部。

(3) 关节弹响声

膝关节半月板损伤或关节内有游离体,在做膝关节屈伸旋转活动时,可发生较清脆的弹响声。

3.3.4 听啼哭声

此法主要应用于听小儿患者,以辨别受伤之部位。小儿不会准确说明伤部病情,家属有时也不可详尽病史,医者检查患儿时,若摸到患肢某一部位,小儿啼哭或哭声加剧,则往往提示该处可能是损伤的部位。

3.3.5 听创伤引起的皮下气肿的摩擦音

此音常见于肋骨骨折后,断端刺破肺脏,空气渗入皮下组织可形成皮下气肿,临床检查时有一种特殊的捻发音或捻发感和不相称的弥漫性肿起,把手指分开像扇形,轻轻揉按患部就能感到。开放性骨折合并气性坏疽时形成一定量的气体后,也可出现皮下气肿,伤口常有奇臭的脓液。在手术创口周围、缝合裂伤的周围如有空气残留在切口中,亦可发生皮下气肿。

3.4 脉诊

骨伤科的脉诊主要用于判断损伤及筋骨关节疾患的轻重、虚实、寒热以及肢体的血运情况。损伤常见的脉象有如下数种。

1）浮脉：轻按应指即得，重按之后反觉脉搏的搏动力量稍减而不空，举之泛泛而有余。在新伤瘀肿、疼痛剧烈或兼有表证时多见之。大出血及长期慢性病患者，出现浮脉时说明正气不足，虚象严重。

2）沉脉：轻按不应，重按始得。一般沉脉主病在里，骨伤科在内伤气血、腰脊损伤疼痛时多见之。

3）迟脉：脉搏至数缓慢，每息脉来不足四至。一般迟脉主寒、主阳虚，在伤筋挛缩、瘀血凝滞等证多见之。

4）数脉：每息脉来超过五至以上。数而有力，多为实热；虚数无力者多属阴虚，在一般损伤发热时多见之。

5）滑脉：往来流利，如珠走盘，应指圆滑。在胸部挫伤、血实气壅时及妊娠期多见之。

6）涩脉：指脉形不流利，细而迟，往来艰涩，如轻刀刮竹，主气滞、血瘀、精血不足。血亏津少不能濡润经络、气滞血瘀的陈伤多见之。

《四诊抉微》载："滑伯仁曰：提纲之要，不出浮、沉、迟、数、滑、涩之六脉。夫所谓不出六者，亦为其足统表里、阴阳、虚实，冷、热、风、寒、湿、燥，脏腑、血气之病也。"故有以上述六脉为纲的说法。

7）弦脉：脉形端直以长，如按琴弦，主诸痛，主肝胆疾病，阴虚阳亢。在胸部损伤以及各种损伤剧烈疼痛时多见之，还常见于伴有肝胆疾患、高血压、动脉硬化等证的损伤患者。弦而有力者称为紧脉，多见于外感寒邪之腰痛。

8）濡脉：浮而细软，脉气无力以动，与弦脉相对，在劳伤气血不足、气血两虚时多见之。

9）洪脉：脉来如波涛汹涌，来盛去衰。在经络热盛、伤后血瘀生热时多见之。

10）细脉：脉细如线，应指显然。在气虚不足，诸虚劳损，或久病体弱时多见之。

11）芤脉：浮大中空，为失血之脉，在损伤出血过多时多见之。

12）结、代脉：间歇脉之统称。脉来缓慢而时一止，止无定数为结脉；脉来动而中止，不能自还，良久复动，止有定数为代脉。在损伤疼痛剧烈、脉气不衔接时多见之。

根据损伤疾病特点，骨伤科脉法纲要可归纳成以下几点：

1）瘀血停积者多系实证，故脉宜坚强而实，不宜虚细而涩；洪大者顺，沉细者恶。

2）亡血过多者多系虚证，故脉宜虚细而涩，不宜坚强而实；沉小者顺，洪大者恶。

3）六脉模糊者，证虽轻而预后必恶。

4）外证虽重，而脉来缓和有神者，预后良好。

5）在重伤痛极时，脉多弦紧，偶然出现结代脉，系疼痛而引起的暂时脉象，并非恶候。

3.5 摸 诊

摸诊又称摸法，是骨伤科诊断方法中的重要方法之一。关于摸诊的重要性及其使用方法，历代医学文献中有许多记载，如《医宗金鉴·正骨心法要旨》说："以手摸之，自悉其情。""摸者，用手细细摸其所伤之处，或骨断、骨碎、骨歪、骨整、骨软、骨硬、筋强、筋柔、筋歪、筋正、筋断、筋走。"通过医者的手对损伤局部的认真触摸，可进一步了解损伤的性质，有无骨折、脱位以及移位方向等。从摸得的形态、移位等情况,去判断骨折程度、关节脱位和伤筋的情况。故摸法的用途极为广泛,在骨伤科临床上的作用十分重要。

3.5.1 主要用途

1) 摸压痛处:根据压痛的部位、范围、程度来鉴别骨折或伤筋。直接压痛可能是局部有骨折或伤筋,而间接压痛(如纵轴叩击痛)常显示骨折的存在。长骨干完全骨折时,在骨折部多有环状压痛。骨折斜断时,压痛范围较横断为大。

2) 摸畸形:触摸体表骨突变化,可以判断骨折和脱位的性质、位置、移位方向以及呈现重叠、成角或旋转畸形等情况。

3) 摸肤温:从局部皮肤冷热的程度,可以辨识是热证或是寒证,以及患肢血运情况。热肿,一般表示新伤或局部瘀热感染;冷肿,表示寒性疾患;伤肢远端冰凉、麻木,动脉搏动减弱或消失,则表示血运障碍。摸肤温时一般用手背测试最为适宜。

4) 摸异常活动:在肢体非关节处出现了好似关节的活动,或关节原来不能活动的方向出现了活动,多见于骨折和韧带断裂。检查骨折病人时,不要主动寻找异常活动,以免增加患者的痛苦和加重局部的损伤。

5) 摸弹性固定:关节脱位的患者关节头常保持在特殊的畸形位置,在摸诊时手中有弹力感,这是关节脱位的特征之一。

6) 摸肿块:首先应区别肿块的解剖层次,是在骨骼还是在肌腱、肌肉等组织中,是骨性的或囊性的,还须触摸其大小、形态、硬度,边界是否清楚,推之是否可以移动。

3.5.2 常用手法

1) 触摸法:即用医者手指细心触摸伤处,以辨明损伤的局部情况。古人有"手摸心会"的要领,就是要求通过对伤处的触摸,做到心中有数,迅速辨明伤筋或伤骨、移位及其方向。

2) 挤压法:用手挤压患处上下、左右、前后,根据力的传导作用来诊断骨骼是否折断。检查肋骨骨折时,常采用手掌按胸骨及相应的脊骨,进行前后挤压;检查骨盆骨折时,常采用两手挤压两侧髂骨翼。此法有助于鉴别是骨折还是挫伤。

3) 叩击法:是利用对肢体远端的纵向叩击所产生的冲击力来检查有无骨折的一种手法。检查股骨、胫腓骨骨折,常采用叩击足跟的方法;检查脊椎损伤时可采用叩击头项的方法。若传导到患处疼痛加重,提示有骨折存在。检查四肢骨折是否愈合常采用纵向叩击法。

4) 旋转法:用手握住伤肢远端,做轻微的旋转动作,以观察伤处有无疼痛、活动障碍及特殊的响声。旋转法常与屈伸关节的手法配合应用。

5) 屈伸法:用手握住伤处邻近的关节做屈伸动作,根据屈伸的度数作为测量关节活动功能的依据。本法常与患者主动的屈伸与旋转活动进行对比。

3.6 量 诊

量诊是使用带尺及量角器等测量工具测出患肢与健肢的肢体长度、周径以及关节的运动范围,以便了解损伤肢体的短缩或伸长情况,肿胀或萎缩的程度,关节主动和被动运动范围,对比患侧与健侧的差异。在《灵枢·经水》就有“度量”的记载,《灵枢·骨度》则对骨尺寸用等分法来作为测量依据,《仙授理伤续断秘方》亦提出要“相度患处”。量法至今仍为骨伤科临床医师所重视,通过量法进行对比分析,能使辨证清楚,并与健侧比较,对诊断和治疗方案有参考价值。量法适用于如下几个方面。

3.6.1 长度测量

(1) 方法

将肢体放在对称的位置上测量,屈曲畸形者应分段测量。测量前先定出测量标志,在标志上用笔划上记号,然后用直尺测量两标志间距。注意在测量时不要使皮肤移动,以免发生误差(图 3-9)。

(2) 测量标志

1) 上肢长度:从肩峰至桡骨茎突尖(或中指尖)。①上臂长度:肩峰至肱骨外上髁;②前臂长度:肱骨外上髁至桡骨茎突。

2) 下肢长度:髂前上棘至内踝下缘,或脐至内踝下缘(骨盆骨折或髋部病变时用之)。①大腿长度:髂前上棘至膝关节内缘;②小腿长度:膝关节内缘至内踝。

(3) 注意事项

1) 测量前应注意有无先、后天畸形,防止混淆。

2) 患肢与健肢须放在完全对称的位置上,如患肢在外展位,健肢必须放在同样角度的外展位。

3) 定点要准确,可在起点与止点做好标记,带尺要拉紧。

(4) 病理意义

1) 长于健侧:伤肢显著增长者,常为脱位的标志,多见于肩、髋等关节向前或向下脱位,亦可见于骨折过度牵引等。

2) 短于健侧:伤在肢体,多系有短缩畸形之骨折;伤在关节,则因脱位而引起,如髋关节、肘关节之向后脱位等。

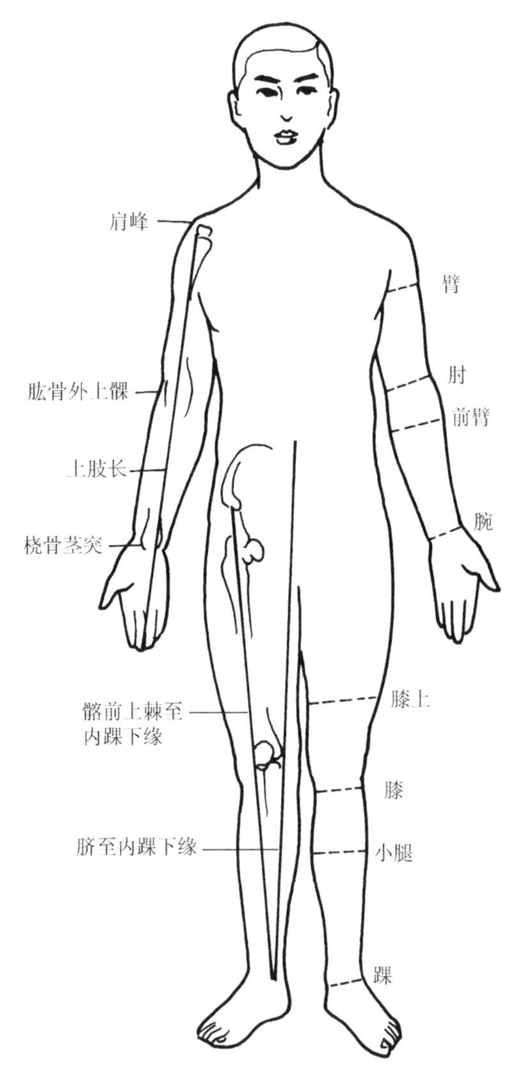

图 3-9 肢体长度测量

3) 粗于健侧:有畸形而量之较健侧显著增粗者,多属骨折、关节脱位等重证。如无畸形而量之较健侧粗者,多系伤筋肿胀等。

4) 细于健侧:可为陈伤误治而成筋肉萎缩,或有神经疾患而致肢体瘫痪。

3.6.2 周径测量

两肢体取相应的同一水平测量,测量肿胀时取最肿处,测量肌萎缩时取肌腹部。如下肢常在髌上 10~15cm 处测量大腿周径,在小腿最粗处测定小腿周径等。通过肢体周径的测量,以了解其肿胀程度或有无肌肉萎缩等。

3.6.3 角度测量(关节活动范围)

(1) 方法

有三种:最简单的是目测;比较准确的是用量角规测;更精确的是用 X 线摄片测,但后者一般不常使用。

(2) 量角规测量的注意事项

1) 确定夹角的相邻的每一肢段的测量轴线:先在每一肢段两端各确定一个皮下容易摸到的固定骨点,在两点间定出轴线。可先将量角器的轴对准关节中心,量角规的两臂可直接贴近轴线测量。测量四肢关节角度时量角器放置部位见表 3-1。

表 3-1 四肢关节测量角度时量角器放置部位表

关节活动	测定器的中心位置	量角器一角的位置	量角器另一角的位置
肩关节的屈伸、外展、内收	肱骨头	肩峰—髂骨最高点	肩峰—肱骨外髁
肘关节屈伸	肱骨外髁	肱骨外髁—肩峰	肱骨外髁—桡骨茎突
腕关节的屈伸	尺骨远端	沿尺骨外缘	沿第 5 掌骨(小指)缘
腕关节的外展和内收	桡、尺骨远端中点	桡、尺骨中线	第 4、5 指间
髋关节的屈伸、外展、内收	股骨大转子	大转子—腋中线	大转子—股骨外髁
膝关节的屈伸	股骨外髁	股骨外髁—大转子	股骨外髁—腓骨外踝
踝关节的屈伸	内踝	内踝—股骨内髁	内踝—第 1 跖趾关节

2) 量角规的轴线与关节轴线应一致。

3) 应确定所测的运动平面,按常规可选择额位、矢位及横位测量。

4) 没有量角器时,也可用目测并用等分的方法估计近似值,与健肢的相应关节或与正常人比较。

(3) 记录方法

1) 中立位 0°法:先确定每一关节的中立位为 0°。例如,肘关节完全伸直时定为 0°,完全屈曲时可成 140°。

2) 邻肢夹角法:以两个相邻肢段所构成的夹角计算。例如,肘关节完全伸直时定为 180°,屈曲时可成 40°,则关节活动范围为 180°-40°=140°。

为了避免记录混乱,本讲义采用中立位 0°法做记录。对不易精确测量角度的部位,关节功能可用测量长度的方法以记录各骨的相对移动范围。例如,颈椎前屈可测下颏至胸骨柄的距离,腰椎前屈时测下垂的中指尖与地面的距离等。

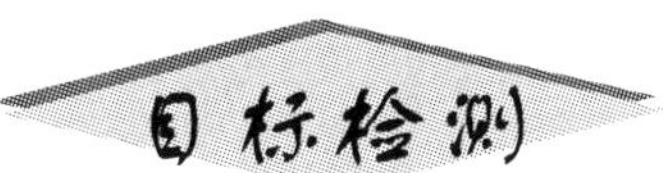

一、思考题

1. 损伤局部望诊有哪些内容?
2. 望舌诊断损伤有何意义?
3. 测量肢体长度有何临床意义? 其常用标志有哪些?
4. 骨伤科患者的主症有哪些?
5. 骨伤科脉法纲要有哪些内容?
6. 摸诊主要用途和常用手法各是什么?

二、填空题

1. 上肢长度测量法,是从________至________。上臂长度测量法,是从________至________。前臂长度测量法,是从________至________。
2. 摸诊的主要用途有________、________、________、________、________、________。
3. 伤科闻诊应着重注意五个方面,即________、________、________、________、________。
4. 用摸诊鉴别骨折与挫伤的最佳手法是________。
5. 慢性或亚急性关节疾患中常可听到________关节摩擦音,骨性关节疾患常可听到________的关节摩擦音。

(罗秀夏)

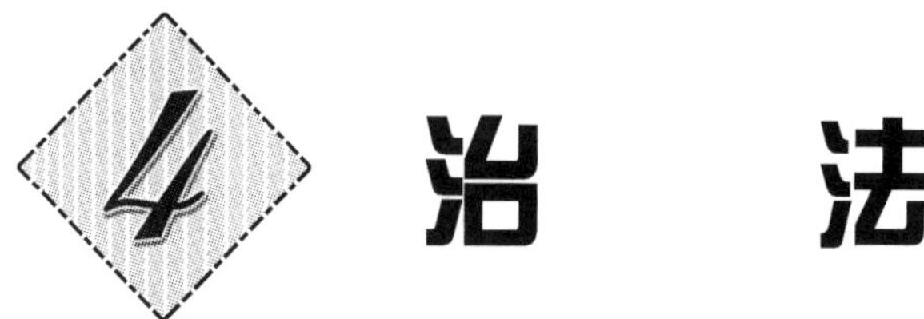

4 治　　法

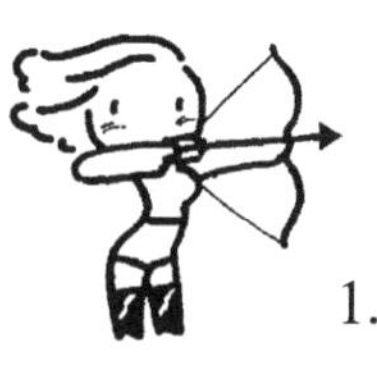

学习目标

1. 叙述骨伤科辨证施用各种内治法的原则,各种内治法的功效、适应证、禁忌证
2. 叙述骨伤科辨证施用各种外治法的原则,并了解骨伤科外治各法在临床中的应用
3. 说出汤、丸、片、散、药酒等剂型在临床的使用

骨伤科疾病的治疗,应以辨证论治为基础,根据骨伤科疾病的不同类型以及各个发展阶段的不同,充分贯彻固定与活动统一(动静结合)、骨与软组织并重(筋骨并重)、局部与整体兼顾(内外兼治)、医疗措施与患者的主观能动性密切配合(医患合作)的治疗原则,体现骨伤科治疗上的整体性和特殊性。

骨伤科的治疗方法可分为内治法与外治法两种,临床可根据病情有针对性地选用,才能取得良好的疗效。

4.1 内　治　法

内治法是以八纲及脏腑、经络、气血津液辨证等为治疗原则,通过服药使局部与整体得以兼治的一种方法。在周代,已经初步形成专业分科,制定了一些内治和外治的法则。《周礼·卷九》载:“凡疗疡以五毒攻之,以五气养之,以五药疗之,以五味节之。”对于伤病进行内治的法则是“以五气养之,以五药疗之,以五味节之。”《内经》中更具体和详细地阐述了内治的原则,《素问·至真要大论》云:“寒者热之,热者寒之;温者清之,清者温之;散者收之,抑者散之;燥者润之,急者缓之;坚者软之,脆者坚之:衰者补之,强者泻之。”《仙授理伤续断秘方》总结了唐代以前伤病内治的经验,并加以发展、创新,对创伤骨折创立了“七步内治法。”随着历史的发展,对损伤的辨证治疗在实践中不断总结提高,有所简化。《证治准绳》中收载了刘纯的论点:“盖打仆堕坠……又察其所伤有上下、轻重、浅深之异,经络气血多少之殊,惟宜先逐瘀血、通经络、和血止痛,然后调气养血,补益胃气。"刘氏提出了损伤分"早、中、后"不同时期,治疗依次为"攻、和、补"三大法。损伤内治,从唐代的"七步内治法"发展简化为三期辨证内治,这样便形成了一套有别于其他各科的辨证内治法则,从而使骨伤科的内治亦走上独特的专科化道路。

对骨折的临床辨证,用早、中、后三期辨证施治,内治相应使用"攻、和、补"三大法,及普遍地使用铜类药、动物骨类药物的施治方法,一直沿用至今。临床上根据患者的虚实、轻重、缓急及内在因素而分别采用先攻后补、攻补兼施或先补后攻等治法,一般采用三期辨证而选择使用药物。对损伤初期有瘀者,宜采用攻利法。但血与气二者是互相联系的,有着不可分割的关系,必须治血与理气兼顾。常用的有攻下逐瘀法、行气活血法、清热凉血法。损伤中期,局部肿胀基本消退,疼痛逐渐消失,瘀未尽去,筋骨未连接,故宜采用和法,以和营生新、接骨续筋。常用的有和营止痛法、接骨续筋法、舒筋活络法。损伤后期,由于气血耗损往往出现虚象,故应采用补法。常用的有补气养血法、补益肝肾法。若损伤日久,复感风寒湿邪,宜采用温经通络法。

(1) 攻下逐瘀法

本法具有祛瘀生新、通便泄热、行气止痛的功效,适用于早期蓄瘀、便秘、腹胀、苔黄、脉数的体实患者。跌打损伤,必使血脉受伤,恶血留滞,壅塞于经道,瘀血不去则新血不生。《素问·缪刺论》说:"人有所堕坠,恶血留内,腹中满胀,不得前后,先饮利药。"《素问·至真要大论》说:"留者攻之。"故受伤后有瘀血停积者宜采用攻下逐瘀法。常用的方剂有桃核承气汤、鸡鸣散、大成汤、黎洞丸等。

攻下逐瘀法属下法,常用苦寒泻下以攻逐瘀血,药力峻猛,易耗正气,临床不可滥用。对年老体弱、气血虚衰、失血过多、慢性劳损、妇女妊娠、产后及月经期间应当禁用或慎用。腹腔内脏损伤、破裂者一般不用。

(2) 行气活血法

本法具有通经络、消瘀肿、止疼痛的作用,适用于气滞血瘀,局部肿痛,无里实热证,或宿伤而有瘀血内结及有某种禁忌而不能猛攻急下者。《素问·至真要大论》说:"结者散之。"气为血帅,气行则血行,气滞则血滞,气结则血瘀。同时,血不活则瘀不能去,瘀血不去则新血不生。故损伤后有气滞血瘀者,宜采用行气活血法。常用的方剂有以活血化瘀为主的复元活血汤、活血止痛汤;行气为主的柴胡疏肝散、复元通气散;行气与活血并重的膈下逐瘀汤、顺气活血汤等。

临证可根据损伤的不同,或重于活血化瘀,或重于行气,或活血与行气并重而灵活选用。行气活血法方剂一般并不峻猛,如须逐瘀,可与攻下法配合。

(3) 清热凉血法

本法是根据《素问·至真要大论》指出的"治热以寒""热者寒之,温者清之"的原则立法。包括清热解毒与凉血止血法。适用于损伤引起的错经妄行,创伤感染,火毒内攻,热邪蕴结或壅聚成毒等证。常用的清热解毒方剂有加味犀角地黄汤、清心汤、五味消毒饮;凉血止血方剂有十灰散、四生丸、小蓟饮子等。

清热凉血法的方剂以寒凉药物为主,应用本法治疗时应注意防止寒凉太过。因血喜温而恶寒,寒则气血凝滞而不行,引起瘀血内停,所以在治疗出血不多的疾病时常与活血化瘀药同用。出血过多时,辅以补气摄血之法,以防气随血脱,必要时还当结合输血、补液等疗法。对损伤瘀血内留者禁用。

(4) 和营止痛法

本法适用于损伤中期,经初期治疗后,仍有瘀凝、气滞,肿痛尚未尽除,继用攻下之法又恐伤正气者。常用方剂有和营止痛汤、定痛和血汤、七厘散、正骨紫金丹等。使用本法的特点是瘀滞、肿痛较轻,重在调和,一般无特殊禁忌。

(5) 接骨续筋法

本法具有散瘀、活血、接骨续筋功效,适用于损伤中期,尚有瘀血未去,筋骨已有连接但未坚实之证。虽骨位已正,筋已理顺,但瘀血不去则新血不生,新血不生则骨不能合,筋不能续,故宜采用接骨续筋法。临证主要使用接骨续筋药,佐以活血祛瘀药,常用方剂有新伤续断汤、续骨活血汤、接骨丹、接骨紫金丹等。

(6) 舒筋活络法

本法适用于损伤中期肿痛稳定而有瘀血凝滞,筋膜粘连,或兼风湿,筋络发生挛缩、强直,关节屈伸不利者。本法主要是使用活血药与祛风通络药,并加理气药,以宣通气血,消除凝滞,舒筋通络。常用方剂有舒筋活血汤、活血舒筋汤、舒筋汤、蠲痹汤等。

临床应用时根据损伤情况,若以活血理气为主、通络为辅,则选用舒筋活血汤;若以舒筋通络为主、活血为辅,则用舒筋活络丸、舒筋活血片等;若活血、舒筋兼祛风湿,则选用蠲痹汤、独活寄生汤加减。

(7) 补气养血法

本法是使用补气养血药物,使气血旺盛而濡养筋骨的治疗方法。适用于内伤气血,外伤筋骨以及各种损伤后期卧床不能活动,患者身体日渐虚弱,而出现筋骨萎弱,创口经久不愈,损伤肿胀经久不消等各种气血亏损者。补气养血法是双补气血的治法,此宗气血互根原则。气虚可至血虚,血亏可致气损,血脱可致气脱,气为阳,血为阴,阴生阳长,故治疗血虚时,补血之中兼以补气。补气、补血虽各有重点,但亦不能截然划分,气虚可致血虚,血虚可致气损,故在治疗上常补气养血并用。适用于平素气血虚弱或气血耗损较重,筋骨萎软或迟缓愈合者。常用方剂有四君子汤、四物汤、八珍汤、十全大补汤等。

使用补养气血法必须注意,补血药多滋腻,脾胃虚弱者易引起纳呆、便溏,故补血方内宜兼用健胃和中之品。阴虚内热、肝阳上亢者,忌用偏于辛温的补血药。此外,若跌仆损伤而瘀血未尽,体虚不任攻伐者,于补虚之中仍需酌用祛瘀药,以防留邪损正,积瘀为患。

(8) 补养脾胃法

本法适用于损伤后期,耗伤正气,气血、脏腑亏损,导致脾胃虚弱,运化失职,饮食不消,而出现四肢疲乏无力、形体虚羸、肌肉萎缩、筋骨损伤修复缓慢、脉象虚弱无力等证。因脾主四肢、肌肉,故《灵枢·本神》说:“脾气虚则四肢不用。”胃主受纳,脾主运化,补养脾胃,以促进气血生化,使筋骨、肌肉加速恢复。常用方剂有补中益气汤、参苓白术散、健脾养胃汤、归脾汤等。

(9) 补益肝肾法

本法又称强壮筋骨法。适用于损伤后期,年老体弱,筋骨萎弱,骨折愈合缓慢,骨质疏松等肝肾虚衰者,均可使用本法加速筋骨连接,增强机体抗病能力,以利损伤之恢复。肝主筋,肾主骨,主腰脚。《素问·上古天真论》说:“肝气衰,筋不能动。”《素问·脉要精微论》说:“腰者肾之府,转摇不能,肾将惫矣。”损伤筋骨必内动于肝、肾、故欲筋骨强劲必求之于肝、肾。

临床采用补益肝肾法时,要区分肾阳虚或肾阴虚,但肾阳、肾阴相互依存,如《景岳全书》所说:“善补阳者,必于阴中求阳;善补阴者,必于阳中求阴。”即既要看到它们之间的区别,又要看到它们之间的联系。又肝为肾之子,《难经》中说:“虚则补其母。”故肝虚者也应注意补肾,养肝常兼补肾阴,以滋水涵木。肝虚而肾阴不足,或久不复原,常以补血养肝为主、滋肾为辅,选用壮筋养血汤、生血补髓汤;肾阴虚为主选择四物汤合左归丸;肾阳虚为主用四物汤合右归丸;筋骨软弱、疲乏衰弱者选择健步虎潜丸、壮筋续骨丹、续断紫金丹等。在补益肝肾法中参以补气养血,可增强养肝益肾的功能。

(10) 温经通络法

本法适用于损伤后期,气血运行不畅,或因阳气不足,腠理空虚,风寒湿邪乘虚侵袭经络;或筋骨损伤日久失治,气血凝滞,风寒湿邪滞留者。《素问·至真要大论》说:“寒者热之”,“劳者温之。”血气喜温而恶寒,寒则涩而不流,温则流行畅利。本法使用温性、热性的祛风、散寒、除湿药物,并佐以调和营卫或补益肝肾之药,以求达到祛除留注于骨节、经络之风寒湿邪,使血活筋舒、关节滑利、经络通畅。常用方剂有麻桂温经汤、乌头汤、大红丸、大活络丹、小活络丹等。

以上治法,在临证应用时都有一定的原则和规律。例如治疗骨折,在施行手法、夹缚固定等外治法的同时,内服药物初期以化瘀活血为主,中期以接骨续筋为主,后期以补气养血、健壮筋骨为主。若骨折初期肿胀并不严重,气血损伤较轻者,往往可直接用接骨续筋之法,稍佐活血化瘀之药。扭挫伤筋的治疗,初期也以活血化瘀为主,中期则用舒筋活络法,后期使用温经通络并适当结合强壮筋骨的方法。开放性损伤,在止血以后,也应根据证候而运用上述各法。如失血过多者,开始即须用补气摄血法急固其气,防止虚脱;血止以后,仍须补而行之。临证时变化多端,错综复杂,必须灵活变通,审慎辨证,正确施治,不可拘泥和机械地分期而贻误病情。

内治药物的剂型有汤剂、丸剂、散剂、丹剂、药酒等,片剂、冲剂、糖浆合剂、针剂亦有应用。丹剂、丸剂和散剂,取其简便、快捷,适用于仓促受伤者,常用的有夺命丹、玉真散、三黄宝蜡丸、跌打丸等;药酒能助药力,行药势,多外用于无伤口之扭挫伤、宿伤、兼风寒湿邪者,常用的有虎骨木瓜酒、损伤药酒等。若内服可加入汤剂中煎服,或加温后冲服丹、丸、散。

4.2 外 治 法

损伤外治法是指对损伤局部进行治疗的方法,在伤科治疗中占着重要的地位。骨伤科外治是通过调和气血、疏通经络、散郁导滞、祛瘀止痛等作用以达到治疗的效果。临床方法较多,主要有外用药物、手法、夹缚固定、牵引、手术疗法和练功疗法等,可根据病情选择运用。外治法经常与内治法配合应用,并和内治法一样强调辨证论治的原则。

4.2.1 外 用 药 物

骨伤科外用药物是指应用于伤患局部的药物。伤科外用药物种类很多,内容丰富。早在《神农本草经》、《五十二病方》、《刘涓子鬼遗方》等著作中就有记载。1931 年出土的《居延汉简》还记录了汉代军医以膏药为主治疗各种损伤的方药,可见早在秦汉时代就应用敷贴治伤。唐代《仙授理伤续断秘方》介绍了洗、贴、糁、揩等外用法。宋代《太平圣惠方》、《圣济总录》已比较系统、全面地介绍了敷贴药的方药。伤科在临床工作中一向比较重视对外用药物的配制和应用,清代吴樽(师机)著《理瀹骈文》说:“外治之理即内治之理;外治之药即内治之药,所异者法耳。”重视外用药物局部与整体兼顾,外伤与内伤并重。临床外用药物可以分为敷贴药、搽擦药、熏洗与热熨药。

4.2.1.1 敷贴药

敷贴药是将药物制剂直接敷贴在损伤局部,使药力发挥作用。常用的剂型有药膏、膏药、药散三种。

(1) 药膏

药膏,又称敷药或软膏。将药粉碾成细末,然后选加饴糖、蜜、油、水、鲜草药汁、酒、醋或凡士林等,调匀如厚糊状,摊在棉垫或桑皮纸上。调剂的选择主要依据治疗的需要,缓急止痛多选用饴糖或蜜,散瘀消肿多选用酒,清热解毒、凉血止血常选用鲜药汁,软坚散结常选用醋,缓和刺激常选用油或凡士林。调剂的选择可两种或两种以上,例如损伤初期的伤药调剂选择饴糖、酒、水,使药物发挥活血散瘀、消肿止痛的综合作用。为减少药物对皮肤的刺激和换药时容易取下,可在药上加一张极薄的棉纸。对于闭合性损伤,配制药膏时多用饴糖,除药物作用外,还取其硬结后有固定和保护伤处的作用。饴糖与药物之比为3:1,也有用饴糖与米醋之比为8:2调拌的。凡用饴糖调敷的药膏,逢暑天或气温高时容易发酵,霉雨季容易发霉,故一般不宜一次调制太多。寒冬气温低时可酌加开水稀释以便于调制拌匀。若用于有创面的药膏,多数用油类配制,取其有柔软、滋润的作用。

药膏按其功用可分为:

1) 消瘀、退肿、止痛类:适用于骨折、伤筋初期肿胀疼痛较剧者。可选用消瘀止痛药膏、双柏膏、消肿散、定痛膏等。

2) 舒筋活血类:适用于扭挫伤筋中期肿痛逐步减退患者。可选用三色敷药、舒筋活络药膏、活血散等。

3) 接骨续筋类:适用于骨折整复后,位置良好、肿痛消退之中期患者。可选用接骨续筋药膏、外敷接骨散、驳骨散等。

4) 温经通络、祛风除湿类:适用于损伤日久,复感受风寒湿邪者。可用温经通络膏。

5) 清热解毒类:适用于伤后感染,局部红、肿、热、痛者。可选用金黄膏、四黄膏等。

6) 生肌、拔毒、长肉类:适用于局部红肿已消,但创口尚未愈合者。可选用橡皮膏、生肌玉红膏、红油膏等。

换药时间可根据病情的变化、肿胀的消退程度、天气的冷热来决定,一般是2~4天换药一次,后期患者亦可酌情延长。凡用水、酒、鲜药汁调敷药时,需随调随用,因其易蒸发,所以应勤换药。生肌拔毒类药物应根据创面情况每隔1~2天换药一次以免脓水浸淫皮肤。少数患者对外敷药膏用后过敏而产生接触性皮炎,皮肤奇痒及有丘疹、水泡出现时,应注意及早停药,外用六一散等。

(2) 膏药

膏药,古称为薄贴,是将药物碾成细末配合香油、黄丹或蜂蜡等基质炼制而成,是中医外用药物中的一种特有剂型。南北朝时期的《肘后备急方》中就有关于膏药制法的记载,唐宋以后广泛地应用于各科的临床治疗上,伤科临床应用更为广泛。“膏”和“药”应分为二,古人称:“煎者曰膏,撮者曰药。”《外治医说》中说:“有但用膏而不必药者,有竟用药而不必膏者,有膏与药兼用者。”“合之而两全,离之而各妙。”现习惯上统称为膏药。膏药遇温则烊化而具有黏性,能粘贴于患处,发挥治疗作用,应用方便,药效持久,便于收藏携带,经济节约。

膏药由较多的药物组成,适合治疗多种疾患。用于治疗损伤,可坚骨壮筋、舒筋活络;用于治疗寒湿,可祛风、散寒、除湿;用于溃疡伤口,可祛腐拔毒。一般较多应用于伤筋、骨折的后期,若新伤初期无明显肿胀者,可直接使用。对含有丹类药物的膏药,由于X线不能穿透,所以X线检查时宜取下。

膏药按功用可分为:

1) 治损伤与寒湿类:适用于损伤者,有坚骨壮筋膏等;适用于风湿者,有狗皮膏、伤湿宝珍膏等;适用于损伤兼风湿者,有万灵膏、万应膏、损伤风湿膏等;适用于陈伤气血凝滞、筋膜粘连者,有化坚膏等。

2) 提腐拔毒类:适用于创伤而有创面溃疡者,有太乙膏、陀僧膏等。一般常在创面另加药粉如九一丹、生肌散等。

(3) 药散

药散,又称掺药、药粉,是将药物碾成极细的粉末,收藏瓶内备用。使用时可直接掺于伤口上或加在敷药上。

药散按功用可分为:

1) 止血收口类:适用于创伤出血。常用的有桃花散、花蕊石散、如圣金刀散、金枪铁扇散等,近年来研制出来的不少止血药粉,都具有收敛止血的作用,对一般创伤出血掺上加压包扎,即能止血。

2) 祛腐拔毒类:适用于创面感染,筋肉腐烂,腐肉未去或脓血不尽的患者。常用的有九一丹、七三丹等,主药是升丹,但纯用升丹则嫌药性太峻猛,往往加入熟石膏等药,如熟石膏与升丹之比为9∶1者是九一丹,7∶3者是七三丹。对升丹过敏的患者,可用不含有升丹的祛腐拔毒药,如黑虎丹等。

3) 生肌长肉类:适用于腐肉已去、脓水稀少、新肉难长的创面。常用的有生肌八宝丹等,也可与祛腐拔毒类散剂掺合在一起应用,具有促进腐肉脱落、新肉生长、创口迅速愈合的作用。

4) 温经散寒类:适用于损伤后期气血凝滞疼痛、局部寒湿停聚的患者。常用的有丁桂散、桂麝散等,具有温经活血、散风逐寒的作用。

5) 活血止痛类:适用于损伤后局部瘀毒结聚肿痛甚者。常用的有四生散,具有活血、散瘀止痛的作用。

4.2.1.2 搽擦药

搽擦法始见于《素问·血气形志篇》:"经络不通,病生于不仁,治之于按摩、醪药。"醪药就是用来配合按摩而涂搽的药酒。搽擦药可直接涂搽于伤处或在施行理筋手法时配合外用,一般可分为:

(1) 酒剂

酒剂是指外用药酒、药水,是用药与白酒、醋浸制而成,一般酒醋之比为8∶2,也有单用酒泡浸的。常用的有活血酒、舒筋药水、舒筋止痛水等,具有活血止痛、舒筋活络、追风祛寒作用。

(2) 油膏与油剂

用香油把药物熬煎去渣后制成油剂,或再加黄蜡、白蜡收膏炼制而成油膏。具有温经通络、消散瘀血的作用,适用于关节、筋络寒湿冷痛等证,也可在手法及练功前后做局部搽擦。常用的有伤油膏、跌打万花油、活络油膏等。

4.2.1.3 熏洗湿敷药

(1) 热敷熏洗

早在《仙授理伤续断秘方》中就有热敷熏洗的记述,古称淋拓、淋渫、淋洗与淋浴。具有舒松关节筋络、疏导腠理、流通气血、活血止痛的作用,适用于关节强直拘挛、酸痛麻木或损伤兼夹风湿者,多用于四肢关节的损伤,对腰背部可视具体情况而酌用。具体操作方法是:将药物置于锅或盆中加水煮沸后,先用热气熏蒸患处,候水温稍减后用药水浸洗患处的一种方法。冬季可在患肢上加盖棉垫,使热能持久,每日 2 次,每次 15~30 分钟。药水因蒸发而减少时,可酌量加水再煮沸熏洗。新伤瘀血积聚者,用散瘀和伤汤、海桐皮汤、舒筋活血洗方,陈伤风湿冷痛及瘀血已初步消散者,用八仙逍遥汤、上肢损伤洗方、下肢损伤洗方等。

(2) 湿敷洗涤

古称溻渍、洗伤等。《素问·至真要大论》记载:“薄之劫之,浴之发之。”《仙授理伤续断秘方》中提出“煎水洗”的观点。在《外科精义》中有“其在四肢者,溻渍之,其在腰背者淋射之,其在下部浴渍之”的记载,操作方法是以净帛或新绵蘸药水渍其患处,多用于开放性创伤。现在临床上把药物制成水溶液,供创口或感染伤口湿敷洗涤用,常用的有野菊花煎水、2%~20%黄柏溶液,以及蒲公英鲜药煎汁等。

4.2.1.4 热熨药

热熨法是一种热疗的方法,是选用温经祛寒、行气活血止痛的药物,加热后用布包裹,热熨患处,借助其热力作用于局部。适用于不易外洗的腰脊躯体之新伤、陈伤。在《普济方·折伤门》中有“凡伤折者,有轻重、浅深、久新之异,治法亦有服食、淋熨、贴熔之殊”的记载。现在我国北方应用颇广,主要的有下列几种:

(1) 坎离砂

坎离砂是用铁砂加热后与醋水煎成的药汁搅拌后制成,临用时加醋少许拌匀置布袋中,数分钟内会自然发热,热熨患处,适用于陈伤兼有风湿证者。常用的成药称风寒砂,旧名坎离砂。

(2) 熨药

熨药俗称腾药,是将药置于布袋中,扎好袋口放在锅中蒸气加热后熨患处,具有舒筋活络、消瘀退肿的功效。适用于各种风寒湿肿痛证。常用的有正骨烫药等。

(3) 其他

民间亦有用粗盐、黄沙、米糠、麸皮、吴茱萸等炒热后装入布袋中热敷患处的方法,简便有效,适用于各种风寒湿型筋骨痹痛、腹胀痛、胃脘痛、尿潴留等证。

4.2.2 理伤手法

理伤手法是医者用双手施于患者体表,对骨折、关节脱位以及筋肉损伤等进行整复移位、理筋、恢复功能的手法操作。具有医治简便、疗效显著的特点。理伤手法在临床上应用范围很广,如骨折、脱位及伤筋均需应用手法。而手法对骨折脱位的治疗起着更为重要的作用,因为不用手法去正骨复位,则无法纠正其畸形、错位。有些损伤虽依靠药物治疗为主,但有时仍须用手法辅助,以提高疗效。所以《医宗金鉴·正骨心法要旨》说:“手法者,诚正骨之首务哉。”

在秦汉以前运用手法治疗损伤已广泛使用,蔺道人对理伤手法加以发展,总结出“揣摸”、“拔伸”、“捺正”、“搏平”、“蹃入”、“屈伸”等手法。宋、元两代对理伤手法论述较为详细的医家是危亦林,他在原有手法基础上,发展为借助器械整复骨折、关节脱位。以后历代继续不断发展,积累了丰富的内容,尽管流派不同,手法不一,但其原理和目的是一致的。《医宗金鉴·正骨心法要旨》吸取了前人经验,将各类理伤手法归纳为“摸、接、端、提、推、拿、按、摩”八法,后世又称它为“正骨八法。”新中国成立以后,经过整理,已形成一套比较完整、具体的手法。

手法按作用可分为正骨手法和理筋手法两大类,正骨手法又称复位手法,主要应用于骨折、脱位等病证,将在骨折、脱位各论中叙述。本节仅介绍常用的理筋基本手法。

4.2.2.1 理筋基本手法

(1) 轻度按摩手法(浅表抚摩法)

动作要领 用单手的手掌或指腹放置患处轻轻地、慢慢地做来回直线形或圆形的抚摩动作(图 4-1)。

临床应用 本法一般在理筋手法开始或结束时使用,适用于全身各部,特别是胸腹胁肋挫伤疼痛。具有祛瘀消肿、镇静止痛的功用,且能缓解肌肉疼痛及其紧张状态。

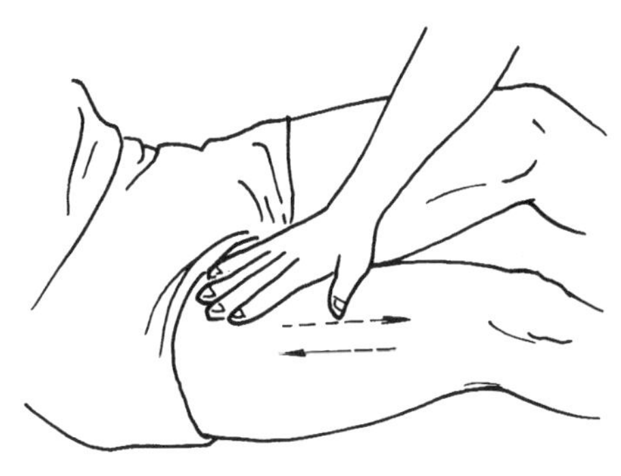

图 4-1 轻度按摩手法

(2) 深度按摩手法

动作要领 用手指、掌根、全掌或双手重叠在一起进行推摩的手法,又称推摩手法。按摩力量较轻度按摩手法大,且力的作用达于深部软组织(图 4-2)。摩动频率的快慢可根据病情、体质而决定,动作要协调,力量要均匀。

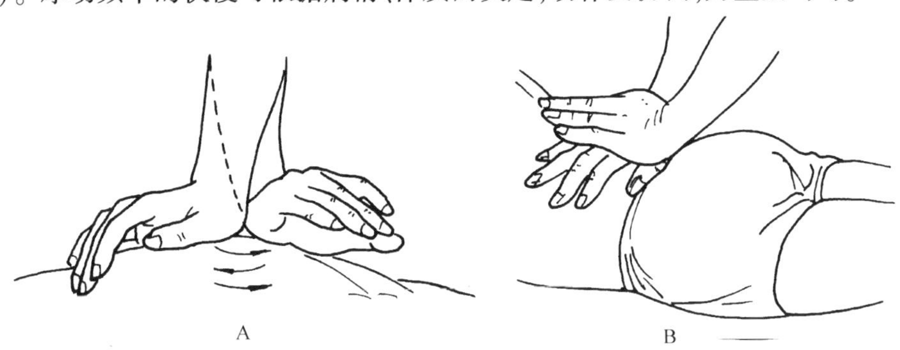

图 4-2 深度按摩手法

捋法:把由肢体的近端向远端推摩的手法称为捋法(图 4-3),多用于肢体外侧,即所谓“推上去、捋下来”,其手法的动力与推摩相同,只是向心与离心方向上的区别。

拇指推法:用拇指单独进行的摆动性推法,又称一指禅推法。术者要沉肩、垂肘、悬腕,通过腕部的摆动和拇指关节的屈伸活动,用拇指指腹或两侧着力,持续作用于患部或穴位上,推动局部之筋肉(图 4-4),并可根据需要加用其他手法。一般久伤主要用按摩,新伤主要用加压镇定。单指操作力量集中,指感确切,能更好地了解手法部位下筋的细微病理改变,作用深透。

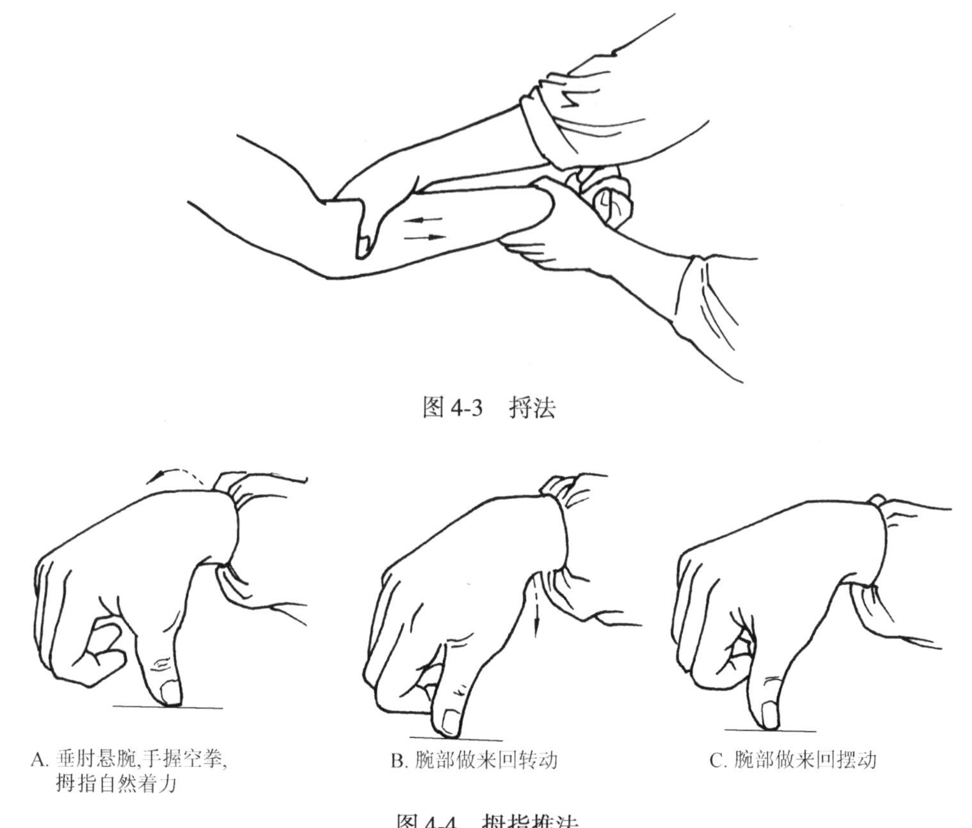

图 4-3 捋法

A. 垂肘悬腕,手握空拳,拇指自然着力　　B. 腕部做来回转动　　C. 腕部做来回摆动

图 4-4 拇指推法

临床应用 本法常在理筋手法开始后由轻度按摩法转入,或结合点穴进行,并可运用在各个手法中,是治伤最基本的手法之一。能舒筋活血、祛瘀生新,对消肿及减轻患部伤痛有效,适用于肢体各部的急性损伤、慢性劳损、风湿痹痛等。有解除痉挛,使粘连的肌腱、韧带分离,瘢痕组织软化的作用。

(3) 揉法

动作要领 用手指或手掌在皮肤上揉动的一种手法。也可用拇指与四指成相对方向揉动,揉动的手指或手掌一般不移开接触的皮肤,仅使该处的皮下组织随手指或手掌的揉动而滑动(图 4-5)。

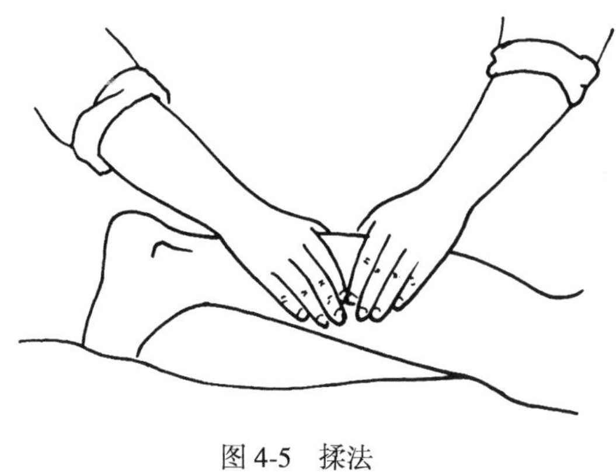

图 4-5 揉法

临床应用 本法能消散外伤引起的肿胀和气血凝滞,具有缓和由于强手法刺激后疼痛的作用。适用于四肢、颈项、躯干部的伤筋,胸腹部外伤瘀血凝滞不散及胸腹胀满者。

(4) 拨络法

动作要领 即用拇指加大用力与筋络循行方向横向揉动,或拇指不动,其他四指取与肌束、肌腱、韧带等垂直的方向,单向或往复揉拨,起到类似拨动琴弦一般的拨动筋络的作用,所以称为拨络法(图 4-6)。本手法力量可轻可重,频率可快可慢。

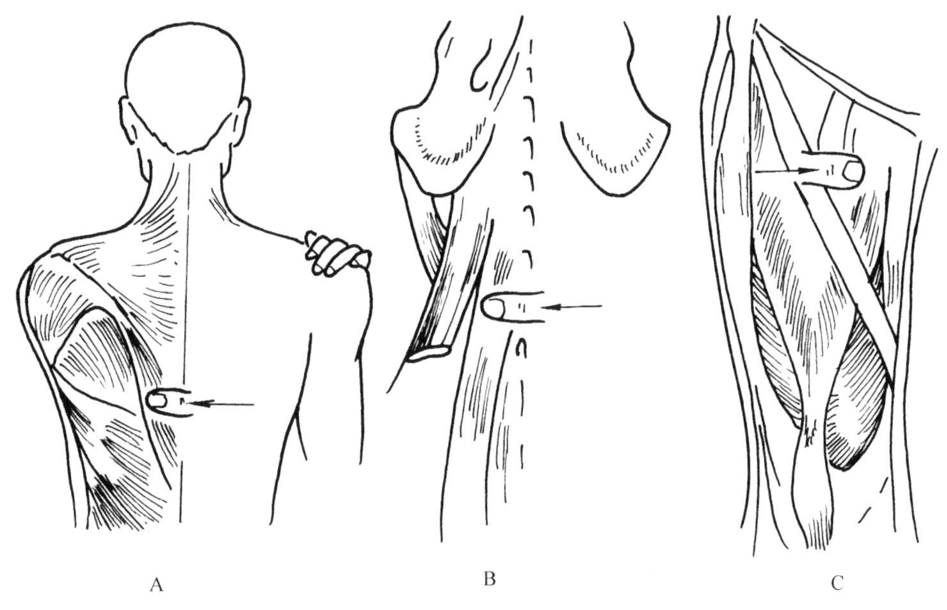

图 4-6 拨络法

临床应用 本法适用于急慢性伤筋而致挛缩或粘连者。具有止痛、缓解痉挛、振奋筋络、松解粘连的作用。

(5) 擦法

动作要领 用手掌、大小鱼际、掌根或手指在皮肤上摩擦的手法,也可用拳进行梳发式的擦摩。施行手法时宜先用润滑剂搽擦皮肤,并用上臂带动手掌,力量要大而均匀,动作要灵巧而连续不断,使皮肤有红热舒适感(图 4-7)。

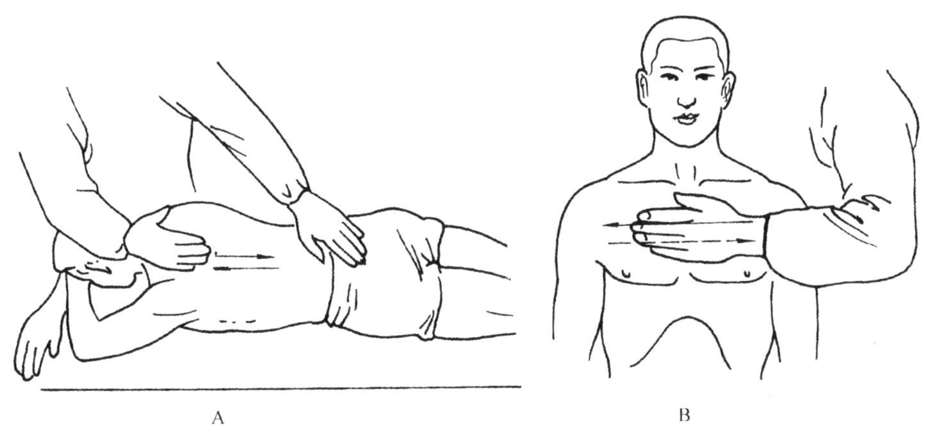

图 4-7 擦法

临床应用 适用于腰背部及肌肉丰厚部的慢性劳损和风湿痹痛等证。有活血祛瘀、消肿止痛、温经通络的作用,能够松解粘连、软化瘢痕。

(6) 㨰法

动作要领 即用手背掌指关节突出部,或以小鱼际、小指掌攀指关节的上方接触在皮肤上滚动的手法。施行手法时须均匀用力按压,并同时做旋后滚动,像吸附在肢体上一样(图4-8)。常与揉、摸等手法结合应用。

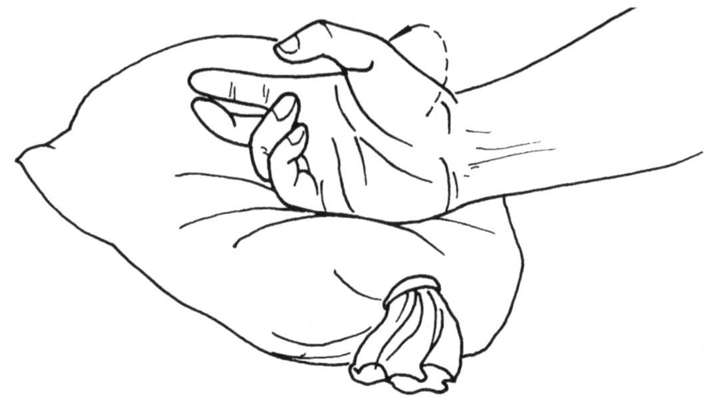

图4-8 擦法

临床应用 适用于腰背、四肢等肌肉丰厚部位的伤痛。能调和营卫、疏通经络。

(7) 击打法

动作要领 用拳捶击肢体的手法叫捶击法,用手掌拍打患处的手法叫拍打法;两法常并用,称击打法。亦有用桑枝棒或其他击打的。击打时要求动作有节奏,快慢要适中,蓄劲收提,用力轻巧而有反弹感(图4-9)。

临床应用 拍打法适用于胸背部因用力不当内部屏伤岔气,击打法适用于腰背部、大腿以及臀部肌肉肥厚的部位陈旧性损伤兼有风寒湿兼证者。具有疏通气血、祛风散寒,消除外伤后瘀积及疲劳酸胀的功效。

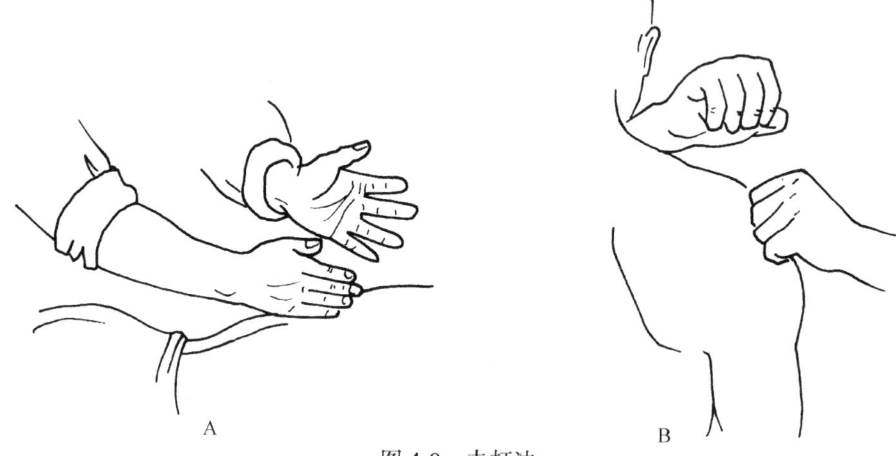

图4-9 击打法

(8) 拿捏法

动作要领 用拇指与其他各指做相对钳形用力,将肌肉或韧带一紧一松拿捏的手法(图4-10)。若将肌肉、肌腱拿捏并提起后迅速放开,在术者指间滑落弹回,像射箭时拉弓放弦的动作一样,称弹筋法(图4-11)。弹筋手法较重,有提、弹两种作用力,所以又称提弹法(图4-12)。若与拨络法合用,称为弹筋拨络法。若用拇、食二指对患指指间关节进行对称用力捻动的手法称为捻法。

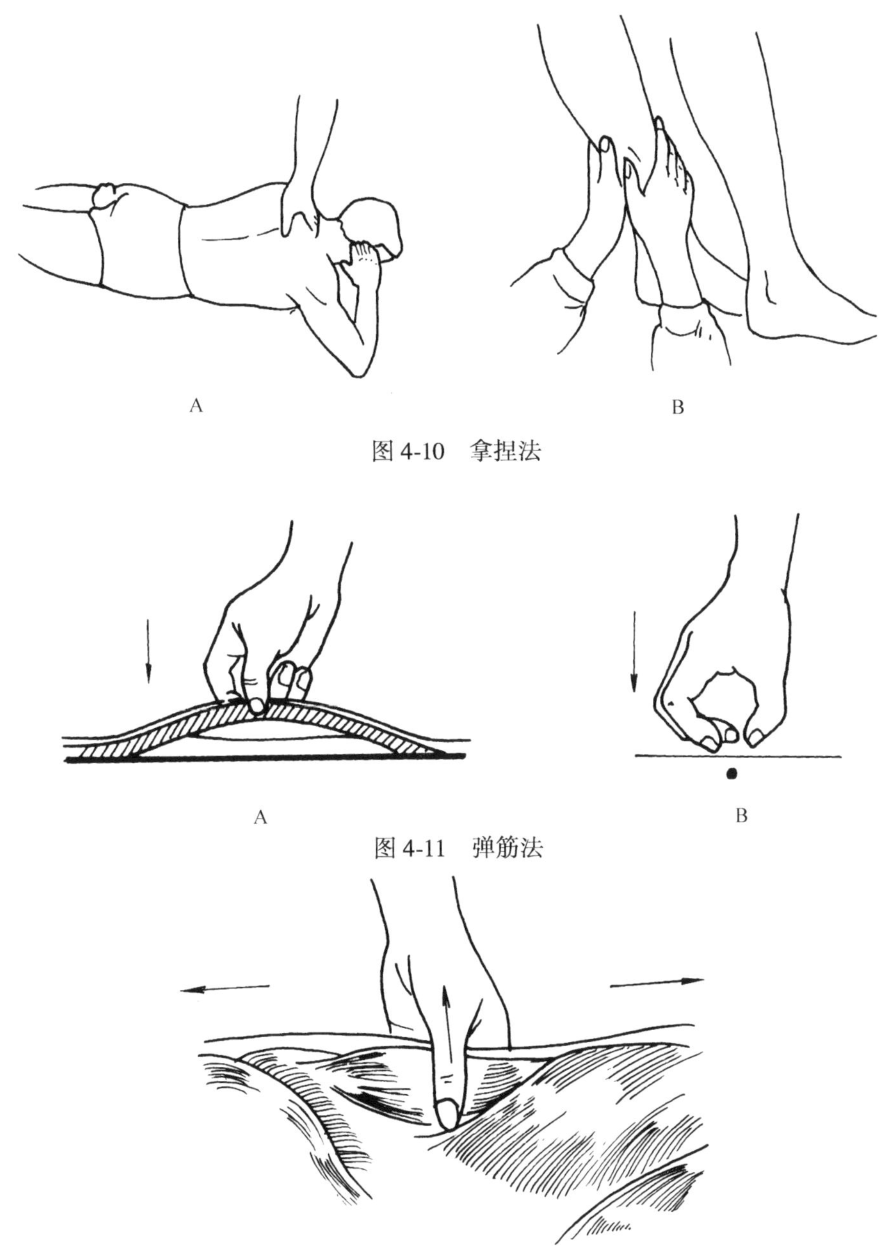

图 4-10 拿捏法

图 4-11 弹筋法

图 4-12 提弹手法

临床应用 适用于急、慢性伤筋而致痉挛或粘连者。具有缓解肌肉痉挛、松解粘连、活血消肿、祛瘀止痛等作用。

(9) 点穴法

动作要领 可按循经取穴或以痛为俞等方法取穴,用手指在经穴上点穴、按摩,又称穴道按摩。因与针刺颇相似,故又称指针疗法(图 4-13A)。近年来又在此基础上发展成指压按摩麻醉。点穴法还可结合按摩、揉捏及一指禅推法,拇指指力不足时,还可用屈曲的中指指间关节背侧点按(图 4-13B)。

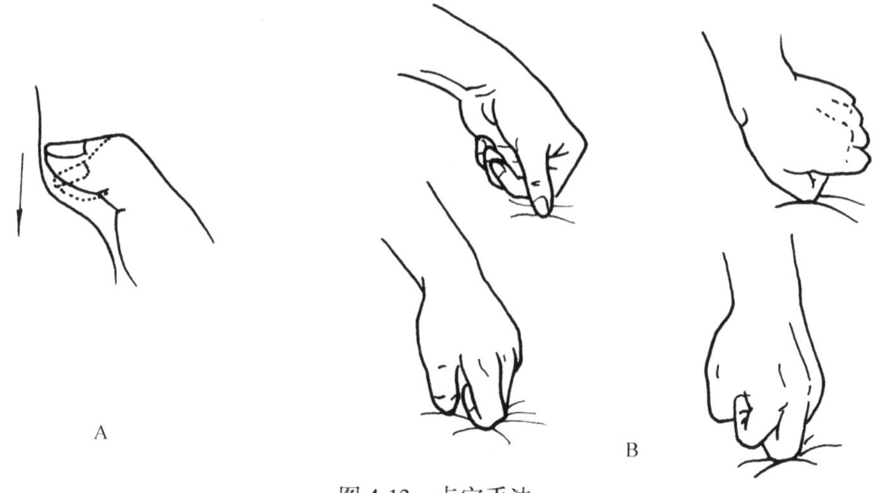

图 4-13 点穴手法

临床应用　适用于腰、背、臀、四肢伤筋及各种损伤疾患伴有内证者。可疏通经络、气血的阻滞，使脏腑调和，阴阳平衡。对有重要器官的部位施行本法时须慎用，若确实需要，对点压的力量亦应予控制。

(10) 屈伸关节法

动作要领　一手握远端肢体，一手固定于关节部；然后缓慢、均衡、持续而有力地做适当的屈伸活动（图 4-14），活动的幅度可逐步增加。在屈伸关节时，要稍稍结合拔伸或按压力。在特殊情况下可做过度屈曲与过度伸展手法来撕裂粘连（但需慎防用粗暴地推扳造成骨折、脱位等并发症），用力须恰到好处，刚柔相济。

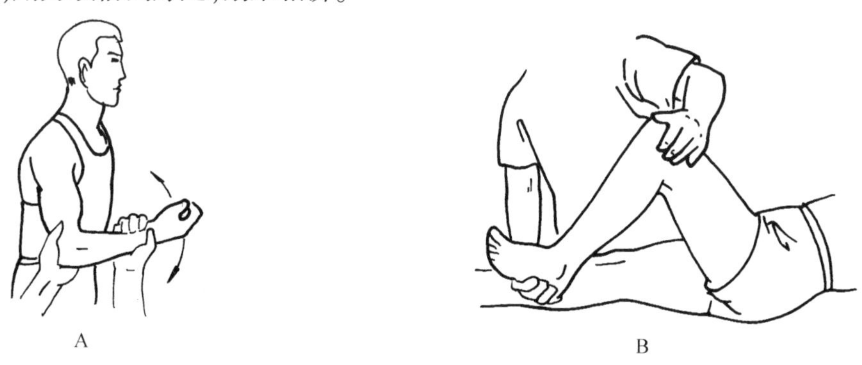

图 4-14 屈伸关节法

临床应用　本法是针对有关节伸展、屈曲功能活动障碍的患者，使关节做被动屈伸活动的一种手法。适用于膝、踝及肩、肘等关节伸屈活动障碍者。对筋络挛缩，韧带及肌腱粘连，关节强直均有舒筋活络、松解粘连的作用。

(11) 旋转摇晃法

动作要领　一手握住关节近端，另一手握住肢体远端，做来回旋转及摇晃的动作（图 4-15）。要按关节功能活动的范围掌握旋转及摇晃的幅度。在操作腰部旋转手法时一般采用卧位，一手推肩，另一手扳臀，做相反方向用力使腰部旋转，又称斜扳手法。除卧位外，还可采用坐位、立位进行(图 4-16)。

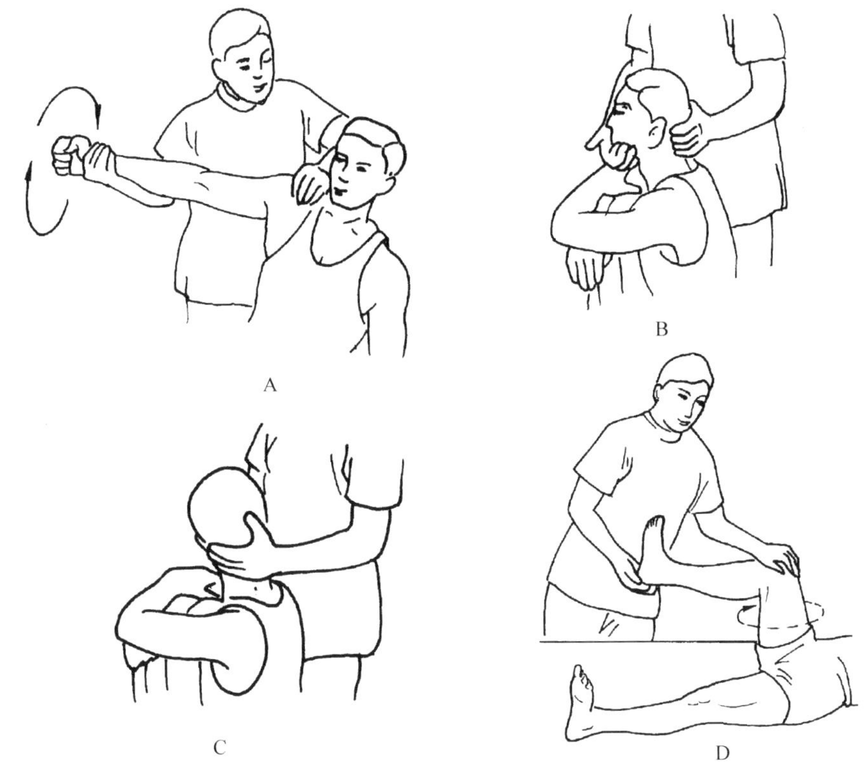

图 4-15 旋转摇晃法

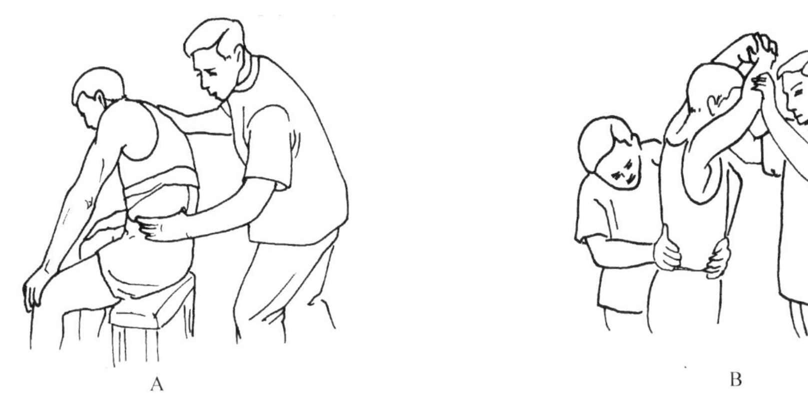

图 4-16 斜扳手法

临床应用 本法是针对关节旋转功能障碍,使关节做被动旋转摇晃活动的一种手法,常与屈伸法配合应用。适用于关节僵硬、轻微滑脱错缝的患者。可松解关节周围粘连的软组织。

(12) 腰部背伸法

动作要领 立位法操作时术者背部紧贴患者背部,使其骶部抵住患者之腰部,双手反扣,将患者背起使双足离开地面(图 4-17)。卧位背伸法又名扳腿手法,即一手推按于腰部,一手托起患腿,并迅速向后上抬拉而达到腰部过伸的目的(图4-18),能使胸腰椎扭错之小关节复

位。

临床应用　适用于急性腰扭伤及腰椎间盘突出症。

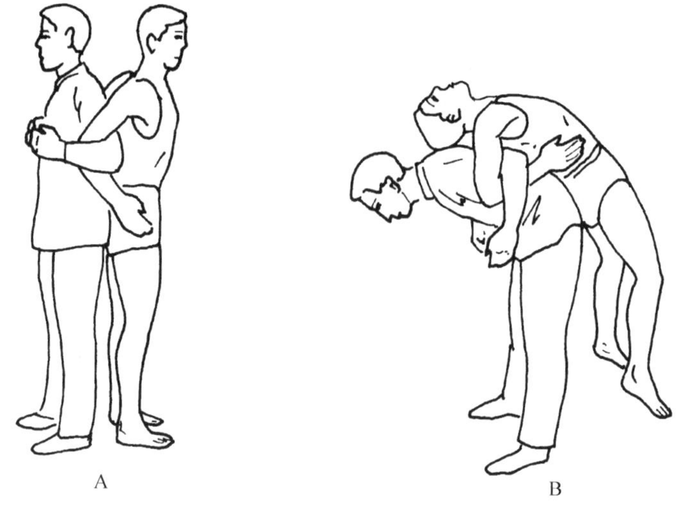

图 4-17　腰部背伸法

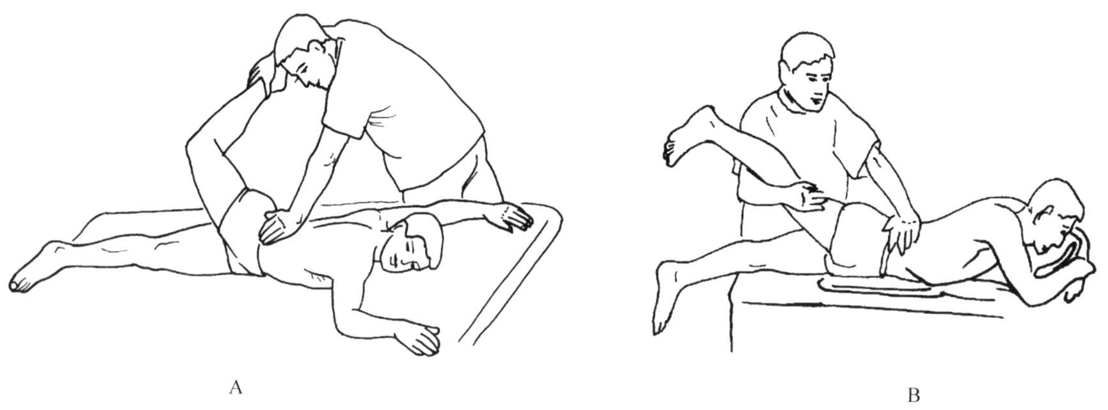

图 4-18　扳腿手法

（13）按压与踩跷法

动作要领　按压法是通过掌心或掌根，或双手重叠在一起向下按压，使力作用于患部(图4-19A)。必要时，术者可身体前倾用体重加强按压力，或将患部两端垫枕，使患部悬空。对

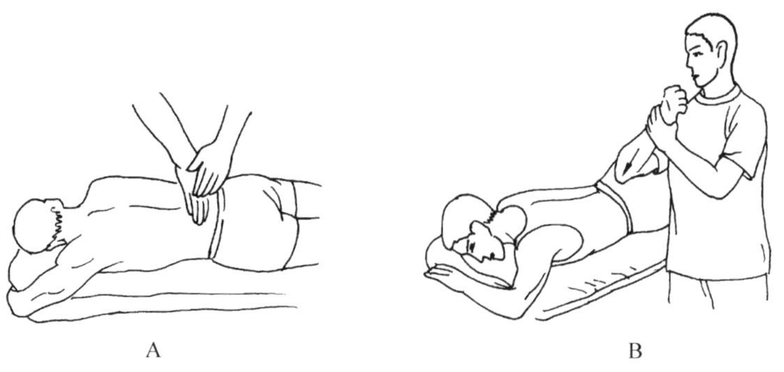

图 4-19　按压法

腰臀部肌肉比较丰厚的部位可用肘尖加压(图 4-19B)。如需更大的按压力,可用踏跳法,或称踩法,古称蹋法。术前在患者躯体下垫以软枕以防压伤,然后术者两足踏于患部进行踏跳,双手撑于床边特制之木架上以控制踏跳力之轻重,术中应嘱患者做深呼吸配合(图 4-20)。

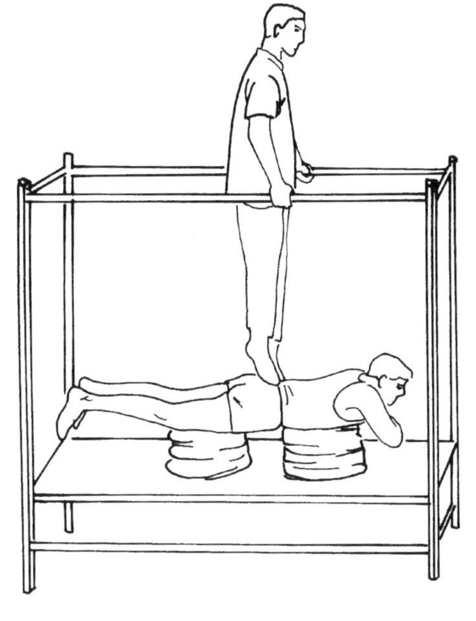

图 4-20 踩跷法

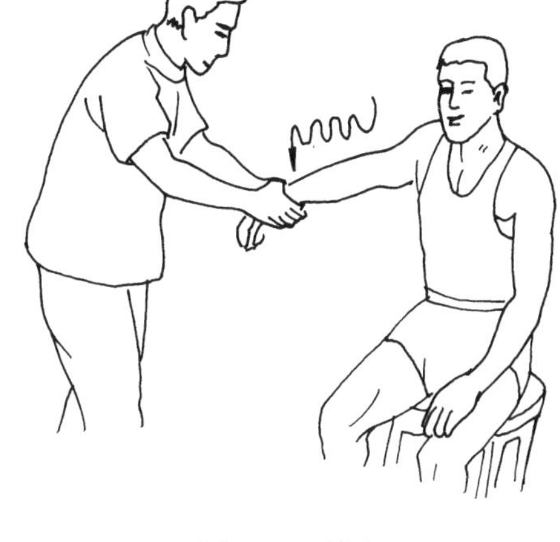

图 4-21 抖法

临床应用 适用于腰椎间盘突出症及腰臀肌劳损所致的腰腿痛,能使突出的椎间盘还纳及松解韧带粘连。

(14) 抖法

动作要领 用手握住患者肢体的远端轻轻地抖动的一种手法(图 4-21)。

临床应用 本法能松弛肢体肌肉骨节,缓解外伤后所引起的关节功能障碍,并可减轻施行重手法后的反应,以增加舒适感。多用于四肢关节,为理筋时的终末手法。

(15) 搓法

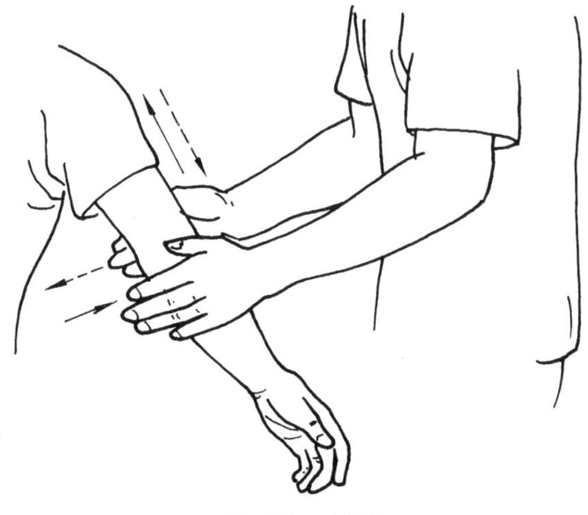

图 4-22 搓法

动作要领 两手掌分别放置患部的相对侧，用力做上下或前后搓动肢体的手法。操作时宜自上而下、反复搓动多次，动作要轻快、协调，力量要平衡、连贯。对气血凝滞较严重者，开始时手法宜略重，以后逐渐减轻（图 4-22）。

临床应用 本法能使局部气血调和、脉络舒松，以松弛肌肉、消除肌肉疲劳，多用于四肢、肩、膝等关节及腰背部的伤筋，为理筋结束前的常用手法。

综上所述，伤科理筋手法具有活血化瘀、消肿止痛，舒筋活络、解除痉挛，理顺筋络、整复移位，松解粘连、通利关节，通经活络、祛风散寒等功用。

4.2.2.2 手法治疗的操作要求

运用理筋手法可分为三个阶段，一为准备阶段，即主要是以基本手法求得行气活血、麻醉止痛作用，使痉挛紧张的肌肉放松，创造一个“松则不痛”的良好条件，也使患者有一个适应过程。第二阶段是应用手法理顺筋络，活动关节，解决主要矛盾。第三阶段为结束阶段，在使用较重手法后，往往有一个刺激反应的过程，临床多用一定的手法整理收功，使肢体充分放松。

4.2.2.3 手法治疗的操作注意事项

1）施行手法前要对病情有明确的诊断。《医宗金鉴·正骨心法要旨》说：“盖正骨者，须心明手巧，既知其病情，复善用夫手法，然后治自多效。”如系骨折要了解其性质和移位的方向。如系脱位要了解是全脱、半脱，脱出的方向，有无并发骨折，以及受伤的时间等。如系伤筋则要了解筋腱、韧带有无断裂、粘连及其程度。另外，对全身的体质情况等都要有充分地了解，才能做到使用正确的手法。

2）施行手法前要对手法操作的步骤做出计划。对选用何种手法、如何进行、是否需要助手、患者的体位、能否合作、采用何种麻醉止痛、所需的药物、固定器材等，都要有周密地考虑。

3）手法操作时要求动作轻重适当，熟练敏捷，尽量减少患者痛苦。若用力过猛、过重，易加重周围筋肉、血管、神经的损伤。施用理伤手法要由轻到重，以后再由重到轻而结束。在施行手法过程中要观察患者的情况，随时调整手法强度。

4）手法操作时要思想集中，严肃热情，以减轻患者紧张心情，争取其信任和患者配合治疗。

4.2.2.4 手法治疗的禁忌证

1）急性传染病、恶性肿瘤的局部、皮肤病、脓肿和脓毒血症、骨关节结核、血友病。

2）妊娠 3 个月左右妇女的急、慢性腰痛。

3）诊断不明的急性脊柱损伤或伴有脊髓压迫症状，不稳定型脊柱骨折或有脊柱重度滑脱的病人。

4）老年性骨质疏松，或其他如患有严重内科疾病者，暂时不适应手法治疗者。

5）肌腱、韧带完全或大部分断裂。

6）精神病病人，患有骨伤疾病而且对手法治疗又不能合作的病人。

4.2.3 夹 缚 固 定

《医宗金鉴·正骨心法要旨》说:“跌仆损伤,虽用手法调治,恐未尽得其宜,以致有治如未治之苦,则未可云医理之周详也。爰因身体上下、正侧之象,制器以正之,用辅手法之所不逮,以冀分者复合,欹者复正,高者就其平,陷者升其位,则危症可转于安。”固定是治疗伤科疾病的重要环节。损伤经处理后,必须依形制器,予以夹缚。适用于骨折、脱位、急性伤筋等。如骨折经手法复位后应妥善固定在良好位置,直至骨折断端愈合。关节脱位经复位后,为有利于筋肉、关节囊的修复,防止其再脱位,也需进行固定。

4.2.4 牵 引 疗 法

牵引疗法是使用器材进行牵引,达到治疗作用的一种方法。《仙授理伤续断秘方》就有拔伸牵引的记载,《世医得效方》采用软绳悬吊牵引治疗脊柱骨折,《疡医准绳》中还提出用颈椎牵引带治疗颈椎损伤。牵引既是整复方法之一,也是固定方法之一。它可以克服肌肉的收缩力,矫正骨折的重叠移位和肢体短缩,治疗严重错位或不稳定骨折,以及肢体挛缩等。常用的牵引方法有如下几种:

(1) 手法牵引

手法牵引可分为徒手牵引与悬吊牵引两种。徒手牵引适用于骨折、伤筋复位。悬吊牵引是用带绳等进行牵引,以补手力牵引之不足,适用于腰部损伤等,如《医宗金鉴·正骨心法要旨》中的攀索叠砖法。

(2) 持续牵引

常用的持续牵引有皮肤牵引、骨牵引、布托牵引等,是通过滑车装置,用重量在肢体的远端施加持续牵引,以对抗患部肌肉的牵拉力,达到复位、防止骨再移位等目的。

4.2.5 手 术 疗 法

手术疗法是使用手术器械治疗创伤疾患的一种治法。当某些骨关节损伤和疾患采用非手术治疗效果不佳时,可以应用手术治疗。如开放性损伤的清创,某些骨折的切开复位内固定,筋腱、血管、神经断裂的修补缝合等。临床应用手术疗法必须严格掌握适应证,需要有一定的设备条件和技术力量才能进行,应根据适应证和医疗条件慎重考虑。如危亦林在《世医得效方·秘论》中所说:“又切不便轻易自恃有药,便割,便剪,便弄。须要详细审视,当行则行,尤宜仔细。”

4.2.6 练 功 疗 法

练功疗法,古称导引,又称功能锻炼。它是通过肢体运动的方法来防治某些损伤性疾病,促使肢体功能加速恢复的一种方法。它是贯彻动静结合原则的重要手段,亦是治疗损伤性疾病的重要一环,在损伤后遗症的治疗方法中占有重要的地位,对损伤性疾病手术后的康复也有良好的作用。目前,练功疗法在伤科临床中已被普遍应用,列为骨折及伤筋等治疗的基本方法之一。

临床证明,伤肢关节活动与全身锻炼对治疗损伤能推动气血的流通和加速祛瘀生新的过程,改善血液与淋巴循环,促进周围血肿、肢体水肿的吸收与消散,能促进骨痂的生长而加速骨折的愈合,防止肌肉萎缩、关节僵硬、骨质疏松,有利于功能恢复。

(1) 练功疗法的治疗作用

1) 活血化瘀、消肿定痛:损伤后瘀血凝滞,络道阻塞不通而致肢体肿痛。锻炼能起到推动气血的流通、促进血液循环的作用,达到活血化瘀、消肿定痛的目的。

2) 濡养患肢关节筋络:功能锻炼促使血行通畅,化瘀生新,舒筋活络,筋络得到濡养。使得筋失所养、酸痛麻木的肢体能够伸屈自如。

3) 促进骨折愈合:练功活动能活血化瘀,祛瘀生新,改善气血循行而促进骨痂的生长而加速骨折的愈合。在夹板固定下练功活动,既能保持良好的对位,又能充分发挥肌肉的内在动力。

4) 防治筋肉萎缩:由于骨折、脱位及较严重伤筋时肢体长期被固定,必然导致肢体肌肉的废用萎缩。积极练功可以减轻肌肉萎缩程度。

5) 有利于功能的康复:通过练功活动,可使气血充盈,肝血肾精旺盛,筋骨劲强,避免关节粘连和骨质疏松。有利于损伤肢体功能的康复。

(2) 练功疗法的应用原则及注意事项

1) 功能锻炼前应诊断明确,练功有详细计划。

2) 练功原则是以主动活动为主,被动活动为辅,健肢带动患肢。

3) 应将练功的意义向患者说明,充分发挥其主观能动性,加强其练功的信心和耐心。上肢练功的主要目的是恢复手的功能,应注意保持各关节的灵活性。下肢练功的主要目的是恢复负重和行走功能,要保持各关节的稳定性。

4) 严格掌握循序渐进的原则,次数由少到多,幅度由小到大,时间由短到长,以练习时不加剧疼痛,或稍有轻微反应而尚能忍受为标准。一般每日 2~3 次,后期患者可以适当增加。

5) 应防止因练功而产生新的损伤,练功的部位、时间、类型、强度等均应根据练功计划和患者的病情变化灵活掌握。

6) 练功时应思想集中,全神贯注,动作速度要缓慢,局部与整体练功相结合,必要时应用器械配合。可配合进行热敷、熏洗、搽擦伤科外用药水、药酒或药油等。

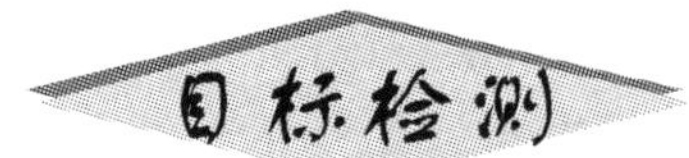

一、思考题

1. 骨伤科三期内治法的特点是什么？各期的治疗原则和代表方剂是什么？
2. 何谓薄贴？它有哪些功效？
3. 如何理解《医宗金鉴·正骨心法要旨》中的“手法者,诚正骨之首务哉”？
4. 什么是“正骨八法”？
5. 手法操作的注意事项和禁忌证各是什么？
6. 常用的理筋基本手法有哪些？

二、填空题

1. 骨伤科疾病总的治疗原则是________、________、________、________。
2. 敷贴药常用剂型有________、________、________三种。
3. 轻度按摩手法适用于各种部位，特别是________部位的挫伤疼痛，一般在理筋手法________或________时使用。
4. 揉法能消散外伤引起的________和________，具有缓和由于________刺激后的疼痛作用。
5. 练功疗法的作用有________、________、________、________、________。

（罗秀夏）

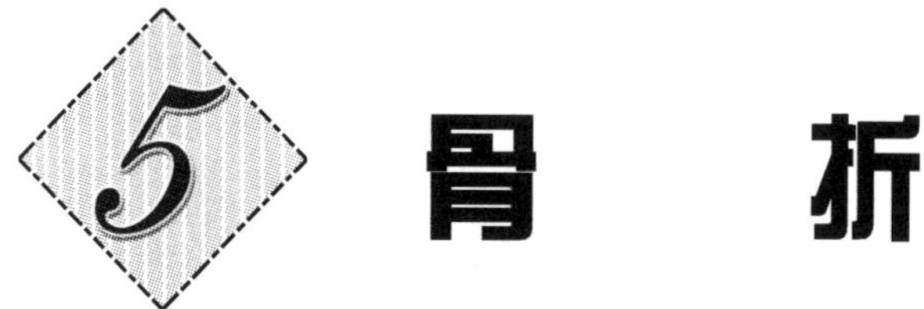

5 骨折

学习目标

1. 叙述骨折的定义、原因及分类
2. 叙述骨折的临床辨证及其并发症，以及影响骨折愈合的因素
3. 叙述骨折的治疗（手法复位、夹板固定、练功活动、药物治疗）原则
4. 说出骨折愈合时间、骨折疗效标准
5. 说出创伤急救的原则和方法

由于外力的作用破坏了骨的完整性或连续性，称为骨折。骨骺分离亦称之为骨折。从概念上讲，就是骨或软骨失去了正常的完整性和连续性，即骨或骨小梁连续性发生断离。

骨折这一病名，出自唐代王焘《外台秘要》。关于骨折的概念，古人很早就有所认识，甲骨文已有“疾骨”、“疾胫”、“疾肘”等病名；《周礼·天官》记载了“折疡”；《灵枢·邪气脏腑病形》记载了“折脊”；汉代马王堆出土的医籍也记载了“折骨”。

中医在防治骨折方面有悠久的历史，积累了丰富的临床经验，在复位、固定、练功活动和药物治疗四个方面均有其独特的优点，骨折的治疗在中医伤科治疗学上占有重要的地位。

5.1 病因病机

骨折的发生，多为严重的暴力作用于人体所致。骨折的发生是外因起主要作用。但人体的生理状况和病理特点不尽相同，如脏腑虚实、筋骨强弱、气血盛衰、年龄老幼等各有不同，均影响着骨折疾病的发生、发展及诊治的整个过程。故骨折的病因，是以外因为主的内、外因综合作用下产生的，但有时内因也占主导地位。病因是辨证的基础，正确理解内因和外因的相互关系，对骨折疾病的认识、诊断、治疗及预后都有重要的意义。

5.1.1 骨折外因

外因是骨折疾病发生的主要因素，主要包括作用于人体的致伤暴力，通常可分下列四种形式：

（1）直接暴力

骨折发生于外来暴力直接作用的部位，如打击伤、车压伤、枪弹伤及撞击伤所引起的骨折等。往往是开放性骨折，因打击物由外向内穿破皮肤，故感染率较高。这类骨折移位不大，多为横断骨折或粉碎性骨折，但骨折处的软组织损伤较严重。若发生在前臂或小腿，两骨骨折平面相同。

（2）间接暴力

骨折发生于远离外来暴力作用的部位。例如：当人跌倒时伸手触地，由于跌倒时的冲击力所引起的反抗力，由地面沿肢体向上传达，在手腕、前臂及肘部所造成桡骨下端、尺桡骨干和肱骨髁上等处的骨折。间接暴力包括传达暴力、扭转暴力和杠杆暴力等。骨折多发生在骨质较弱处，骨折端移位可能较大，多为斜形骨折或螺旋形骨折。但局部的损伤，包括软组织在内并不严重。若发生在前臂或小腿，则两骨骨折的部位多不在同一平面。如为开放性骨折，则多因骨折断端由内向外穿破皮肤，故感染率较低。

（3）筋肉牵拉

由于急剧而不协调的肌肉收缩或韧带的突然紧张牵拉而发生的骨折，损伤常见的部位有髌骨、尺骨鹰嘴、胫骨结节、肱骨大结节、第5跖骨基底及韧带附着点等。如投掷运动可发生肱骨下1/3段螺旋形骨折；猛力伸展肘关节，肱三头肌强烈收缩，可以产生尺骨鹰嘴骨折等；跌倒时股四头肌剧烈收缩可导致髌骨骨折等。此类骨折，骨折端的移位可能较大，但是骨折局部的损伤（包括软组织损伤）并不严重，治疗比较容易，预后较好。

（4）持续劳损

持续劳损又称积累损伤，指骨骼长期反复受到震动或形变，由于外力的积累而造成的骨折。例如长途行军、连续跑步，而可引起第2、3跖骨及腓骨干下1/3骨折；操纵震动的机器过久，可以引起尺骨下端骨折；不习惯持续的过度负重可以引起椎体压缩性骨折或股骨颈骨折。此类骨折特点是：①它是一种慢性骨折，是由多次或长期积累性外伤所造成，故可称为疲劳骨折；②被累部骨小梁断裂和新骨增生同时进行；③骨折多无移位，偶因轻微外伤，完全断裂，其伤力和骨折表现显不相称；④骨折端比较光滑，并有碎骨块游离脱落；⑤骨折愈合能力较低，治疗时应特别注意。

5.1.2 骨折内因

骨折虽以外因为主，但与年龄、健康状况、解剖部位、结构、受伤姿势、骨骼是否原有病变等内在因素有密切关系。骨折内因大体可分三种。

（1）年龄

年轻力壮，气血旺盛，筋骨强健，周身轻灵，躲避和耐受暴力的能力均强，除过重暴力外一般不易发生骨折；年老体弱，气血亏损，肝肾不足，骨质疏松，筋骨萎弱，动作迟缓，容易遭受暴力而发生骨折。同一形式的致伤暴力,可因年龄不同而受伤各异。例如,同是跌倒时手掌撑地致伤,暴力沿肢体向上传导,老年人因肝肾不足,筋骨脆弱,易在桡骨下端、肱骨外科颈处发生骨折;儿童则因骨膜较厚、胶质较多而发生桡尺骨青枝骨折,或骨骺未闭而发生骺离骨折。

(2) 解剖部位和结构

骨折的发生常在松密质骨交接部、活动段和禁止段的交接处等骨的结构薄弱处。例如肱骨外科颈骨折的部位是肱骨干密质骨与外科颈疏松骨交接处。在多关节部位,活动范围小和活动范围大的交接处易发生骨折,如第 12 胸椎和第 1 腰椎易发生骨折。幼儿骨膜较厚,骨骼胶质较多,易发生青枝骨折;青少年骨骺未闭合,易发生骨骺分离。肱骨下段扁平而宽,前有冠状窝,后有鹰嘴窝,中间仅隔较薄的骨片,易发生肱骨髁上骨折。

(3) 骨骼病变

骨骼先有病理变化,骨小梁已遭破坏,如脆骨病、骨髓炎、骨结核、骨肿瘤等,轻微暴力即可产生骨折。

5.1.3 骨折的移位

骨折移位的程度和方向,一方面与暴力的大小、作用方向及搬运情况等外在因素有关;另一方面还与肢体远侧段的重量、肌肉附着点及其收缩牵拉力等内在因素有关。

骨折移位方式有下列五种,临床上常合并存在(图 5-1)。

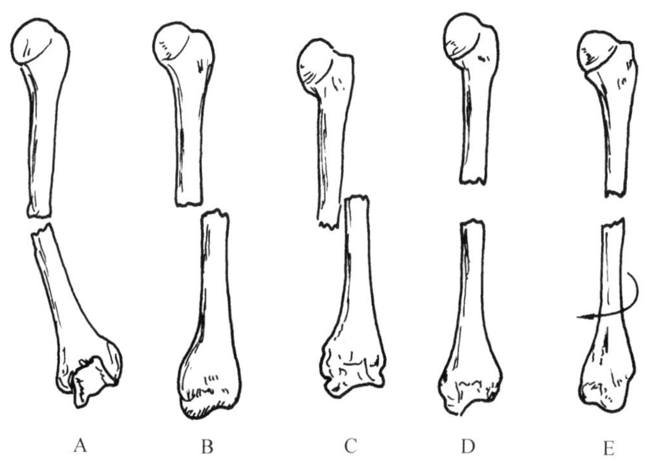

图 5-1 骨折的移位

1) 成角移位:两骨折段之轴线交叉成角,以角顶的方向称为向前、向后、向内或向外成角。

2) 侧方移位:两骨折端移向侧方。四肢按骨折远段、脊柱按上段的移位方向称为向前、向后、向内或向外侧方移位。

3) 缩短移位:骨折段互相重叠或嵌插,骨的长度因而缩短。

4) 分离移位:两骨折端互相分离,且骨的长度增加。

5) 旋转移位:骨折段围绕骨之纵轴而旋转。

5.2 分 类

对骨折进行分类,是决定治疗方法、掌握其发展变化规律的重要环节。分类的方法甚多,兹将主要的分类方法介绍如下:

(1) 根据骨折处是否与外界相通分类

1) 闭合骨折:骨折断端不与外界相通者。

2) 开放骨折:有皮肤或黏膜破裂,骨折处与外界相通者。

(2) 根据骨折的损伤程度分类

1) 单纯骨折:无并发神经、重要血管、肌腱或脏器损伤者。

2) 复杂骨折:并发神经、重要血管、肌腱或脏器损伤者。

3) 不完全骨折:骨小梁的连续性仅有部分中断者。此类骨折多无移位。

4) 完全骨折:骨小梁的连续性全部中断者。管状骨骨折后形成远近两个或两个以上的骨折段。此类骨折断端多有移位。

(3) 根据骨折线的形态分类

1) 横断骨折:骨折线与骨干纵轴接近垂直(图 5-2)。

2) 斜形骨折:骨折线与骨干纵轴斜交成锐角。

3) 螺旋形骨折:骨折线呈螺旋形。

4) 粉碎性骨折:骨碎裂成 3 块以上,称粉碎骨折。骨折线呈"T"形或"Y"形时,又称"T形"或"Y 形"骨折。

5) 嵌插骨折:发生在长管骨干骺端密质骨与松质骨交界处。骨折后,密质骨嵌插入松质骨内,可发生在股骨颈和肱骨外科颈等处。

6) 压缩骨折:松质骨因压缩而变形,如脊椎骨及跟骨等。

7) 裂缝骨折:或称骨裂,骨折间隙呈裂缝或线状,形似瓷器上的裂纹,常见于颅骨、肩胛骨等处。

8) 青枝骨折:多发生于儿童。仅有部分骨质和骨膜被拉长、皱折或破裂,骨折处有成角、弯曲畸形,与青嫩的树枝被折时的情况相似。

9) 骨骺分离:发生在骨骺板部位,使骨骺与骨干分离,骨骺的断面可带有数量不等的骨组织,故骨骺分离亦属骨折之一种。见于儿童和青少年。

(4) 根据骨折整复后的稳定程度分类

1) 稳定骨折:复位后经适当外固定不易发生再移位者,如裂缝骨折、青枝骨折、嵌插骨折、横形骨折等。

2) 不稳定骨折:复位后易发生再移位者,如斜形骨折、螺旋形骨折、粉碎骨折等。

(5) 根据骨折后就诊时间分类

1) 新鲜骨折:伤后 2~3 周以内就诊者。

2) 陈旧骨折:伤后 2~3 周以后就诊者。

(6) 根据受伤前骨质是否正常分类

1) 外伤骨折:骨折前骨质结构正常,纯属外力作用而产生骨折者。

2) 病理骨折:骨质原已有病变(如骨髓炎、骨结核、骨肿瘤等),经轻微外力作用而产生骨折者。

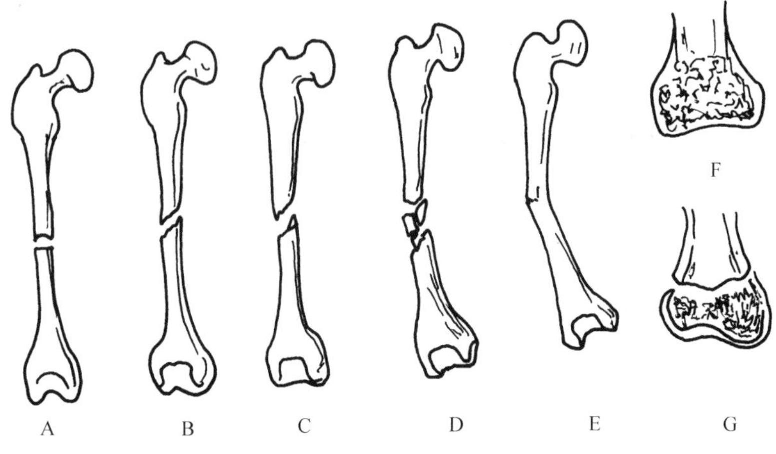

图 5-2　骨折的种类

5.3 诊断要点

骨折的诊断是根据望、闻、问、切、X 线检查等方法将所收集的资料进行分析、判断，做出是否有骨折及其部位和移位、有无并发症等诊断的过程。

在骨折诊断过程中，要防止只顾检查，不顾患者痛苦和增加损伤；只看表浅伤，不注意骨折；只注意骨折局部，不顾全身伤情；只看到一处伤，不注意多处伤。应详细询问病史，认真分析症状和体征，必要时做 X 线摄片检查，则可得出全面正确的诊断。

5.3.1 受伤史

受伤史对于骨折的检查、诊断和处理十分重要。首先应了解暴力的大小、方向、方式（坠落、碰撞、打击、跌仆、挤压等）、性质（直接、间接、牵拉、持续劳损）、暴力的作用的部位、受伤时姿势、受伤的具体过程及现场情况等，充分地估计伤情，以利于全面地正确诊断。

5.3.2 临床表现

5.3.2.1 全身情况

对骨折患者，均应注意观察血压、脉搏、呼吸、心跳等一般情况。对于严重的开放性骨折或多段骨折、大骨干骨折应注意脂肪栓塞、外伤性休克或者并发内脏损伤。骨折后气血经络损伤，气滞血瘀阻碍气机，瘀血停聚，郁久化热，故有发热症状（38℃以下），约 5～7 天后，体温逐渐降至正常，无恶寒或寒战；兼有口渴、口苦、心烦、尿赤、便秘、夜寐不安、脉浮数或弦紧、舌质红、苔黄厚腻等积瘀化热证候。若为开放性骨折，体温持续升高，超过 38℃以上，头痛恶寒，周身酸痛，局部肿痛焮热，为邪毒入伤口造成外伤性感染。临床应与积瘀化热相鉴别。

5.3.2.2 局部情况

(1) 一般症状

1) 疼痛:骨折后由于脉络受损,气血凝滞,阻塞经络,不通则痛。《素问·阴阳应象大论》说:“气伤痛,形伤肿。”故骨折部出现不同程度的疼痛。疼痛形式即当伤肢移动时,因骨折端刺激邻近的筋肉、骨膜、神经等组织,使疼痛增加;骨折固定后,疼痛可以减轻。直接按压骨折处可产生锐痛,为直接压痛;在伤肢远端作纵轴叩击,冲击力传至骨折端时亦产生纵轴叩击痛;从四周向骨折处挤压时(如肋骨骨折时对胸廓的挤压、骨盆骨折时对骨盆两侧挤压),可有间接压痛。

2) 肿胀:骨折后局部脉络损伤,营血离经,阻塞络道,瘀滞于肌肤、腠理而出现肿胀,并逐渐加重。若骨折处出血较多,伤血离经,透过撕裂的肌膜及深筋膜,或骨折部位较浅,瘀血扩散,溢于皮下,可形成青紫瘀斑。肿胀较重时,还可出现张力性水泡和血泡,尤以儿童为多见。肿胀严重时,可使骨筋膜室内压力过高,压迫动脉而致骨筋膜室综合征。应及时切开筋膜减压,否则会发生缺血性肌挛缩。

骨折引起肢体功能障碍,其原因是多方面的,如剧烈疼痛,肌肉反射性痉挛;肌肉失去附着或失去骨骼的杠杆作用。个别骨折,如儿童的青枝骨折和成人的嵌入性骨折,可无明显运动功能丧失。

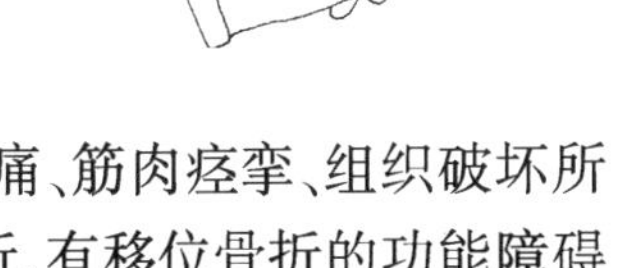

3) 功能障碍:是骨折后由于伤肢失去杠杆和支柱作用及剧烈疼痛、筋肉痉挛、组织破坏所致。一般来说,不完全骨折、嵌插骨折的功能障碍程度较轻;完全骨折、有移位骨折的功能障碍程度较重。

(2) 骨折的特征

1) 畸形:骨折后,除不完全性骨折外,大多数有不同程度的移位,引起骨骼正常形态改变而产生畸形。产生畸形的原因就是产生移位的原因,即与暴力的大小、作用方向及搬运情况等外在因素有关,还与肢体远侧段的重量、肌肉附着点及其收缩牵拉力等内在因素有关。应与健侧对比,还要了解伤前情况和过去病史。

2) 骨擦音:无嵌插完全性骨折的患者,由于骨折端相互触碰或摩擦而产生响声。一般在局部检查或者在移动伤肢时,用手触摸骨折处偶可感觉到,又称为骨擦感。

3) 异常活动:无嵌插完全性骨折的患肢,在移动伤肢或活动伤肢的远端时,骨折处出现像关节一样能屈曲、旋转等不正常的活动,又称假关节活动。它是骨干部位不应有的活动现象,临床检查时可表现为骨干弯曲、扭转等。异常活动越明显,说明骨折端的移位程度越大,稳定性越差。

畸形、骨擦音和异常活动是骨折的特征,这三种特征中只要有其中一种出现即可在临床上初步诊断为骨折。

5.3.3 X线检查

X线透视、X线摄片是骨关节损伤诊断的重要依据,不仅有助于诊断骨折部位、类型及移位情况,还可指导治疗。常规X线摄片宜结合病史及检查,确定投照部位。一般采用正、侧位,并须包括邻近关节,有时还要加摄特定位置或健侧相应部位的对比 X 线片。

临床检查应与 X 线检查相互补充,彼此印证,才能使诊断更为确切可靠。在急救现场,缺乏 X 线设备时,应主要依靠临床检查来诊断和处理骨折。

5.4 骨折的并发症

受暴力打击后,除发生骨折外,还可能有各种全身或局部的并发症。有些并发症可于短时间内影响生命,必须紧急处理;另一些需要与骨折同时治疗;有的则需待骨折愈合后处理。因此,必须做周密的全身检查,确定有无并发症,然后决定处理方法。

(1) 外伤性休克

由于机体遭受严重创伤刺激,通过血管神经反射,同时伴有骨折或内脏损伤引起急性失血所致。骨和软组织损伤,通常伴随一定量的失血。多发骨折、骨盆骨折、股骨干骨折或骨折合并内脏损伤(如肝、脾破裂)时,出血量均较多易合并外伤性休克。肢体的严重挤压伤既可造成血液和血浆严重丢失,又能产生许多毒性物质,吸收后加重休克的过程。休克的临床表现是面色苍白、四肢厥冷、出汗、指端发绀、周身无力、反应迟钝或烦躁不安、脉细虚数、血压下降甚至不能测出。该种并发症可在短时间内危及病人生命,宜及时抢救。

(2) 感染

开放性骨折如不及时清创或清创不彻底,创口不洁,污物残留,致病菌侵入,可发生化脓性感染,如骨髓炎、化脓性关节炎,甚至引起败血症;或可以引起厌氧性感染如破伤风、气性坏疽等。这些在临床应特别注意。

(3) 内脏损伤

1) 肺损伤:肋骨骨折可合并肺实质损伤或肋间血管破裂,引起血胸或闭合性气胸、开放性气胸、张力性气胸、血气胸。

2) 肝、脾破裂:暴力打击胸壁下段时,除可造成肋骨骨折外,还可发生肝或脾破裂,特别在有脾大时更易破裂,形成严重内出血和休克。

3) 膀胱、尿道、直肠损伤:骨盆骨折中尤其耻骨和坐骨支同时断裂时,容易导致后尿道损伤,若此时膀胱处于充盈状态,则可被移位的骨折端刺破,这种膀胱损伤多为腹膜外损伤,可发生尿外渗。骶尾骨骨折还可能刺破直肠而并发直肠损伤。

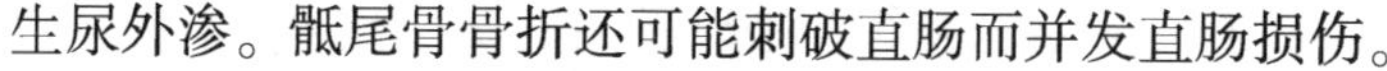

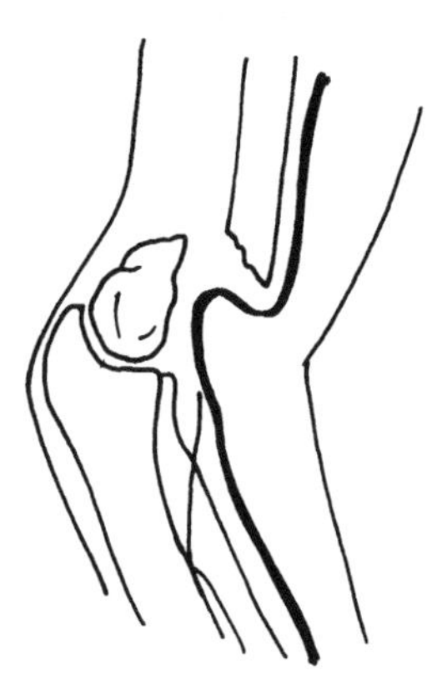

图 5-3 肱骨髁上骨折并肱骨髁上骨折

(4) 重要动脉损伤

多见于严重的开放性骨折和移位较大的闭合性骨折。如伸直型肱骨髁上骨折的近端伤及肱动脉(图 5-3),股骨髁上骨折伤及腘动脉,胫骨上段骨折伤及胫前或胫后动脉。动脉损伤可有下列几种情况:①开放性骨折合并动脉破裂则鲜血从伤口喷射流出。可用止血带止血,每隔一小时松解一次。应尽快清创探查结扎或吻合血管并予以输血。②由于骨折压迫或刺伤可发生血管痉挛,使血流不畅或完全不通,导致血栓形成,表现为远端严重缺血。③动脉被骨折端刺破,形成局部血肿,后期可形成假性动脉瘤,若动、静脉同时被刺破,可形成动、静脉瘘。重要动脉损伤后,肢体远侧疼痛麻木、冰冷、苍白或发绀、肢体远端脉搏消失或减弱或消失。

(5) 缺血性肌挛缩

缺血性肌挛缩是骨筋膜室综合征产生的严重后果。为了预防和积极治疗本病，首先应对骨筋膜室综合征进行早期诊断治疗。

骨筋膜室综合征是四肢骨筋膜室内的肌肉和神经因急性严重缺血而出现的早期症状和体征。在骨筋膜室内，有 4 个结构即肌肉、肌腱、神经和血管，其中耐缺血能力最差者是肌肉和神经。正常室内的四种内容物以肌肉为主，肌肉占满骨筋膜室，并有一定压力，称为肌内压。若室内容物体积急骤增加、增多或室的体积很快缩小，都将使室内压急剧上升，阻断室内血循环，造成肌肉和神经缺血。按压力而论，毛细血管内的压力最低，最易受压阻断，因此，肌肉和神经内的微循环首先阻断，引起肌肉和神经缺血。缺血后，毛细血管内膜的渗透压升高，大量血浆和液体渗入肌肉和神经的组织间隙，形成组织水肿，进一步增高室内压，造成缺血与水肿恶性循环，如不及时充分解除室内压力，肌肉将很快坏死或坏疽。肌肉坏死，经过机化后，形成瘢痕组织，逐渐挛缩而形成特有的畸形，即缺血性肌挛缩而造成严重的残废(图 5-4)，为爪形手、爪形足。骨筋膜室综合征的症状和体征主要是局部疼痛、苍白、感觉异常、肌肉瘫痪、无脉。上肢多见于肱骨髁上骨折或前臂双骨折，下肢多见于股骨髁上或胫骨上端骨折。

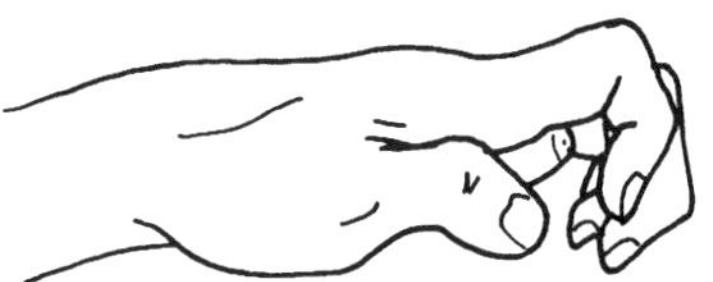

图 5-4　缺血性肌挛缩典型畸形

链接

引起骨筋膜室综合征的原因：①血管内血流阻断：主要为患室近侧的室外大血管受到损伤，血管痉挛或血栓形成而造成缺血。②血管外血流阻断：由于包扎过紧、严重局部压迫等引起室的容积骤减，或由于挤压伤、挫伤室内肌肉、室内大血肿等引起的室内容物体积骤增而造成缺血。

(6) 脊髓损伤

严重脊椎骨折、脱位可形成损伤平面以下的截瘫，多发生在颈段和胸、腰段(图 5-5)。

(7) 周围神经损伤

早期的神经损伤可因骨折时神经受牵拉、压迫、挫伤或刺激所致。如肱骨髁上骨折可合并挠神经、正中神经损伤；腓骨小头上端骨折可合并腓总神经损伤。后期的神经损伤可因外固定压迫、骨痂包裹或肢体畸形牵拉所致，较为少见。神经损伤后，其临床表现主要有感觉障碍、运动障碍和神经营养障碍(图 5-6~图 5-9)。诊断和治疗骨折时，应仔细检查肢体远端的感觉和运动是否正常，一般对闭合性骨折移位合并神经损伤者，须及时将骨折移位整复，但不要使用暴力，以免加重对神经的损伤。一般的神经挫伤多能在 3~6 个月内自行恢复，若不恢复者，宜行探查术。对开放性骨折合并神经损伤者，宜在术中一并探查。

(8) 脂肪栓塞

脂肪栓塞是发生在严重的创伤，特别是长管状骨骨折后，以进行性低氧血症、皮下及内脏出血点、意识障碍为特征的综

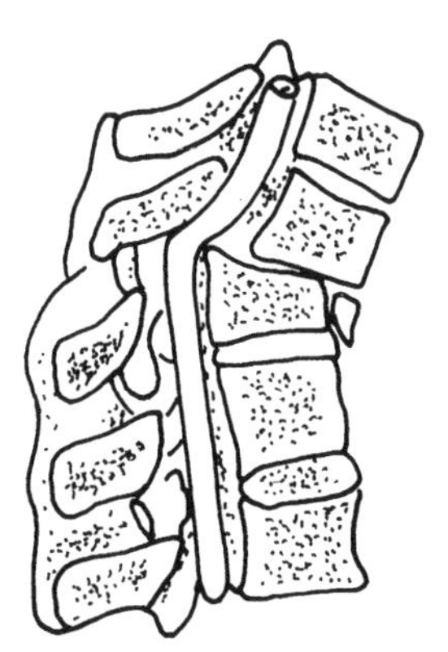

图 5-5　脊椎骨折、脱位时损伤脊髓

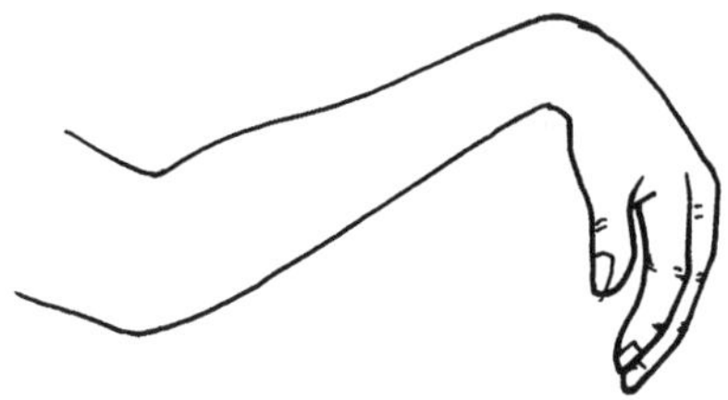

A. 腕下垂,拇指不能外展和背伸

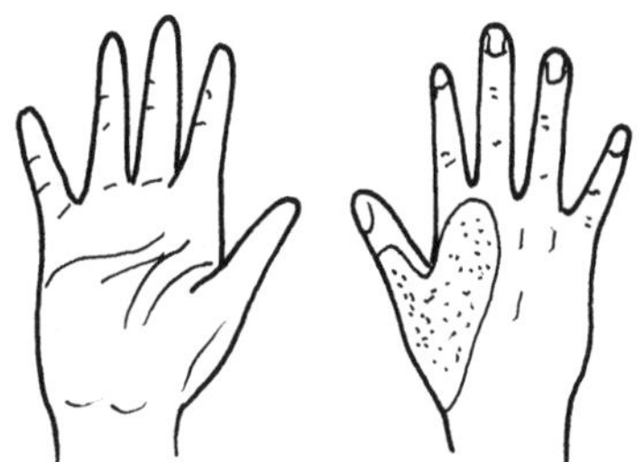

B. 感觉障碍区

图 5-6 挠神经损伤

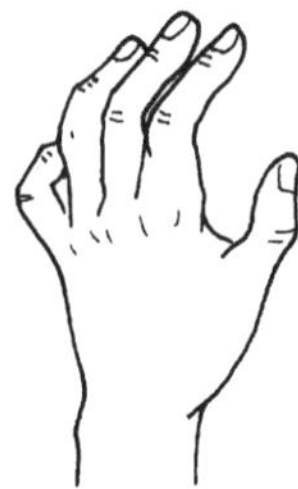

A. 爪形手

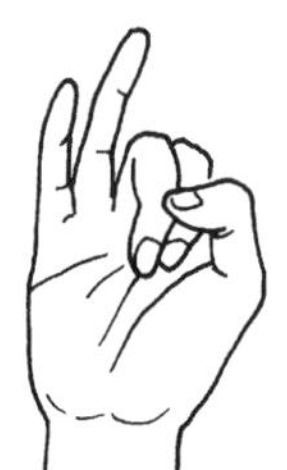

B. 第4、第5指屈不全

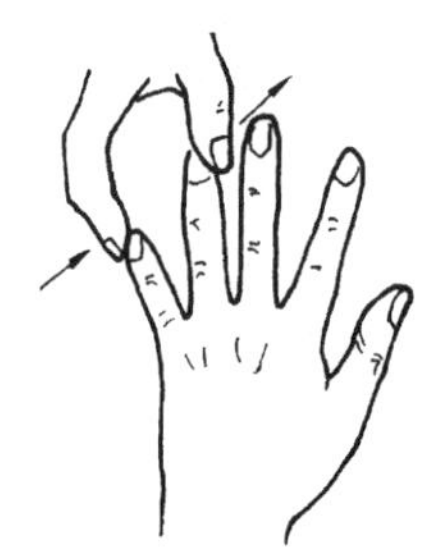

C. 第4、第5指不能外展内收

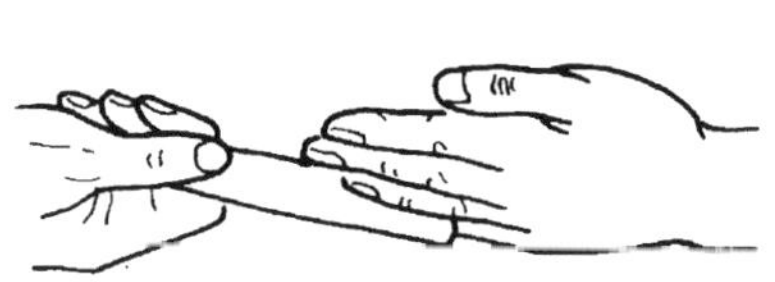

D. 第4、第5指不能夹紧纸

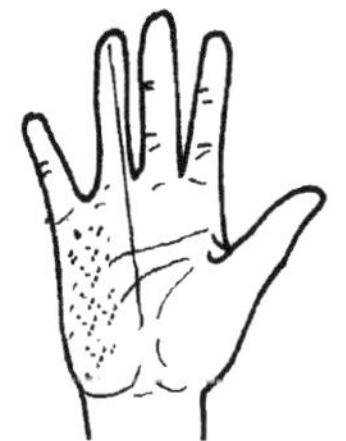

E. 感觉障碍区

图 5-7 尺神经损伤

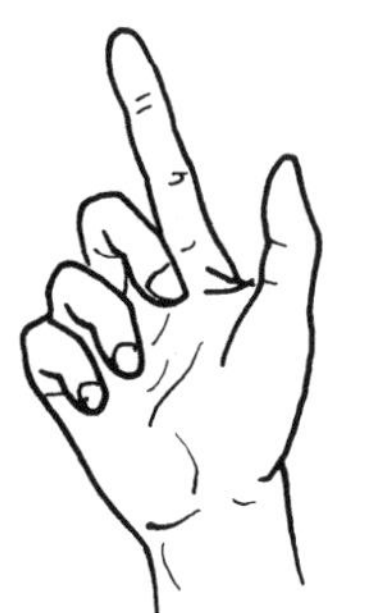

A. 第1、2指不能屈曲,
第3指屈曲不全

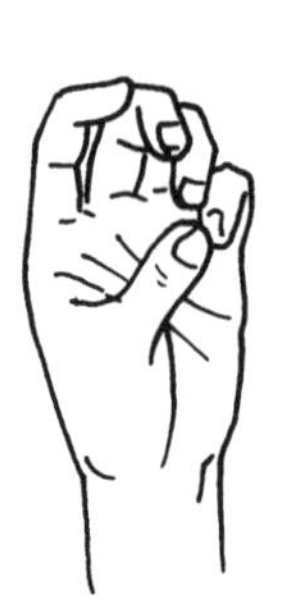

B. 间指不能对掌,
不能向掌侧运动

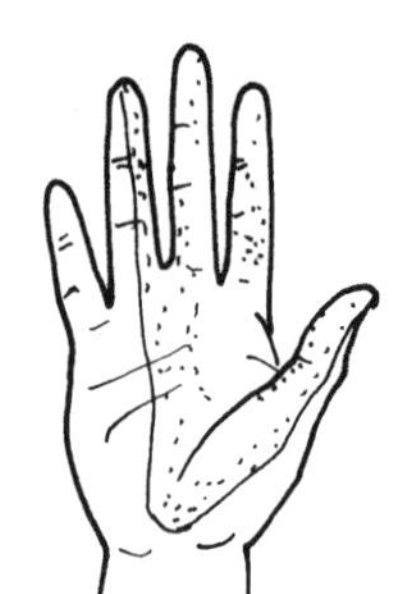

C. 感觉障碍区

图 5-8 正中神经损伤

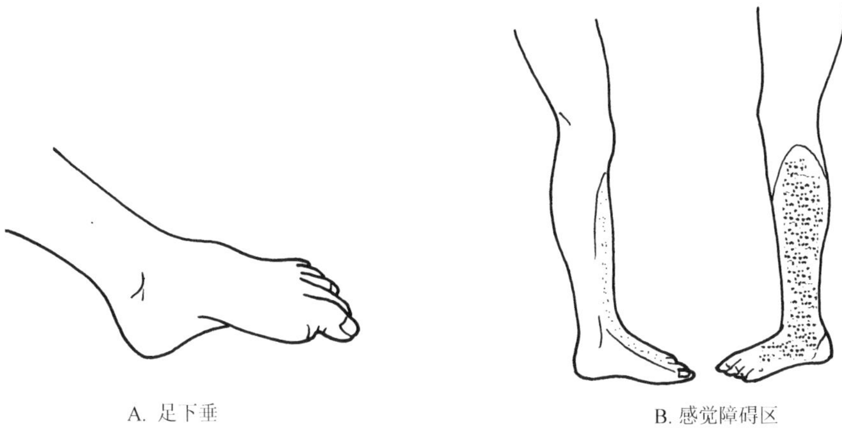
A. 足下垂　　B. 感觉障碍区

图 5-9 腓总神经损伤

合征。它是严重的骨折并发症，近年来随着复杂损伤增多而发病率有所增加。脂肪栓塞的早期典型表现主要有：①无脑外伤而有脑外伤的意识障碍。②皮肤、黏膜下出血点，尤易出现在组织疏松部，即口腔、颈下、腋下、前胸。③病人高热 39.5℃以上。④呼吸困难。⑤胸部 X 线片呈暴风雪改变。⑥尿液观察有脂肪球。脂肪栓塞的治疗以对症全身支持疗法为主。

目前对于脂肪栓塞的病因病机的认识存在机械学说和化学学说两种理论。脂肪栓塞发病率高，特征表现少，发现后立即死亡。有人认为尸检骨折病人，90%具有脂肪栓塞，多见于骨盆骨折或长管状骨骨折。

链接

(9) 坠积性肺炎

老年人患有下肢和脊柱骨折后，由于长时间卧床，咳痰困难，痰涎积聚，肺功能减弱而引起呼吸系统感染，进而危及生命，故患者在卧床期间，应鼓励患者多做深呼吸，或主动按胸咳嗽帮助排痰；早期应用抗炎药物预防，上半身斜坡卧位，进行适当练功锻炼活动。

(10) 褥疮

严重损伤昏迷或脊椎骨折并发截瘫等患者，由于长期卧床，其骶尾、后枕和足跟等骨突部受压过久，造成组织缺血坏死，形成溃疡。临床上应加强护理，以预防为主。对褥疮好发部位加棉垫、毡垫或空气垫圈等，以减少压迫。在局部要保持清洁、干燥，给予定时翻身、按摩等。

(11) 尿路感染及结石

脊柱骨折合并截瘫者，长期留置导尿管，若处理不当，可引起逆行性尿路感染。预防的方法有鼓励患者多饮水，保持小便通畅；在无菌条件下，定期更换导尿管并冲洗膀胱，以减少感染。

(12) 骨化性肌炎

关节内或关节附近骨折脱位后，因损伤严重、急救固定不良、反复施行粗暴的整复手法和被动活动，致使血肿扩散或局部反复出血，渗入被破坏的肌纤维之间，血肿机化后，通过附近骨膜化骨的诱导，逐渐变为软骨，然后再钙化、骨化。在 X 线照片上可能见到骨化阴影。临床上以肘关节损伤容易并发,常可严重影响关节活动功能。

(13) 创伤性关节炎

关节内骨折整复不良或骨干骨折成角畸形愈合,以致关节面不平整或关节面压力状况改变,可引起关节软骨面损伤。

(14) 关节僵硬

骨折后关节长期外固定可引起关节周围软组织粘连和肌腱挛缩,而致关节活动障碍。严重的关节内骨折可引起关节骨性僵硬。对关节内骨折并有积血者,应尽量抽吸干净。关节固定的范围和时间要尽可能缩短,在医生的指导下,早期进行关节练功活动。

(15) 缺血性骨坏死

骨折后,由于骨折段的血供障碍,可发生缺血性骨坏死。例如,股骨颈骨折并发股骨头坏死、腕舟骨腰部骨折并发近侧段坏死、胫骨下 1/3 骨折并发远侧段坏死等多见。

(16) 迟发性畸形

儿童骨骺损伤,可造成该骨骼发育紊乱,后期逐渐(常需若干年)出现肢体畸形。如肱骨外髁骨折可出现肘外翻畸形。

在治疗骨折时,对这些并发症应以预防为主,如果已经出现则应及时诊断和妥善治疗,临床上大多数骨折并发症是可以避免或治愈的。

5.5 骨折的愈合过程

骨折愈合的机制,目前还不十分清楚,有待进一步研究。一般认为,骨折愈合过程是一个连续的发展过程,可分为血肿机化期、原始骨痂期和骨痂改造期 3 期,也就是“瘀去、新生、骨合”的过程。

(1) 血肿机化期

骨折后,骨膜、骨皮质及邻近软组织遭受损伤,血管断裂出血,在骨折部形成了血肿。骨折断端皮质骨因损伤及血循环中断,逐渐发生坏死。血肿于伤后 4~5 小时开始凝结。随着血细胞的破坏,纤维蛋白的渗出,毛细血管的增生,成纤维细胞、吞噬细胞、异物巨细胞的侵入,血肿逐渐机化,肉芽组织再演变成纤维结缔组织,使骨折断端初步连接在一起,称为纤维性骨痂,约在骨折后 2~3 周内完成。这一时期若发现骨折对线对位不良尚可用再次手法整复、调整外固定或牵引方向加以矫正。

(2) 原始骨痂期

充塞在骨折断端之间因血肿机化而形成的纤维组织,大部分转变为软骨,嵌插在两骨折断端的外骨痂之间。软骨细胞经过增殖、变性、钙化而骨化,称软骨内骨化。软骨内骨化过程复杂而缓慢,故临床上应防止较大的血肿,减少软骨内骨化范围,使骨折能较快愈合。

骨折后 24 小时内,骨折断端处的外骨膜开始增生、肥厚,外骨膜的内层(生发层)细胞增殖,产生骨化组织,形成新生骨,称膜内骨化。新生骨的不断增多,紧贴在骨皮质的表面,填充在骨折断端之间,呈斜坡样,称外骨痂。在外骨痂形成的同时,骨折断端髓腔内的骨膜也以同样的方式产生新骨,充填在骨折断端的髓腔内,称内骨痂。内骨痂由于血运供给不佳,故生长较慢。

骨性骨痂主要是经骨膜内骨化(外骨痂为多、内骨痂次之)形成,其次为软骨内骨化(中间骨痂)形成,它们的主要成分为成骨细胞,次要成分为成软骨细胞,均来自外骨膜深层和内骨膜。内外骨痂沿着皮质骨的髓腔侧和骨膜侧向骨折线生长,彼此会合。外骨膜在骨痂形成中有着较大的重要性,因此在治疗中任何对骨膜的损伤(如手术整复、粗暴手法复位或过度牵引等)均对愈合不利。

骨痂中的血管、破骨细胞和成骨细胞侵入骨折端,一面使骨样组织逐渐经过钙化而成骨组织,一面继续清除坏死骨组织。当内外骨痂和中间骨痂会合后,又经过不断钙化,其强度足以抵抗肌肉的收缩、成角、剪力和旋转力时,则骨折已达临床愈合,一般约需 4~8 周。如 X 线片显示骨折线模糊,周围有连续性骨痂通过骨折线,则可解除外固定,加强患肢的活动锻炼。

(3) 骨痂改造期

骨折临床愈合以后,骨痂范围和密度逐渐加大,髓腔亦为骨痂所堵塞。成骨细胞增加,新生骨小梁也逐渐增加,且逐渐排列规则和致密,而骨折端无菌坏死部分经过血管和成骨细胞、破骨细胞的侵入,进行坏死骨的清除和形成新骨的爬行替代过程,最后在 X 线片中骨痂与皮质骨界限不能分清,骨折间隙完全消失,骨折已达骨性愈合,一般需要 8~12 周才能完成,其骨痂中的骨小梁排列不相一致。

随着肢体的运用和负重,骨折周围肌群的作用,为了适应力学的需要,骨痂中骨小梁逐渐进行调整而改变排列。不需要的骨痂(髓腔内或皮质骨以外的)通过破骨细胞作用而消失,骨痂不足的部位(弯曲或凹处),通过膜内骨化而补充。最后,骨折的痕迹在组织学或放射学上可以完全或接近完全消失。这一由骨性愈合到达骨折痕迹消失的阶段称为塑形期。幼年患者塑形力强,需时短,一般在 2 年以内骨折痕迹即可消失;成人需要 2~4 年。局部破坏严重或骨折整复不良者,即使达到充分塑形,在 X 线片上骨折痕迹永远不能消失。

5.6 骨折的临床愈合标准和骨性愈合标准

掌握骨折的临床愈合和骨性愈合的标准,才有利于确定外固定的时间、练功计划和辨证用药。

(1) 骨折的临床愈合标准

1) 局部无压痛,无纵向叩击痛。

2) 局部无异常活动。

3) X 线照片显示骨折线模糊,有连续性骨痂通过骨折线。

4) 功能测定:在解除外固定情况下,上肢能平举 1kg 重物达 1 分钟,下肢能连续徒手步行 3 分钟,并不少于 30 步。

5) 连续观察两周,骨折处不变形,则观察的第一天即为临床愈合日期。2、4 两项的测定必须慎重,以不发生变形或再骨折为原则。

(2) 骨折的骨性愈合标准

1) 具备临床愈合标准的条件;

2) X 线照片显示骨小梁通过骨折线。

成人常见骨折临床愈合时间须根据临床愈合的标准而决定,表 5-1 仅供夹缚固定时参考。

表 5-1 成人常见骨折临床愈合时间参考表

骨折名称	时间(周)	骨折名称	时间(周)
锁骨骨折	4~6	股骨颈骨折	12~24
肱骨外科颈骨折	4~6	股骨转子间骨折	7~10
肱骨干骨折	4~8	股骨干骨折	8~12
肱骨髁上骨折	3~6	髌骨骨折	4~6
尺、挠骨干骨折	6~8	胫腓骨干骨折	7~10
挠骨远端骨折	3~6	踝部骨折	4~6
掌、指骨骨折	3~4	跖部骨折	4~6

5.7 影响骨折愈合的因素

认识影响骨折愈合的因素,以便利用对愈合有利的因素和避免对愈合不利的因素。

5.7.1 全身因素

1)年龄:骨折愈合速度与年龄关系密切。小儿气血旺盛,组织再生和塑形能力强,骨折愈合速度较快,如股骨干骨折的临床愈合时间,小儿需要 1 个月基本愈合,成人往往需要 3 个月左右才能基本愈合,老年人由于气血不足,则愈合更慢。

2)全身健康情况:身体强壮,气血旺盛,对骨折愈合有利;反之,慢性消耗性疾病,气血虚弱,如糖尿病、重度营养不良、钙代谢障碍、骨软化症、恶性肿瘤或骨折后有严重并发症者,则骨折愈合迟缓。

5.7.2 局部因素

1)断面的接触:断面接触大则愈合较易,断面接触小则愈合较难,故整复后对位良好者愈合快,对位不良者愈合慢,螺旋形、斜形骨折往往也较横断骨折愈合快。若骨折断端间有肌肉、肌腱、筋膜等软组织嵌入,或由于过度牵引而使骨折断端分离,则妨碍了骨折断面的接触,愈合更困难。

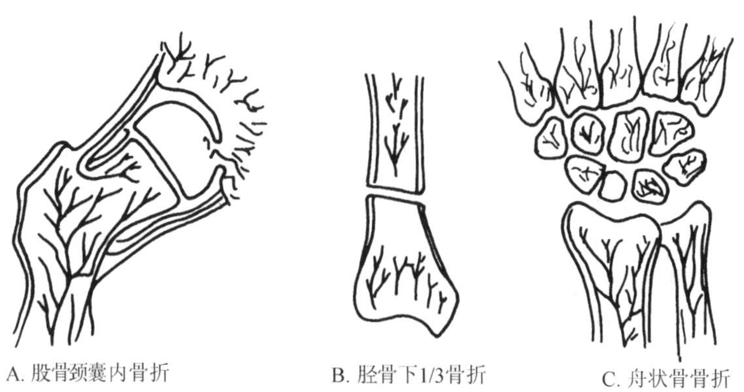

图 5-10 因血液供应差而影响骨折愈合的部位

2）断端的血液供应：组织的再生需要足够的血液供给，血液供应良好的松质骨部骨折愈合较快，而血液供应不良的部位则骨折愈合速度缓慢，甚至发生延迟连接、不连接或缺血性骨坏死。例如，股骨头的血液供应主要来自关节囊和圆韧带的血管，故股骨头下部骨折后，血液供应较差，就有缺血性骨坏死的可能。胫骨干下1/3的血液供应主要依靠由上1/3进入髓腔的营养血管，故下1/3部骨折后，远端血液供应较差，愈合迟缓。腕舟骨的营养血管由掌侧结节处和背侧中央部进入，腰部骨折后，近段的血液供给就较差，愈合迟缓（图5-10）。

3）损伤的程度：骨折后有骨缺损或软组织损伤严重者愈合速度缓慢；断端形成巨大血肿者，骨折的愈合速度较慢；骨膜损伤严重者或切开复位，不适当剥离骨膜，骨折愈合也较困难。

4）感染的影响：感染引起损伤局部长期充血、脓液和代谢产物的堆积，均不利于骨折的正常愈合，容易发生迟缓愈合和不愈合。

5）固定和运动：固定可以维持骨折端整复后的良好位置，防止再一次移位，有利于受伤软组织修复，减少血肿范围，有利于骨折愈合。若固定太过，使局部血液循环不佳，肌肉萎缩，对愈合不利。在良好固定的条件下，进行适当上下肢关节练功活动，促进局部血液循环畅通，则骨折可以加速愈合。

5.8 骨折急救

急救的目的是抢救生命，防止患者再受损伤，防止伤口污染，减少痛苦，创造运送条件。如处理不当，轻者增加病人的痛苦，加重损伤或引起感染，重者可危及病人的生命。急救人员必须熟练掌握各种急救措施，做到先抢后救，先重后轻，先急后缓，先近后远。救护时先止血，后包扎，再固定，保持患者呼吸道通畅，预防和治疗休克。

5.8.1 现场检查

首先扼要地了解伤情及损伤性质、部位、范围，以便进一步重点检查，骨折病人常伴有其他损伤，多处骨折、伤势复杂时，应迅速全面检查，发现危及生命损伤时，首先给予处理。但不能只注意损伤明显部位，而忽略其他部位的检查。检查时要轻柔细致，不可粗暴地翻身和搬动，以免加重休克及损伤程度，使有些脊柱骨折病人发生截瘫或单纯骨折转为复杂骨折等。检查要点如下：

1）注意病人有无休克。检查时，要首先测呼吸、脉搏、血压。患者脸色苍白、四肢发凉、出汗、肢端发绀、脉搏细弱，提示有休克发生，应先予以抢救。

2）有无伤口出血及内出血。

3）有无呼吸困难，发绀，异常呼吸，有无呼吸道阻塞。

4）有无胸、腹、盆腔内脏损伤。如肋骨骨折伴有血气胸，骨盆骨折伴有尿道、膀胱、直肠及血管损伤等。

5）有无脊髓、周围神经损伤及肢体瘫痪等。

5.8.2 急救处理

5.8.2.1 防治休克

早期发现休克发生，并及时处理；对已发生休克的患者，除抗休克外，应同时处理引起或加重休克的原因。

1）止痛：骨折后常伴有剧烈疼痛而引起休克发生，必须采取有效的止痛措施。1%～2%普鲁卡因局部血肿内注射，有良好的止痛作用。吗啡类制剂也可使用，但它会抑制呼吸，增加颅内压，影响瞳孔改变，故颅脑损伤、颈部脊髓伤的病人不宜应用。疑有腹部内脏损害而未确诊的或有呼吸障碍的病人，禁用吗啡类制剂。

2）止血：出血是引起损伤性休克的主要原因，应予以适当控制。一般伤口局部加压包扎，即可达到止血的效果。对于四肢大出血，使用止血带止血，方法简单，效果确实，但绑扎的部位要正确，松紧要合适。使用止血带时，可用胶皮管或缠绕毛巾等作为止血带，最好不用绳索且不应直接与皮肤接触，可用三角巾或毛巾等作为衬垫。止血带缚扎时间最长不能超过 2 小时，否则应隔 1 小时左右放松 1 次。如伤口过大或大血管损伤已丢失大量血液时，不可冒生命危险，轻易将止血带放松。

3）固定：有止痛、止血、减轻组织损害和休克的作用。

4）给氧：保持在平卧位，应立即鼻内插管吸入氧气。禁用头低脚高位，避免颅内压增高，膈肌上升，造成呼吸困难及缺氧，使休克加重。

5）输血、输液：有条件时，应立即输血、输液。50%葡萄糖溶液股动脉内注射，有升压作用。可同时针刺人中穴及十宣穴。

5.8.2.2 保持呼吸道通畅

昏迷病人常因分泌液或舌后缩，堵塞气道。最好俯卧位，吸出分泌物；必要时可将舌头牵出口外，或放入通气道，需要时可做气管切开。

5.8.2.3 固定

凡疑有骨折的肢体，应立即予以固定。临时固定时，应就地取材，如竹片、木板、木棍、纸板等。无固定器材时，可用布条将上肢悬吊在胸前，下肢可与健肢捆在一起。

常见骨折的临时固定方法如下：

1）前臂骨折：用一块从肘关节至手掌长度的夹板铺好衬垫，放在伤肢外侧，以绷带或布条缠绕固定，注意留出指尖，然后用三角巾把前臂悬吊胸前。

2）上臂骨折：把长达肩峰至肘尖的衬垫夹板放在上臂外侧，用绷带做螺旋包扎，再把上臂固定在胸侧，然后屈曲肘关节，将前臂用三角巾悬吊胸前。

上肢骨折如无固定器材，可利用躯干固定，将上臂用皮带或布带固定在胸部，并将伤侧衣襟角剪一小口，向外上反折，托起前臂，扣于第 1 或第 2 纽扣上固定。

3）锁骨骨折：可用三角巾固定法，先在两腋下垫上大棉垫，然后利用两条三角巾的底边分别在两腋窝绕到肩前打结，再在背后将三角巾的两个顶角拉紧打结。

4）肋骨骨折：对初步诊断为肋骨骨折的伤员，可用多头带固定之。先在骨折处盖上大棉垫，然后嘱伤员呼气后屏息，即将多头带在健侧胸部打结固定。

5）大腿骨折：用一块相当于从足跟至腋下长度的夹板放在伤肢外侧，然后用 6～7 条布带扎紧固定。

6）小腿骨折：可用两块由大腿至足跟长的夹板，分放于小腿的内、外侧，或仅用一块夹板放于大腿、小腿外侧，然后以绷带缠绕固定。

下肢骨折在无夹板或木棍、竹竿等代用品的情况下，可将伤肢与健肢伸直、并拢，两腿之间垫上棉花、衣物等，然后分段用布带扎紧固定。

7) 骨盆骨折：以宽绷带或多头带包扎骨盆，双膝及内踝部夹以软枕，把两腿捆在一起。然后将病人抬到担架上，并用布带将膝上、下部捆住，固定在硬担架上。

5.8.2.4 转送病人

运送时要力求平稳、舒适、迅速、不倾斜、少震动。搬动要轻柔，以卧位为宜。昏迷病人应俯卧，以保持呼吸道通畅，避免分泌物和舌根后堕堵住呼吸道。随时观察病情，警惕休克发生，未作固定者严禁运送。有开放伤口时，在6~8 小时内送到医院早期清创缝合。

搬运颈椎损伤病人时，要使头部固定于中立位，不屈不伸，颈部两旁垫以沙袋、纸匣或卷迭的衣服，防止颈部左右旋转、弯曲而引起脊髓压迫的危险，或发生四肢与躯干的高位截瘫，甚至影响呼吸以致促成短期内死亡。

脊柱损伤时，应准备好硬板担架（门板或硬板床亦可）后，放于患者身旁，轻轻将病人推滚到木板上，仰卧位在担架上，用宽布带捆扎。如用布担架，患者要俯卧，使脊柱伸直，禁止屈曲。搬动时最好一人扶头，一人抬腿，中间两人用宽布带托住脊柱骨折部，避免屈曲。放下或抬起时务求动作一致。应尽量避免骨折处有移动，以免引起或加重脊髓损伤。

骨盆骨折的病人，除已用多头带或绷带包扎骨盆部外，臀部两旁亦应垫以软垫或衣服，然后用布带将身体捆在担架上，避免震动，减少疼痛。

5.9 骨折的治疗

治疗骨折的目的在于恢复其正常的解剖关系。应在继承中医丰富的传统理论和经验的基础上，结合现代自然科学（如生物力学和放射学等）的成就，认真贯彻动静结合、筋骨并重、内外兼治、医患合作的治疗原则。中西医结合疗法在处理骨折治疗的复位、固定、练功活动、药物治疗四大步骤中，应尽可能做到骨折复位不增加局部组织损伤，固定骨折而不妨碍肢体活动。

骨折具体治疗方法，分为手术和非手术疗法两类。就全身骨折而言，中西医结合疗法治疗骨折以来，非手术疗法的应用范围逐渐扩大，但仍然有些骨折需要手术治疗，故一个伤科医生应该通晓两种技术，熟悉两种方法的优缺点及适应证，才能在骨折临床治疗中灵活运用。

5.9.1 复　　位

复位是将移位的骨折段恢复正常或近乎正常的解剖关系，重建骨骼的支架作用。复位的方法有两大类，即闭合复位和切开复位。闭合复位又可分为手法复位和持续牵引。持续牵引既有复位作用，又有固定作用。

5.9.1.1 切开复位

切开复位是切开骨折部的软组织，暴露骨折段，在直视下将骨折复位。《疮疡全书》称之为“开刀手法。”

切开复位在中医骨伤科中已有悠久的历史，《仙授理伤续断秘方》说：“凡损伤，其初痹而不痛,应拔伸接正,复用刀取开皮。”《世医得效方》、《诸病源候论》亦有切开复位治疗骨折的记载。随着中西医结合的深入发展,切开复位也成为一种重要的复位方法。例如开放性骨折、多段骨折其中间游离骨段移位较多的骨折、有移位的股骨颈骨折,以及一些难以整复固定的关节内骨折(如严重分离的髌骨骨折、鹰嘴骨折、股骨髁间骨折、胫骨平台骨折、儿童肱骨外髁骨折)、治疗和护理不便的多发骨折、陈旧性骨折畸形愈合等,手法整复难以奏效时,仍须采用切开复位。

5.9.1.2 手法复位

骨折后应用一定手法使骨折复位,称手法复位。大多数骨折都可以选用手法复位而取得满意的疗效。手法复位的要求是早、稳、准、巧,一次成功,复位的时间原则上越早越好。

(1) 复位标准

1) 解剖复位:使骨折之畸形和移位完全纠正,依复了骨的正常解剖关系,对位(指两骨折端的接触面)和对线(指两骨折段在纵轴上的关系)完全良好时,称为解剖复位。正如《医宗金鉴·正骨心法要旨》指出:骨折复位必须达到“使断者复续,陷者复起,碎者复完,突者复平”的要求。解剖复位可使折端稳定,便于早期练功,有利于骨折愈合和后期功能恢复。对每一个骨折都应尽可能达到解剖复位。关节内骨折必须达到解剖复位。

2) 功能复位:骨折复位虽尽了最大努力,某种移位仍未完全纠正,但骨折在此位置愈合后,对肢体功能无明显妨碍者,称为功能复位。临床治疗骨折时,对于不能达到解剖复位者,应力争达到功能复位。若为了达到解剖复位而滥用粗暴手法反复多次复位,或轻率采用切开复位而增加软组织损伤,均可影响骨折正常愈合。功能复位的要求按患者的年龄、职业和骨折部位的不同而有所区别。例如,治疗老年人骨折,首要任务是保存其生命,对骨折复位要求较低。然而,对于舞蹈演员、体育运动员,骨折的功能复位则要求很高,复位不良则影响其功能。

功能复位的标准是:①对线:骨折部的旋转移位必须完全矫正。成角移位若与关节活动方向一致,日后可在骨痂改造塑形有一定的矫正和适应,但成人不宜超过10°,儿童不宜超过15°。成角若与关节活动方向垂直,日后不能矫正和适应,故必须完全复位。膝关节的关节面应与地面平行,否则关节内、外两侧在负重时所受压力不均,日后以继发损伤性关节炎引起疼痛及关节畸形。上肢骨折在不同部位,要求亦不同,肱骨干骨折一定程度成角对功能影响不大;前臂双骨折若有成角畸形将影响前臂旋转功能。②对位:长骨干骨折,对位至少应达1/3以上,干骺端骨折对位至少应达3/4左右。③长度:成人下肢骨折要求缩短移位不超过1cm。儿童下肢骨折缩短不超过2cm,若无骨骺损伤,可在生长发育过程中自行矫正。

(2) 复位前准备

1) 麻醉:骨折复位应采用麻醉止痛,便于复位操作。对于简单骨折,如果有把握在极短时间内获得满意复位者,也可以不用麻醉。

新鲜闭合性骨折的复位,常选用较安全实用的局部麻醉方法。四肢骨折用2%普鲁卡因注射液10~20ml。局部麻醉时,无菌操作必须严格,以防骨折部感染。在骨折局部皮肤上先做少量皮内注射,将注射针逐步刺入深处,当注射针进入骨折部的血肿后,可抽出暗红色的陈旧血液,然后缓慢注入麻醉剂。麻醉剂注入血肿后,即可均匀地分布于骨折部。裂缝骨折无明显血肿时,可在骨折部四周浸润。通常在注射后10分钟,即可产生麻醉作用。

2) 摸诊:在麻醉显效后、使用手法复位前,要根据肢体畸形和X线照片的图像,先用手细摸其骨折部,了解骨折移位情况。应用摸诊手法宜先轻后重,从上到下,从近端到远端,对骨折局部要做到心中有数，以便进行手法复位。

（3）复位基本手法

骨折复位的基本手法又称正骨手法。可归纳为手摸心会、拔伸牵引、旋转屈伸、提按端挤、摇摆叩击、夹挤分骨、折顶回旋、按摩推拿。

四肢各部分都有彼此拮抗的肌肉及肌群。在复位时，应先将患肢所有关节放在肌肉松弛的位置，以利于复位。

骨折复位必须掌握以“子求母”，即以远端对近端的复位原则。在复位时移动远断端（子骨）去凑合近断端（母骨）为顺，反之为逆，逆则难于达到复位的目的。兹将9种基本复位手法介绍如下：

1）拔伸：主要是矫正患肢的重叠移位，是正骨手法的重要步骤（图5-11），《仙授理伤续断秘方》首先记载了这种基本手法。拔伸时可由术者和助手分别握住患肢的远段和近段，对抗用力牵引。手法开始时，按肢体原来的体位先顺势用力牵引，然后再沿肢体的纵轴对抗拔伸，借牵引力矫正患肢的缩短畸形。用力应由轻到重，稳定而持久，促使变位的骨折断端分开，常须持续数分钟之久。拔伸牵引时一般多用手法进行，但遇筋肉丰富、肌力强大的部位如下肢骨折，亦可利用器械（如复位床、软绳）辅助，或以手法拔伸与器械配合进行。拔伸手法为下一步手法创造条件，且在施行其他手法时仍需维持一定的拔伸牵引力，直至敷贴药膏及夹板夹缚妥善后方可停止。

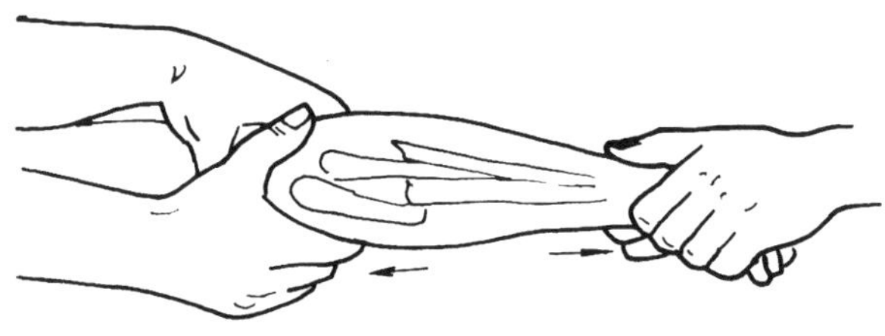

图5-11　拔伸手法

2）旋转：主要是矫正肢体的旋转畸形。可由术者手握其远段在拔伸下，围绕肢体纵轴向内或向外旋转以恢复肢体的正常生理轴线。

3）折顶：横断成锯齿形骨折，单靠手力牵引不易完全矫正重叠移位时，可用折顶手法。术者两手拇指向下抵压突出的骨折端，其他四指重叠环抱于下陷的另一骨端，加大成角拔伸，至两断端同侧骨皮质相遇时，骤然将成角矫直，使断端对正（图5-12）；操作时，助手与术者动作应协调、稳妥、敏捷。折顶手法要慎用，操作时要仔细，以免骨折断端损伤重要的血管和神经等软组织。

4）回旋：有背向移位（即两骨折面因旋转移位而反叠）的斜形骨折，单用拔伸手法难于复位，应根据受伤机理和参照原始X线照片判断发生背向移位的旋转途径，然后施行回旋手法。术者可一手固定近端，另一手握住远端，按移位途径的相反方向回旋复位。如操作中感到有软组织阻挡，即可能对移位途径判断错误，应改变回旋方向，使骨折端从背对背变成面对面（图5-13）。施行回旋手法不可用力过猛，以免伤及血管、神经。两骨折端间有软组织嵌入时，亦可用回旋手法解脱之。施行此手法时，应适当减少牵引力，使肌肉稍松弛，否则不易成功。

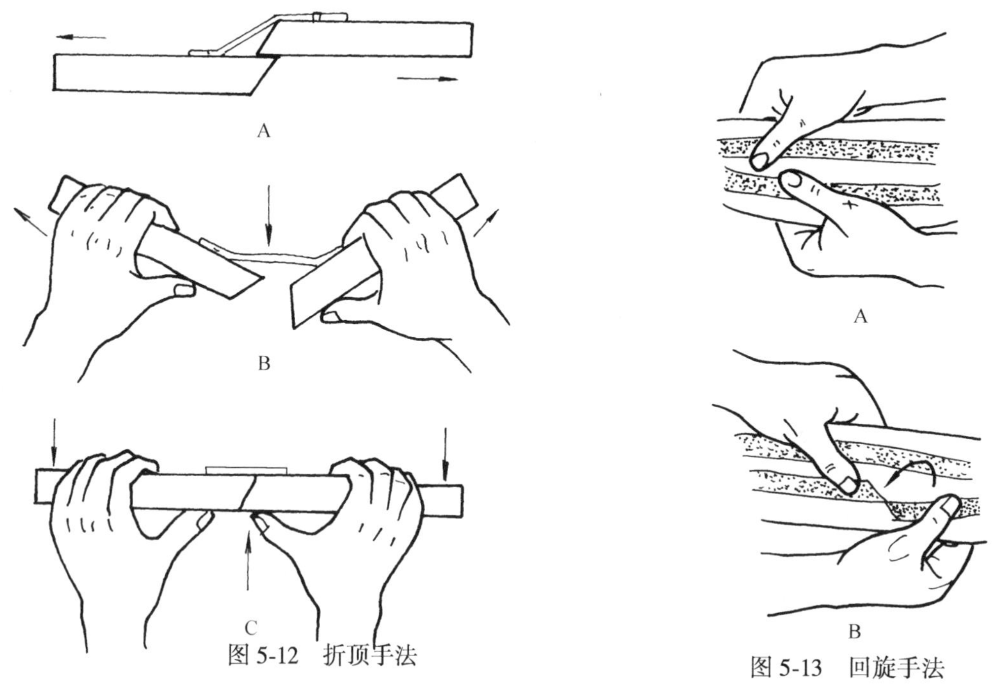

图 5-12　折顶手法　　图 5-13　回旋手法

5）端提：主要矫正掌背侧移位。操作时在持续手力牵引下，术者两手拇指压住突出的远端，其余四指捏住近侧骨折端，向上用力使“陷者复起，突者复平”（图 5-14）。

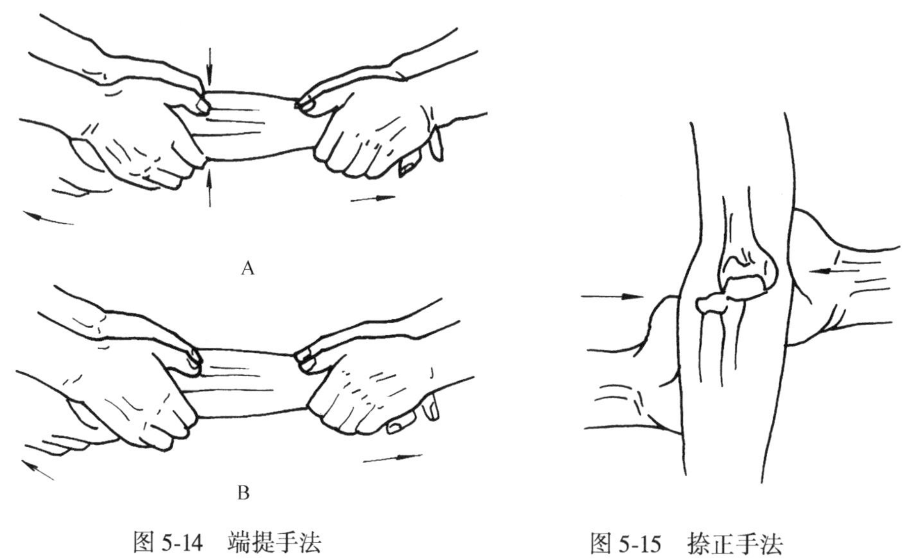

图 5-14　端提手法　　图 5-15　捺正手法

6）捺正：主要矫正挠尺侧移位。术者借助掌、指分别按压远端和近端，横向用力夹挤以矫正之（图 5-15）。

7）分骨：前臂或掌部、跖部骨折时，骨折段因成角移位及侧方移位而互相靠拢时，术者可用两手拇指及食、中、无名指，分别挤捏骨折处背侧及掌侧骨间隙，矫正成角移位及侧方移位，使靠拢的骨折端分开（图 5-16）。

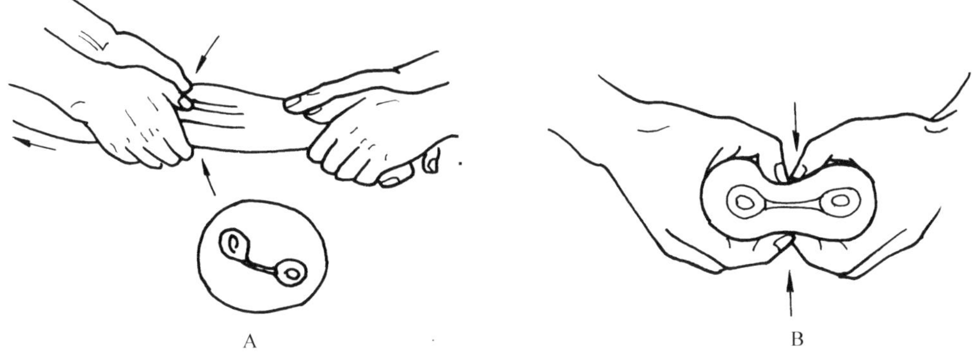

图 5-16 分骨手法

8) 屈伸:主要矫正有移位的近关节骨折和关节内骨折。术者一手固定关节的近段,另一手握住远段沿关节的冠轴摆动肢体,使骨折移位整复(图 5-17)。

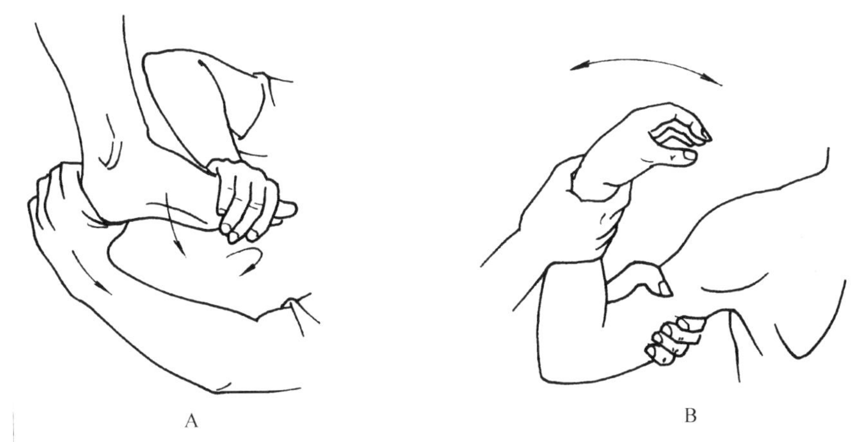

图 5-17 屈伸手法

9) 纵压:主要运用于检查复位效果,也可使骨折断端紧密接触。由术者两手固定骨折部,让助手在维持牵引下稍稍向左、右、上、下摇摆远端,术者双手可感觉到骨折的对位情况,然后沿纵轴方向挤压,若骨折处不发生缩短移位则说明骨折对位良好(图 5-18)。

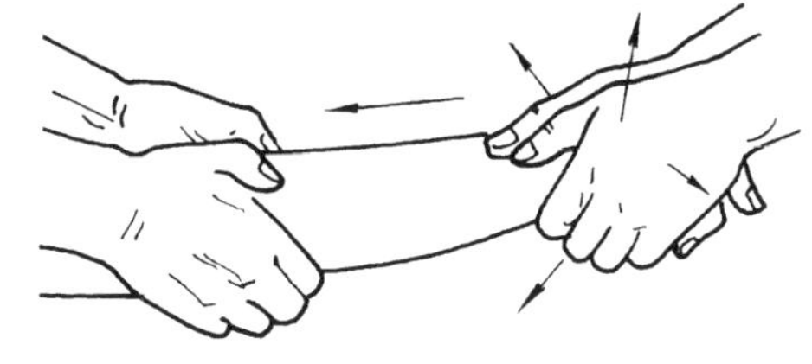

图 5-18 纵压手法

5.9.2 固 定

固定的目的在于维持骨折整复后的良好位置,减轻疼痛,有利于骨折愈合。固定是治疗骨折的一个重要环节,可起到主导作用和决定性作用。目前常用的固定方法分外固定和内固定两类。常用的外固定方法有夹板固定、石膏绷带固定和持续牵引等。

5.9.2.1 夹板固定

小夹板固定是中医骨伤科治疗的特长,也是中西结合治疗骨折的独特贡献。小夹板固定采取动静结合的原则,解决了骨折断端有效的固定与肢体早期功能锻炼的矛盾,既控制了骨折断端的不利活动,又发挥了有利于骨折愈合的活动,具有使骨折愈合快、治疗时间短、功能恢复好、治疗费用低、病人痛苦少的优点,并可防止关节僵硬、肌肉萎缩、骨质疏松、骨折迟缓愈合和不愈合等并发症的发生。

夹板固定是从肢体的生理功能出发,通过扎带对夹板的约束力,固定垫对骨折断端防止或矫正成角畸形和侧方移位的效应力,充分利用肢体肌肉收缩活动时所产生的内在动力,使肢体内部动力因骨折所致的不平衡重新恢复到平衡。因此,夹板局部外固定是一种积极能动的固定,它是一种动力平衡,是以动制动,适应生理的要求,符合外固定的生物力学原理。

夹板只固定骨折局部,一般不超过上、下关节,便于及时进行练功活动,又不妨碍肌肉的纵向收缩。当肌肉收缩时,肢体周径变粗,使夹板、扎带和固定垫的压力暂时增加,残余的骨折端侧方或成角移位得以进一步矫正。肌肉收缩还可使骨折断端互相纵向挤压,有利于骨折愈合。因此,夹板固定法固定确实可靠。

(1) 小夹板固定的适应证

1) 四肢闭合性骨折:股骨骨折因大腿肌肉有较大的收缩力,常需结合持续皮牵引或骨牵引。

2) 四肢开放性骨折:创面小或经处理后创口已愈合者。

3) 陈旧性四肢骨折:适合于手法复位者。

(2) 夹板的选用

夹板固定的范围可分为超关节固定和不超关节固定两种。小夹板材料常用的有杉树皮、柳木板、竹片、厚纸板、粘合板、金属铝板和塑料板,一般以就地取材为宜,要求具有一定的弹性、韧性和可塑性,并能被X线穿透的特点。夹板宽度应按肢体周径而定,绑扎后要求每两夹板之间留一定的空隙。夹板厚度应根据其材料和长短决定,一般说来,夹板短、抗弯强度大,韧性好者,可薄一些;反之,应适当增厚。柳木夹板可根据肢体大小、伤病部位和类型统一规格、型号大批生产。还可选取较厚、无虫蛀、无纵裂、无节的杉树皮,削去其表层,按规格大小剪裁,板的两端要剪成弧形,并稍压软之;如带弯曲的夹板,可贴上胶布后,敲打压弯。厚纸板也可随意剪裁,浸水可变软,任意塑形,干后有一定固定作用。

(3) 衬垫外套

为了不使坚硬的固定器材直接压迫皮肤,可在接触皮肤的那一面贴上衬垫,并在外表封一层外套。衬垫应质地柔软,对皮肤无刺激,有一定的吸水性,可散热,常用的材料有棉花、海绵、棉毡等,其厚度约0.3~0.5cm,平整、厚薄均匀,要覆盖夹板的面及其边缘。外套以绷带或具有一定弹性的针织布料制作较好。

(4) 压力垫

利用压力垫所产生的加压或杠杆作用以维持骨折断端在整复后的良好位置,压力垫必须质软,有一定的弹性,能维持一定形态,有一定的支持力,能吸水,可散热,对皮肤无刺激作用。可用毛头纸、棉花或棉毡等材料制作。但压力垫的大小、厚度及硬度等均可影响它对软组织产生的作用力。厚而太小、坚硬的固定垫,容易引起压迫性溃疡,并使夹板与肢体不能紧贴而固定不稳;薄而大的、柔软的固定垫,又因作用力过小,不能有效地发挥其作用。不可依赖压力垫对骨折段的挤压作用来代替手法复位,否则将引起压迫性溃疡或肌肉缺血性坏死等不良后果。常用的固定垫有如下几种:

1) 平垫:适用于肢体平坦的部位。方形或长方形,其长度可根据作用部位而定,一般约4~8cm;其厚度可根据患肢局部软组织的厚薄与强弱而定,约1.5~4cm。软组织薄弱之处可用较薄的固定垫,软组织丰厚之处可用较厚的压力垫。

2) 塔形垫:适用于肢体凹陷关节附近。做成中间厚、两边薄像宝塔形的压力垫。

3) 梯形垫:适用于肢体斜坡处。做成一边厚、一边薄像梯形踏步式的压力垫。

4) 高低垫:适用于锁骨骨折。做成一边高、一边低的压力垫。

5) 抱骨垫:适用于髌骨骨折。呈半月状,可用绒毡剪成。

6) 葫芦垫:适用于桡骨头脱位。做成两头大、中间小,像葫芦状。

7) 大头垫:适用于肱骨外科颈骨折。将棉垫包扎于夹板的一头,做成蘑菇状。

8) 横垫:适用于桡骨远端骨折。一般长约6~7cm,宽1.5~2cm,厚约0.3cm。

9) 合骨垫:适用于下尺桡关节分离。

10) 分骨垫:适用于前臂尺、桡骨骨折。骨折复位后,以一根铅丝为中心,外用棉花卷成梭形分骨垫(直径1~1.5cm,长约6~10cm),置于尺、桡骨骨间隙背侧、掌侧。分骨垫中放一短铅丝的作用是在X线检查时便于了解其位置是否安放恰当。分骨垫不宜卷得过硬和过粗,否则易产生压迫性溃疡(图5-19)。

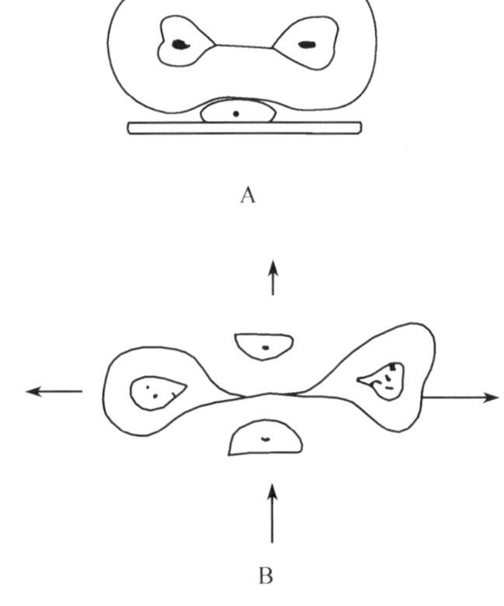

图5-19 分骨垫示意图

11) 空心垫:适用于内、外踝骨折。

根据骨折的类型、移位的情况,在适当部位安置固定垫。常用的有两垫、三垫固定法(图5-20)。

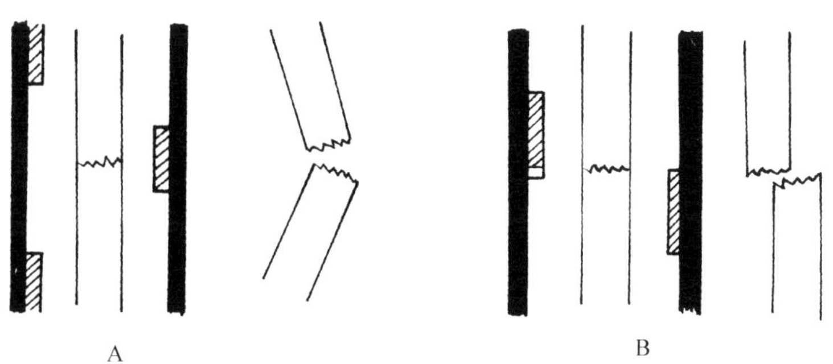

图5-20 固定垫放置法

两垫固定法：骨折复位后，两垫分别置于两骨折端原有移位的一侧，以骨折线为界，两垫不能超过骨折线，以防骨折再发生侧方移位。适用于有侧方移位的横断骨折。

三垫固定法：骨折复位后，一垫置于骨折成角移位的角尖处，另两垫置于尽量靠近骨干两端的对侧，三垫形成杠杆力，防止骨折再发生成角移位。适用于有成角移位的骨折。

（5）扎带

用1~2cm宽的布带或绷带折叠成扎带3~4条，依次缠扎中间、远端、近端。活结扎在前侧或外侧板上。扎带的松紧度以包扎后能在夹板面上下移动1cm为适宜。

（6）夹缚固定的包扎方法

夹缚固定的包扎方法很多，较常用的有续增包扎法和一次包扎法。

1）续增包扎法：骨折复位后，维持患肢在适当的体位，先在骨折局部敷贴上平整均匀、厚薄适宜的外治药物，再从患肢远端开始向近端包扎绷带1~2层，放置压力垫，并安放对骨折起主要固定作用的两块夹板，以绷带包扎两圈后，再放置其他夹板。在夹板外再用绷带包扎覆盖，使能维持各块夹板的位置。然后从近侧到远侧缚扎带3~4根，每根扎带绕肢体两周后结扎（图5-21）。此法之优点是夹板不易移动，较为牢靠。

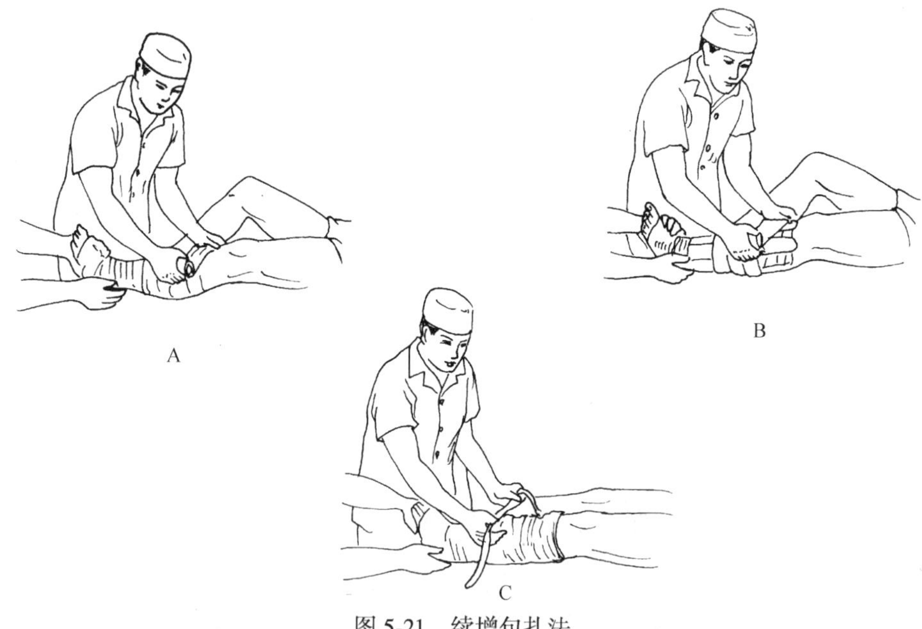

图5-21　续增包扎法

2）一次包扎法：骨折复位后，先在骨折局部敷贴上平整均匀、厚薄适宜的外治药物，包1~2层绷带，放置压力垫，然后将几块夹板一次安置于患肢四周，外用3~4根扎带捆扎。此法使用的绷带较少，夹板的位置容易移动，应经常检查调整，以免影响骨折的固定。

夹板固定时遇有腋窝、腘窝等血管、神经丰富之处，经受不住过紧的扎缚，应加用棉垫保护。夹缚松紧度要得宜，既要起到有效的固定作用，也要防止引起皮肤压迫性坏死、缺血性肌挛缩等并发症。

（7）夹板固定后的注意事项

1）适当抬高患肢：以利肢体肿胀消退，可用软枕、棉枕垫高，或将伤肢放在牵引架上。

2）密切观察患肢的血液循环情况：特别固定后1~4天内更应注意肢端动脉的搏动以及温度、颜色、感觉、肿胀程度、手指或足趾主动活动等。若发现有血液循环障碍，必须及时将扎带放松,如仍未好转,应拆开绷带,重新包扎。若不及时处理,可发生缺血性肌挛缩,形成爪形手、爪形足畸形,甚至肢体坏疽,后果极为严重。肢体血液循环障碍最早的症状是剧烈的疼痛,切勿误认为是骨折引起的疼痛,以致麻痹大意。骨折引起的疼痛只限于骨折局部,一般骨折整复后疼痛逐渐减轻,若固定之后疼痛加重,被捆扎处远侧整段肢体出现搏动性疼痛,则为肢体血液循环障碍。对待患者的主诉要严肃认真地进行分析,做出正确的判断和及时的处理。

3) 若在夹板两端或骨骼隆突部位出现固定的疼痛点时,应及时拆开夹板进行检查,以防发生压迫性溃疡。

4) 注意经常调整夹板的松紧度:每天检查扎带的松紧度,患肢肿胀消退后,夹板也将松动,应及时予以调整。

5) 定期做X线透视或摄片检查:了解骨折是否再发生移位,特别在复位后两周内要勤于复查。一般每周2次,若发现有移位,应及时进行复位。2周后要定期复查。

6) 及时指导病人进行练功活动:充分发挥病人的主观能动性,促进骨折愈合。

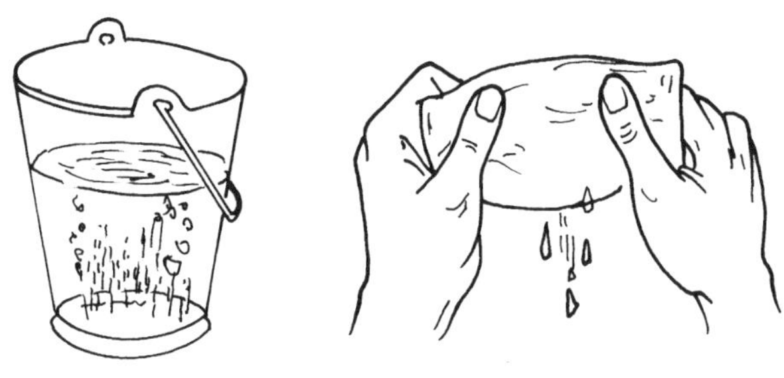

图5-22 石膏卷的浸水及挤水法

5.9.2.2 石膏绷带固定

用熟石膏细末均匀撒在稀疏的纱布绷带上,可做成石膏绷带。熟石膏遇到水分时,可重新结晶而硬化,其晶体呈长条形,互相交织,十分坚固。石膏绷带包在肢体上,凝成坚固的硬壳,对骨折肢体起有效的固定作用。

使用石膏绷带固定时,先将石膏绷带浸入水中,待石膏绷带在水中停止冒泡时,从水中取出,手持卷的两头,往中间轻轻挤出过多的水分(图5-22),然后缠绕在肢体上数层,使呈管状或做成多层重叠的石膏托。肢体关节必须固定在功能位或所需要的特殊位置。在骨突部位,如肩峰、锁骨、肩胛骨、肱骨内外髁、尺骨鹰嘴、尺桡骨茎突、腰骶椎棘突、髂嵴、大粗隆、股骨内外髁、髌骨、腓骨小头、足内外踝、足跟等处,需放置衬垫,以保护软组织(图5-23)。

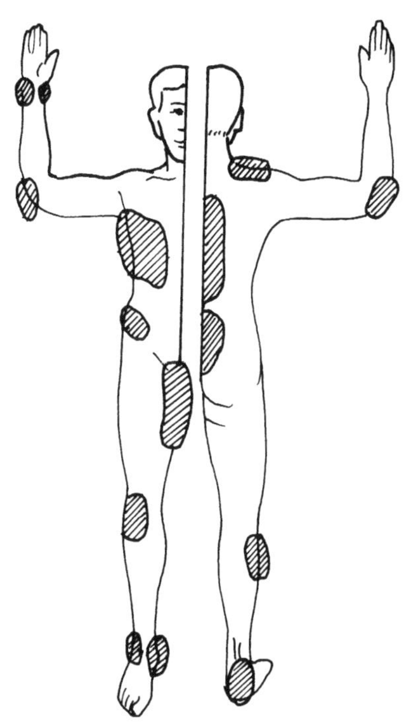

图5-23 石膏绷带固定需要放衬垫的部位

石膏绷带固定的优点是能够根据肢体的形状而塑形,不易变形松散,固定作用确实可靠(图5-24)。其缺点是固定后坚硬无弹性,难以适应肢体在创伤后的进行性肿胀,容易发生过紧现象,而肢体一旦消肿,又会发生过松现象,使骨折移位;不能随时调节松紧度,不能使用固定垫,掌握不当易影响肢体血液循环或造成压疮;一般须超过骨折部的上、下关节,使这些关节在骨折固定期内无法进行活动锻炼,拆除石膏绷带后,可有关节僵硬等后遗症,妨碍患肢功能迅速恢复。

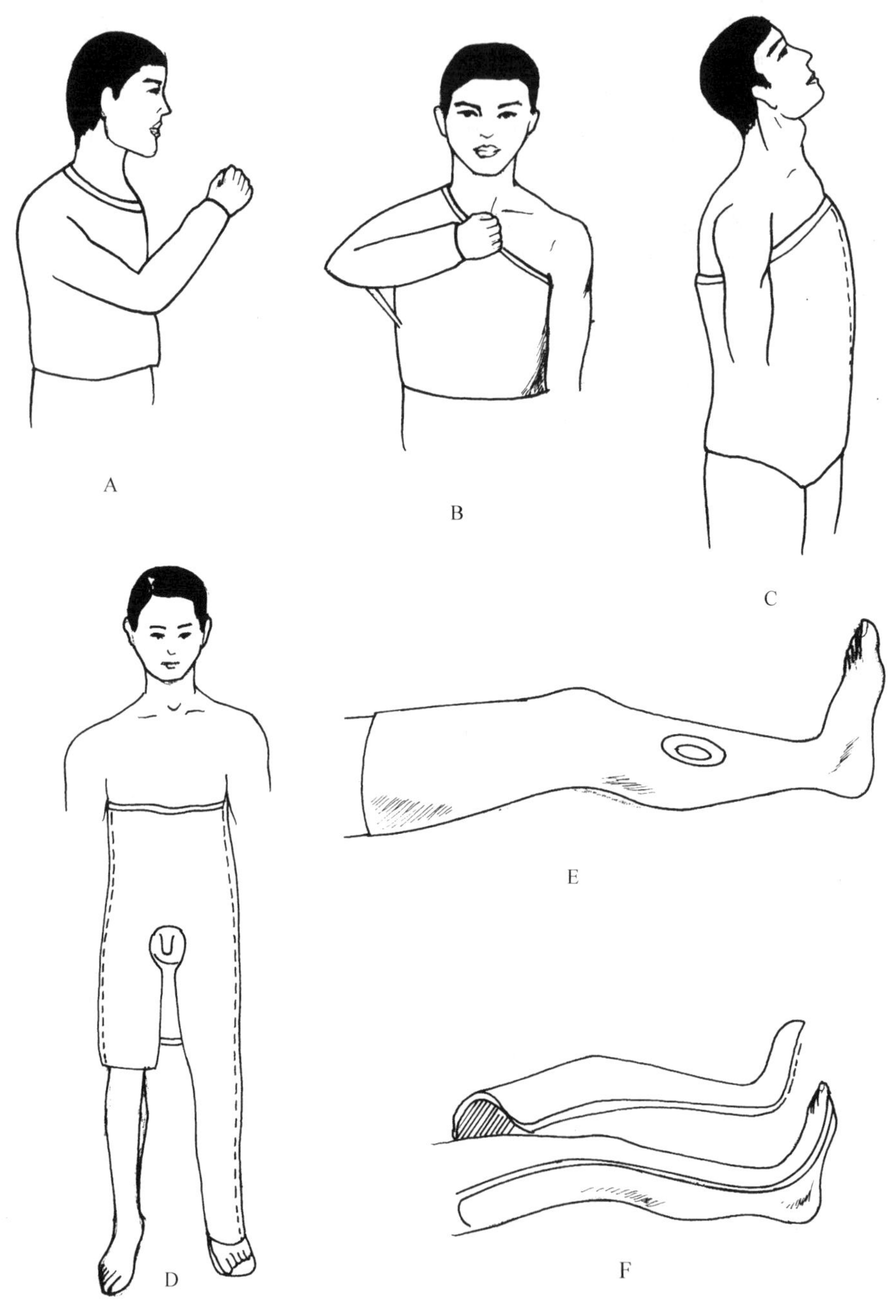

图 5-24 石膏固定常见形式

石膏绷带固定适用于:

1) 夹板难于固定的某些部位的骨折,如脊柱骨折。

2）开放性骨折经清创缝合术后，切口尚未愈合，或合并血管、神经、肌腱的损伤，修补后不适用于夹板固定者。

3）某些骨关节手术后，如关节融合术后，须较长期确实固定关节于特定位置者。

4）畸形矫正后，为了维持矫正后的位置，必须用石膏绷带塑形，以达到矫正和固定的目的。

炎症的局部制动，如化脓性骨髓炎、化脓性关节炎等，为控制炎症，宜用石膏绷带固定患肢者。

5.9.2.3 持续牵引

持续牵引是使用器材进行牵引，达到治疗作用的一种方法。持续牵引可以克服肌肉的收缩力，矫正重叠移位和肢体挛缩。有部分严重错位或不稳定骨折，若用力牵引结合软绳牵引法不能复位，或用夹板固定固定作用不够，断端仍不够稳定，可用持续牵引法配合进行治疗。它既是整复方法之一，也是固定方法之一。

牵引疗法只能矫正骨折重叠移位而不能纠正骨折侧方移位或成角畸形。对于侧方移位和成角畸形，必须同时使用夹板和固定垫，才能加强骨折固定。新鲜闭合性股骨干骨折可先行手法复位、夹板固定，再做持续牵引。股骨、胫骨开放性骨折于清创术后，用持续骨牵引，有利于观察创口和换药，便于练功活动。

持续牵引有皮肤牵引、骨牵引及布托牵引等。应用持续牵引时，必须注意患者的年龄、性别、骨折的部位及类型、肌肉发达的程度和软组织损伤的情况，随时调整牵引的重量。如牵引重量太大，可引起过度牵引，使骨折端发生分离移位，牵引力太小，则不能达到复位和固定的目的，而致骨折畸形愈合。牵引疗法可克服骨折的重叠移位、防止关节屈曲挛缩和再脱位。

（1）皮肤牵引

皮肤牵引是利用胶布黏于皮肤，牵引力直接作用于皮肤上，间接作用于肌肉和骨骼（图 5-25）。这种方法简便易行，病人痛苦小，缺点是牵引力较小，皮肤难以承受黏胶与皮肤之间的摩擦力而破损，并易滑脱和产生刺激性皮炎。

1）适应证：儿童股骨骨折、肱骨外科颈骨折、老年股骨干及股骨转子间骨折、股骨颈骨折手术前后、髋关节脱位复位后均可应用。

2）禁忌证：①牵引区皮肤有擦伤和裂伤，或有皮炎、慢性溃疡、血管硬化及静脉曲张等血管性疾病。②皮肤对胶布过敏者。③严重骨折重叠移位者，须强力牵引者。

3）牵引器材：胶布、扩张板、绷带、棉花、苯甲酸酊、绳索、滑轮、支架、砝码等。

4）操作步骤：① 被牵引的患肢先用肥皂、清水洗净，后剃除肢体上的毛（亦有人主张不剃毛）。② 准备长短宽度适当的胶布［胶布的长度=肢体牵引部分的长度×2+8cm（扩张板宽度）］。胶布的宽度为肢体周径的 1/4。胶布长度的计

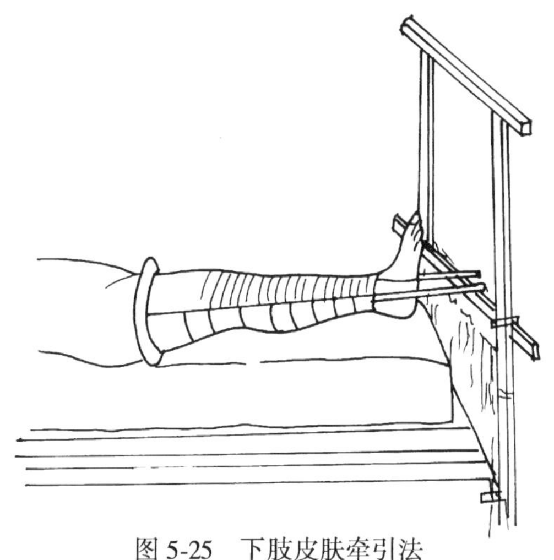

图 5-25　下肢皮肤牵引法

算，骨折应在骨折线平面以下计算，脱位应在关节平面以下计算。③ 将准备好的胶布中点，对准扩张板的中心孔，贴于扩张板上，并将牵引绳穿过中心孔，在里面打结，以便牵引。④在肢体被牵部分的皮肤上，涂以苯甲酸酊，骨突处放置棉花保护，将胶布两端纵行撕开长度的1/3，将胶布贴于肢体两侧，用手舒展均匀，使之无皱折(图5-26)。⑤包绕绷带。胶布贴好以后，立即用绷带包绕肢体，包绕时上端胶布外露，以便观察有无滑脱。⑥将肢体置于牵引支架上；牵引绳通过床架上定滑轮，加上砝码，重量为2～4kg，一般可维持3～4星期，若需继续牵引，必须更换胶布。

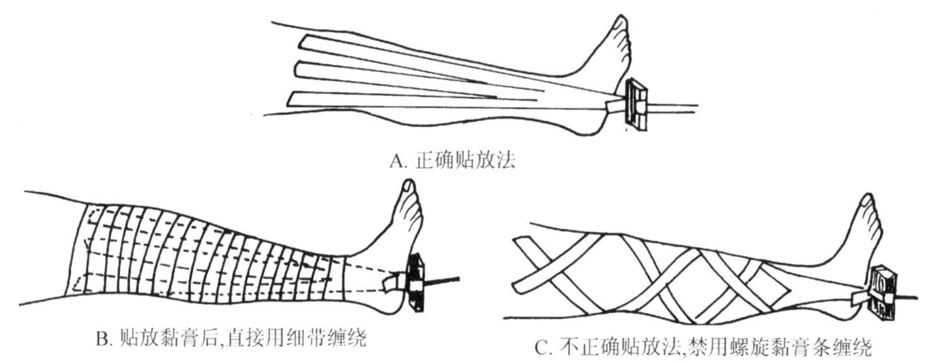

图5-26　贴放黏膏法

(2) 骨牵引

骨牵引又称直接牵引，在骨伤科的治疗上应用极广，在治疗骨折中占有重要位置。它既可以纠正严重的重叠移位，关节脱位所造成的畸形，又可以配合小夹板治疗肌力强大的不稳定性骨折、开放性骨折、关节内骨折等。操作需要在严格无菌的条件下进行，以防止感染，导致骨髓炎的发生。

1) 牵引器材：骨钻、克氏针、骨圆针、牵引弓、手套、消毒药品、支架、滑轮、绳索、砝码等。

2) 穿针部位：要根据临床需要加以选择，常用的有胫骨结节、跟骨、尺骨鹰嘴、股骨髁上，颅骨牵引等，详见表5-2。

表5-2　骨牵引

牵引针	牵引部位	入针方向与标志	牵引目的	牵引重量(成人)
颅骨钳	颅骨顶部	以颅骨中线与两乳突在头顶部连线交点，向两边旁开3.5cm左右与颅骨形成40°进针(图5-27)	颈椎骨折、脱位，颈椎病或痉挛性斜颈	开始重量7～15kg；维持重量4～5kg
克氏针 布巾钳	尺骨鹰嘴突	由尺骨鹰嘴尖端向远侧1.5横指与距尺骨嵴1cm，划线交界处，由内向外进针，防止尺神经损伤(图5-28)	肱骨骨折，固定不稳的严重肿胀的肱骨髁上骨折和肱骨髁间骨折	开始重量2～3kg；维持重量1～2kg
克氏针 冰钳	股骨髁上	由股骨髁上缘2cm与内收肌结节上2横指处由内向外，以防止损伤血管(图5-29)	股骨骨折，髋关节脱位、感染等	开始重量7～8kg；维持重量3～5kg

续表

牵引针	牵引部位	入针方向与标志	牵引目的	牵引重量(成人)
克氏针 骨圆针	胫骨结节	胫骨结节向后1横指约1.5cm处,与蹬骨结节向下1横指交界处,由外向内进针,避免损伤腓总神经(图5-30)	股骨骨折,膝关节内骨折和髋关节脱位	开始重量7~8kg;维持重量2~5kg
克氏针 骨圆针	跟骨	外踝顶点下2cm处或内踝顶点下3cm处。针稍倾斜,由内向外进针(图5-31)	股骨骨折、踝关节骨折脱位或跟骨压缩骨折	开始重量4~6kg;维持重量3~4kg

3）操作步骤:①剃去毛发,常规消毒皮肤,置无菌手术巾遮盖。②按表5-2中要求选择好穿刺部位,用1%普鲁卡因在进针和出针的位置进行麻醉,注意由浅入深,直达骨膜。③助手将穿针部位的皮肤向上后拉紧,术者沿推进针的方向穿针,一般要求牵引针与骨干纵线垂直,与关节面平行。④针至骨膜后把稳手钻徐徐转动摇把,将针穿过或用手锤将针打入穿过。⑤穿针后用酒精纱布保护穿针处伤口,安放张力牵引弓,置患肢于牵引架上进行牵引。牵引重量参考表5-2中数据。

进行颅骨牵引,行骨穿时骨钻钻头拴上安全帽,钻穿颅骨外板(成人约4mm,儿童约2~3mm),防止钻过内板,损伤脑组织。

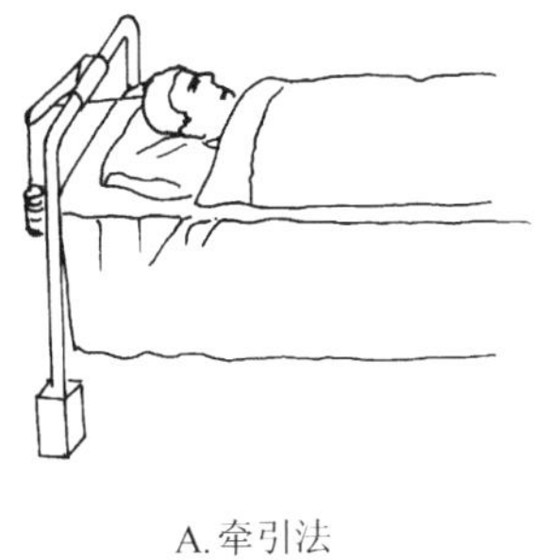

A.牵引法

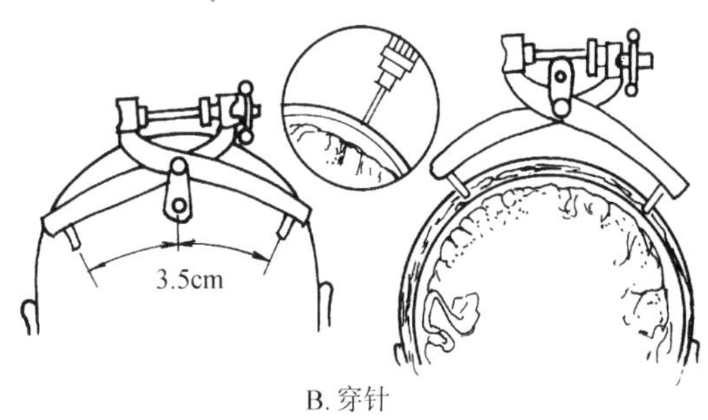

B.穿针

图5-27 颅骨牵引

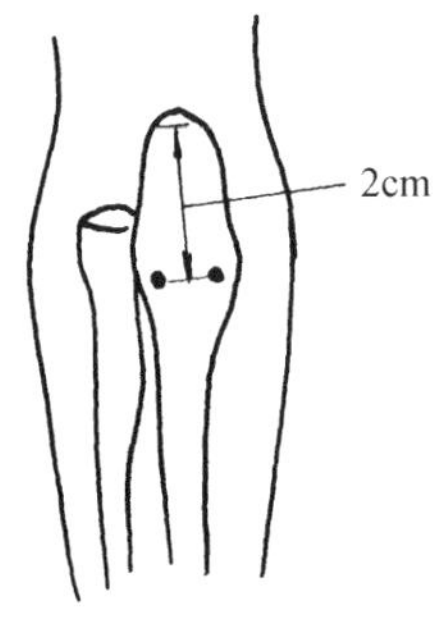

图5-28 尺骨鹰嘴牵引穿针部位

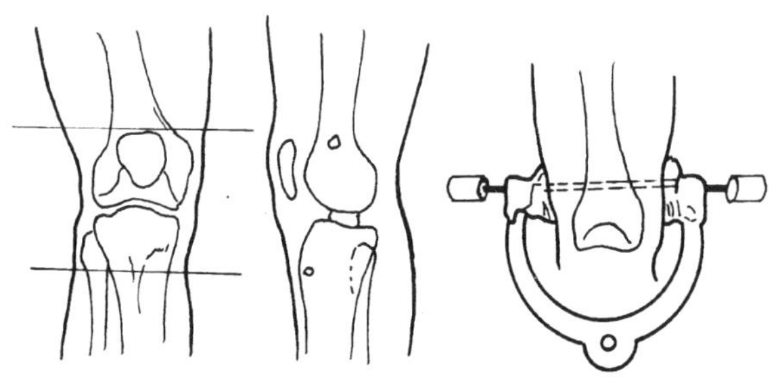

图5-29 股骨髁上胫骨结节骨牵引穿针部位

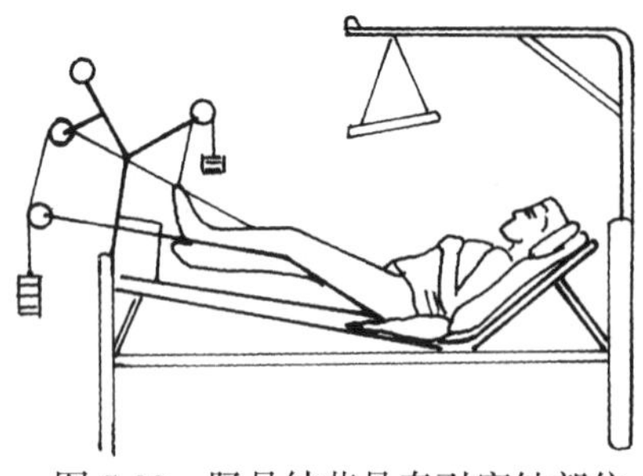

图 5-30　胫骨结节骨牵引穿针部位

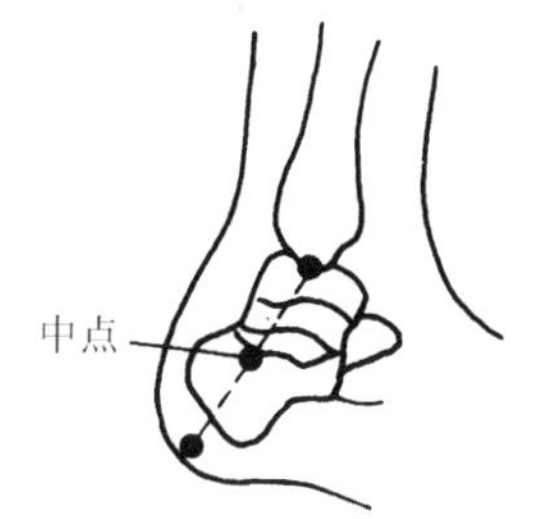

图 5-31　跟骨牵引穿针部位

（3）布托牵引

1）枕颌牵引：将枕颌布带或皮托带套在枕颌部，病人坐位或卧位，系上牵引绳和重量，通过滑轮进行牵引。适用于牵引时间短，只需要稍做固定或无移位的颈椎损伤和颈椎综合征等疾患的治疗，牵引重量一般不超过 5kg（图 5-32）。

2）骨盆兜悬吊固定牵引：将骨盆兜套于骨盆部，并通过滑轮悬吊牵引达到牵引和固定的目的（图 5-33）。适用于对位比较良好的耻骨骨折，髂骨翼骨折块向外移位，耻骨联合分离，严重的骶髂关节分离。

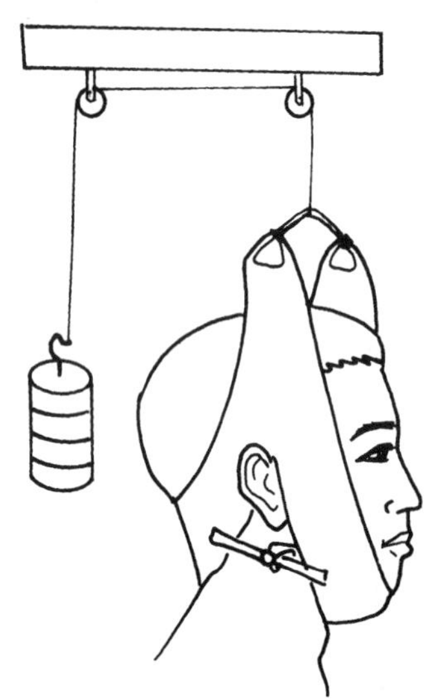

图 5-32　坐位枕颌牵引

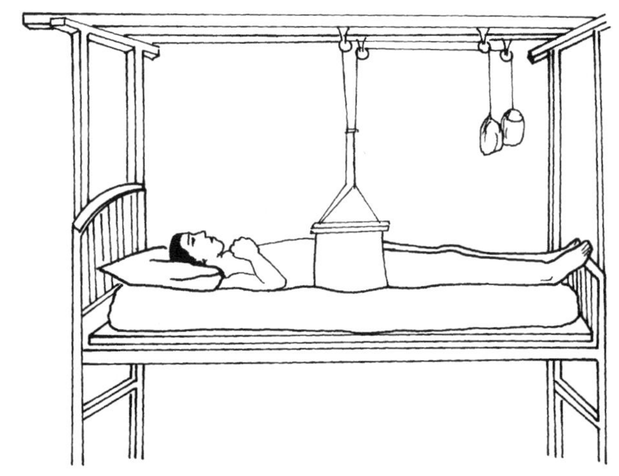

图 5-33　骨盆兜悬吊固定牵引

牵引用具包括有骨盆牵引带、悬吊木棒、牵引床架、牵引绳、滑轮、砝码等。患者仰卧位，将骨盆牵引带系于患者腰及臀后部，于带之两端各穿横木棍，并用绳索系于棍的两端，悬于床架上，用钢丝制成“S”状挂钩，挂于两侧牵引绳上以便加强骨盆两侧的压力，既可稳定骨折、减少疼痛，又便于护理，如擦背、放置便盆较为方便，患者也感觉舒适。

5.9.2.4　手术内固定

闭合复位夹板外固定可以治疗大多数的四肢骨折，并可取得很好的疗效。但对某些肌腱断裂、开放性骨折（包括断肢），合并神经或血管损伤的骨折、股骨颈骨折、陈旧骨折、关节内骨折，以及采用非手术治疗效果不佳的骨折等，仍有采用切开复位内固定治疗的必要。切开复位后，可以用对人体组织无不良反应的金属内固定物（如接骨板、螺丝钉、髓内钉、钢丝、三翼钉等），或用自体或异体植骨片，将骨折段固定，从而达到解剖复位和相对固定的目的。内固定若不够牢固时，宜加外固定（图 5-34）。

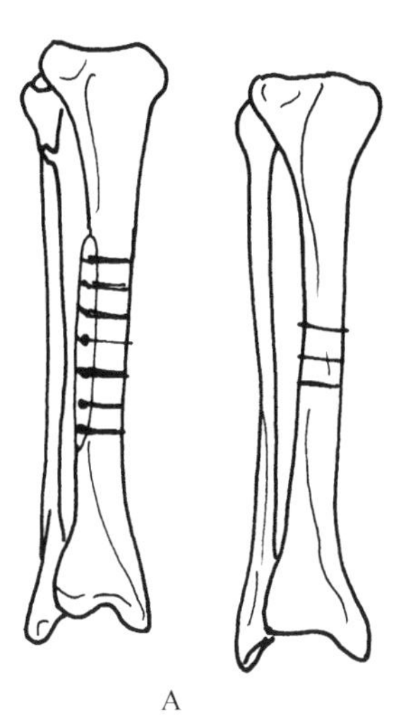
A

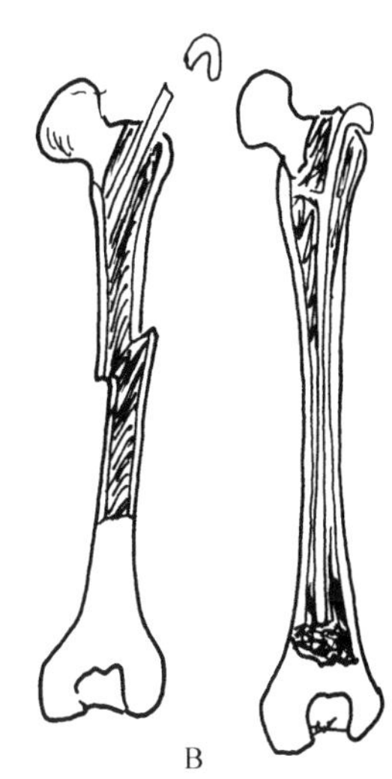
B

图 5-34 内固定类型

（1）适应证

1）手法复位与外固定未能达到功能复位的标准而严重影响功能者。

2）骨折端有肌肉、肌腱、骨膜或神经等软组织嵌入，手法复位失败者。如胫骨内踝骨折有骨膜嵌入。

3）有移位的关节内骨折，手法复位不好，估计日后将影响功能者，或需要早期练功才能避免关节僵硬者。如股骨髁间“Y 形”骨折。

4）骨折并发主要的血管或神经损伤，在处理血管或神经时，宜同时做内固定。如断肢再植。

5）骨折断端剪式伤力大，一端的血液供应不良，骨折端需要牢固固定后才能愈合者。如股骨颈骨折。

6）有移位的骨骺分离，要求正确复位，骨折块紧密接触者，如肱骨外髁骨骺分离骨折。

7）多发骨折，为了便于护理及治疗，预防严重并发症，可选择 1～2 处骨折做内固定。

8）骨折不愈合或发生畸形愈合，功能恢复不良者。

9）肌腱或韧带完全断裂者。

（2）缺点

1）切开复位内固定，因必须剥离一定的软组织和外骨膜，所以可能影响骨折部的血液供应，导致骨折迟缓愈合，甚至不愈合。

2）术中可能误伤肌腱、血管、神经，术后又有可能引起上述组织的粘连。

3）骨折周围的软组织受暴力作用后已有严重的损伤，切开复位将使软组织增加手术的创伤和出血，致使局部抵抗力降低；若无菌技术不严，易发生感染，引起化脓性骨髓炎，并可影响骨折愈合。

4）内固定器材质量不佳者，可因生锈和电解作用，发生无菌性炎症，使骨折迟缓愈合或不愈合。

5）内固定器材规格选择要求较严，如选择不当，可在术中发生困难，或影响固定效果。

6）多数骨折经内固定后，还需加用外固定。

7）骨折愈合后，需做一次手术取出内固定物。

因此在临床应根据适应证和条件慎重考虑，严格掌握切开复位内固定的指征，切忌滥用。

5.9.3 练　　功

练功活动是骨折治疗的重要环节之一，骨折治疗不能以骨折愈合为满足，必须要求肢体的功能迅速而良好地恢复。骨折经固定后，进行适宜的练功活动，以促进骨折愈合，防止发生筋肉萎缩、骨质疏松、关节强硬以及坠积性肺炎等并发症。练功时，医者要根据骨折部位、类型、骨折稳定程度，选择适当的练功姿势，动作要协调，循序渐进，且贯穿于整个治疗过程之中。

（1）早期

此期练功的目的是消瘀退肿，加强气血循环。骨折早期患肢局部肿胀、疼痛，容易再发生移位，筋骨正处于修复阶段。练功方法是使患肢肌肉做舒缩活动，但骨折部上下关节则不活动或轻微活动。例如下肢骨折时可做股四头肌舒缩及踝部屈伸活动，前臂骨折时可做轻微的握拳及手指伸屈活动，上臂仅做肌肉舒缩活动而腕、肘关节不活动等。卧床患者并须加强深呼吸练习并结合自我按摩等。练功时以健肢带动患肢，次数由少到多，时间由短到长，活动幅度由小到大，以患部不痛为原则，切忌任何粗暴的被动活动。

（2）中期

此期练功的目的是加强去瘀生新、和营续骨能力，防止局部筋肉萎缩、关节僵硬以及全身的并发症。练功时除继续进行患肢肌肉的舒缩活动外，应在医者的指导下逐步进行骨折部上下关节的活动。活动范围应由小到大，动作要缓慢，循序渐进直至临床愈合。例如股骨干骨折，在夹板固定及持续牵引的情况下，可进行撑臂抬臀、伸屈髋膝等活动；胸腰椎骨折做飞燕点水、五点支撑、三点支撑法等活动。

（3）后期

此期练功的目的是尽快恢复患肢关节功能和肌力，达到筋骨劲强，关节滑利。虽然外固定已解除，但筋骨未坚，肢体功能尚未完全恢复，练功以加强伤肢各关节的活动为重点，上肢着重各种动作的练习，下肢着重于行走负重训练。在练功期间可同时进行热熨、熏洗等治疗方法。对于功能恢复较困难或关节僵硬的患者可配合按摩推拿手法，以达到活血舒筋活络之功效而促进关节功能尽快恢复。

5.9.4 药物治疗

内服与外用药物是治疗骨折的重要方法，中医骨伤科在很早以前已确立了内、外治疗相结合的原则，把“瘀去、新生、骨合”作为理论指导进行内外用药，对纠正因损伤而引起的脏腑、经络、气血功能紊乱,调动体内一切有利因素,促进骨折愈合均有良好的作用。

(1) 外用药

1) 初期:以活血化瘀、消肿止痛类的药膏为主,如清营退肿膏、双柏散、定痛膏、消瘀止痛药膏。焮红热痛时可外敷清营退肿膏。

2) 中期:以接骨续筋类药膏为主,如接骨续筋药膏、驳骨散、碎骨丹、外敷接骨散等。

3) 后期:可用舒筋活络类膏药外贴,如万应膏、损伤风湿膏、坚骨壮筋膏、金不换膏、跌打膏、伸筋散等。

骨折后期,为防止关节强直、筋脉拘挛而影响关节功能,可外用熏洗、熨药及伤药水揉擦,配合练功活动,达到活血散瘀、舒筋活络、促进关节功能恢复的目的。一般常用的熏洗及熨药方有上肢损伤洗方、下肢损伤洗方、海桐皮汤、骨科外洗一方、骨科外洗二方等,常用的伤药水有伤筋药水、活血酒等。

(2) 内服药

1) 初期:由于筋骨脉络的损伤,血离经脉,瘀积不散,气血凝滞,经络受阻,故宜活血化瘀、消肿止痛为主,可选用活血止痛汤、和营止痛汤、新伤续断汤、复元活血汤、夺命丹、八厘散、肢伤一方等药,如有伤口者多吞服玉真散。如损伤较重,瘀血较多,应防其瘀血流注脏腑而出现昏沉不醒等症,则可用大成汤通利之。

2) 中期:此期肿胀逐渐消退,疼痛明显减轻,但瘀肿虽消而未尽,骨尚未连接,故治宜接骨续筋为主,可选用新伤续断汤、续骨活血汤,或桃红四物汤、肢伤二方、接骨丹、接骨紫金丹等,接骨药有自然铜、血竭、地鳖虫、骨碎补、续断等。

3) 后期:一般已有骨痂生长,治宜壮筋骨、养气血、补肝肾为主,可选用壮筋养血汤、生血补髓汤、六味地黄汤、八珍汤、健步虎潜丸、肢伤三方和续断紫金丹等。骨折后期,尚应适当注意补益脾胃,可用健脾养胃汤、补中益气汤、归脾丸等加减。

5.10 骨折畸形愈合、迟缓愈合、不愈合的治疗原则

由于存在着影响骨折愈合的不利因素,可造成畸形愈合、迟缓愈合或不愈合,内治法应加强使用养气血、补肝肾、壮筋骨药物,外治法应按具体情况予以处理。

(1) 骨折畸形愈合

骨折发生重叠、旋转、成角而愈合,称骨折畸形愈合。只要在整复后,给予有效的固定、合理的功能锻炼,并密切观察或做 X 线复查,发现骨折断端再移位,及时给予矫正,骨折畸形愈合是可以避免发生的。若骨折后仅 2~3 个月左右,因骨痂尚未坚硬,可在麻醉下,用手法折骨,再行整复,给予正确的局部固定,使骨折在良好的位置中愈合。但邻近关节与小儿骨骺附近的畸形愈合,不宜做手法折骨,以免损伤关节周围韧带和骨骺。畸形愈合如较坚固,手法折骨不能进行时,可手术切开,将骨折处凿断,并清除妨碍复位的骨痂,做新鲜骨折处理矫正畸形,选用适当的外、内固定。对肢体功能无影响的轻度畸形,则不必行手术矫正。

(2) 骨折迟缓愈合

骨折经处理后,愈合速度缓慢,已超出该类骨折正常临床愈合时间较多,折端尚未连接且患处仍有疼痛、压痛、纵轴叩击痛、异常活动现象,X 线片上显示骨折端所产生的骨痂较少,骨

折线不消失，骨折断端无硬化现象，而有轻度脱钙，但骨痂仍有继续生长的能力，只要找出发生的原因，做针对性的治疗，骨折还是可以连接起来的，称骨折迟缓愈合。因固定不恰当引起者，常见于股骨颈囊内骨折后，骨折断端往往存在剪力和旋转力，一般的外固定尚不能控制这两种伤力，比较理想的治疗是应用三翼钉内固定或钢针闭合内固定。腕舟状骨骨折，常存在剪式伤力，而局部血液供应也较差，应做较大范围和较长时间的固定。感染引起者，只要保持伤口的引流通畅和良好的制动，经过有效抗菌药物的应用，是可以愈合的。如果感染伤口中，有死骨形成或其他异物存留，应给予清除。过度牵引引起者，应立即减轻重量，使骨折断端回缩，鼓励患者进行肌肉舒缩活动。如骨折断端牵开的距离较大，骨折愈合十分困难者，可考虑植骨手术治疗。

（3）骨折不愈合

骨折所需愈合时间再三延长后，骨折仍没有愈合，断端仍有异常活动，X线片显示骨折断端互相分离、骨痂稀少，两断端萎缩光滑，骨髓腔封闭，骨端硬化者，称骨折不愈合。临床上常由于骨折端夹有较多的软组织，或开放性骨折扩创中过多地去除碎骨片，造成骨质缺损，多次的手术整复破坏了骨折部位的血液循环；对造成骨折迟缓愈合的因素没有及时去除，发展下去也可造成骨不愈合。常用的有效治疗方法为植骨术。

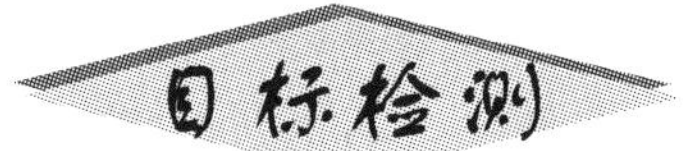

一、思考题

1. 何谓骨折？各种外力伤害而引起的骨折有何特点？
2. 骨折有几种移位形式？引起骨折移位的因素有哪些？
3. 骨折的诊断要点有哪些？
4. 骨折的并发症有哪些？
5. 骨折的临床愈合标准和骨性愈合标准各是什么？
6. 影响骨折愈合的因素有哪些？
7. 何谓功能复位？其具体内容有哪些？
8. 小夹板固定的适应证是什么？
9. 小夹板固定的注意事项有哪些？
10. 骨折急救的原则是什么？

二、填空题

1. 骨折常见的移位方式有________、________、________、________、________。
2. 骨折的一般症状有________、________、________，特殊症状有________、________、________。
3. 骨折愈合过程一般分为________、________、________三期。
4. 任何牵引只能矫正骨折的________移位而不能纠正骨折________、移位或________畸形。
5. 持续牵引主要有________、________、________三种形式。

三、名词解释

1. 复杂骨折　2. 嵌插骨折　3. 青枝骨折
4. 骨擦音　5. 不稳定骨折　6. 骨筋膜室综合征
7. 脂肪栓塞　8. 解剖复位　9. 两垫固定法
10. 三垫固定法　11. 骨折畸形愈合　12. 骨折迟缓愈合

（罗秀夏）

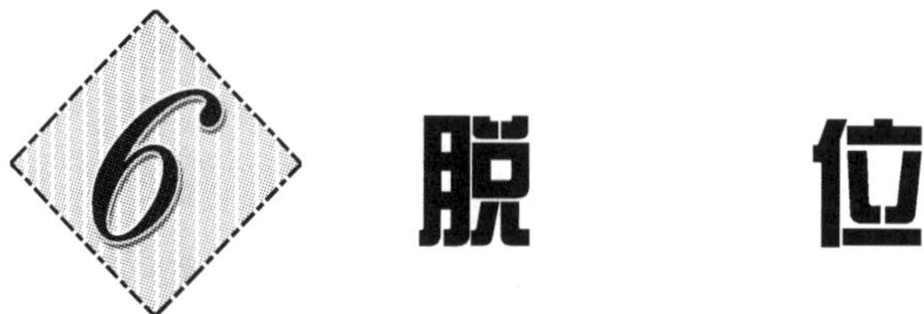

6 脱　　位

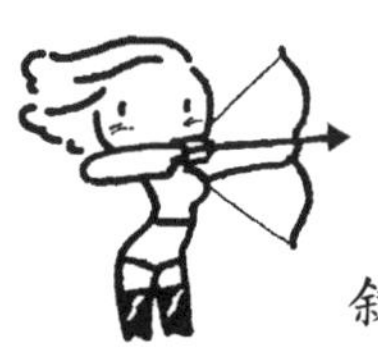

学习目标

叙述脱位的定义、病因、分类、辨证、合并症

凡构成关节的骨端关节面脱离正常的位置,发生关节功能障碍者称为脱位。历代医家对脱位称法不一,如脱臼、出臼、骨出、关节闪脱、脱骱、骨错等均指脱位而言。脱位多发生在人体活动范围较大的关节,临床以肩、肘、髋及颞颌关节脱位较为常见。

6.1 病因病机

(1) 外因

关节脱位多由直接或间接暴力所致,尤其以间接暴力所致者较多见,如跌仆、挤压、扭转、冲撞、坠堕等损伤,均能使构成关节的骨端超出正常范围,脱离正常的位置而引起关节脱位。由于暴力方向不同,故所引起头节脱位的类型亦不相同。

(2) 内因

关节脱位与年龄、性别、职业、体质、解剖特点有密切关系。如小儿因关节韧带发育尚不健全,常发生桡骨头半脱位。年老体衰、肝肾亏损、筋肉松弛者易发生颞颌关节脱位。成年人脱位多于儿童,男性多于女性,体力劳动者多于脑力劳动者。此外,关节先天性发育不良、体质虚弱、关节囊周围韧带松弛者,亦较易发生脱位。若治疗不当,关节囊及其周围韧带未能很好地修复,常导致习惯性脱位。关节本身的病变(如脓毒或结核)可引起关节破坏而致病理性脱位。某些疾患,如小儿脑性瘫痪和中老年人的半身不遂等,由于患肢关节周围的肌肉与韧带松弛,也可引起关节脱位或半脱位,特别多见于肩、髋关节。关节脱位还与关节的解剖特点有关,如肩关节的肩胛盂小而浅,肱骨头大,关节囊的前下方松弛和肌肉少,加上关节活动范围大与活动机会多,故肩关节脱位较易发生。

关节脱位时,必然伴有轻重不同的关节周围韧带、肌腱和肌肉扭挫撕裂,关节囊亦往往破裂,局部形成血肿。有时可伴有血管神经损伤、骨端关节面或关节盂边缘部骨折。若暴力强大,可造成开放性脱位。脱位不仅是局部的病变,而且对整个机体产生广泛的影响,因而出现不同程度的伤气血、伤经络等病理变化。

6.2 分 类

1) 按脱位的原因分为外伤性脱位、病理性脱位和先天性脱位。

2) 按脱位的时间分为新鲜脱位(脱位时间在2~3周以内)和陈旧性脱位(脱位时间超过2~3周),多次反复发生的脱位称为习惯性脱位。

3) 按脱位的程度分为完全脱位(组成关节的各骨端关节面完全脱出)、不全脱位(又称半脱位,组成关节的各骨端关节面部分脱出),单纯性脱位以及复杂性脱位(脱位合并骨折或神经、血管损伤)。

4) 按脱位的方向分为前脱位、后脱位、上脱位、下脱位及中心性脱位。四肢与颞颌关节以远侧骨端移位方向为准,脊柱脱位则依上段椎体移位方向而定。

5) 按脱位关节是否有创口与外界相通分为开放性脱位和闭合性脱位。

6.3 诊断要点

(1) 一般症状

1) 疼痛和压痛:关节脱位时,往往伤及附近韧带、肌腱与肌肉,脉络受损,气血凝滞,阻塞经络,因而局部出现不同程度的疼痛和压痛,活动时疼痛加剧。

2) 肿胀:脱位后,由于关节周围受损,筋肉出血和组织液渗出充满关节囊内外,因而在短时间内可出现肿胀。如损伤血脉,则出现血肿。

3) 功能障碍:由于暴力致使关节脱位,引起关节构造失常,关节周围筋肉发生损伤,因而关节不得屈伸,活动功能障碍。

(2) 特有体征

1) 关节畸形:关节脱位后,骨端关节面脱离了正常位置,关节骨性标志的正常关系发生改变,破坏了肢体原来的轴线,与健侧对比不相对称,因而出现畸形。如肩关节脱位时呈方肩畸形,肘关节后脱位呈靴样畸形,髋关节后脱位时,患肢呈屈曲、内收、内旋畸形。

2) 关节盂空虚:关节完全脱位后,由于杵骨头脱离了关节盂,造成关节盂空虚。表浅关节比较容易摸清,如肩关节脱位时,肩峰下关节盂空虚,摸之有凹陷。

3) 弹性固定:脱位后,关节周围未撕裂的筋肉挛缩,可将脱位后的骨端保持在特殊的位置上,远端肢体被动活动时,虽可稍微活动,但有弹性阻力,去除外力后,关节又回复到原来的特殊位置,这种情况称为弹性固定。

根据病史、一般症状和特有体征,脱位通常不难做出临床初步诊断。但为了明确诊断与便于治疗,常规进行X线摄片检查,以了解脱位的方向、程度和是否合并骨折。

6.4 并 发 症

脱位的并发症是因构成关节的骨端移位而引起的其他损伤。并发症分为两种,一种是与脱位同时发生的损伤,称为早期并发症;一种是脱位当时并未发生,而在脱位整复以后逐步出现的病证,称为晚期并发症。早期并发症若能早期发现并妥善处理,则预后多佳;晚期并发症的疗效很难达到满意程度。故对早期并发症应以早期积极治疗为主,而对晚期并发症则应以预防为主。

(1) 早期并发症

1) 骨折:多发生于关节邻近的骨端或关节盂的边缘,如肩关节前脱位并发肱骨大结节撕脱性骨折、肘关节后脱位并发尺骨喙突骨折和髋关节脱位并发髋臼后上缘骨折等,大多数在脱位整复后,骨折片亦随之复位;亦有少数发生在脱位的同一肢体的骨干,如肩关节脱位合并肱骨干骨折,髋关节脱位合并股骨干骨折等,这种类型常在关节脱位整复后再行处理骨折。

2) 神经损伤:多为脱位的骨端压迫或牵拉所致。如肩关节脱位时腋神经被肱骨头牵拉或压迫,髋关节脱位时坐骨神经被股骨头压迫或牵拉等。这种神经损伤,一般在关节复位后,随着压迫或牵拉因素解除,可在 3 个月左右功能逐渐恢复,不必手术治疗。若被证明关节脱位时神经已完全断裂者,应早期施行神经吻合手术。

3) 血管损伤:一般多因压迫牵拉伤所致。如肩关节前下脱位、肘关节后脱位可分别引起腋动脉、肱动脉挫伤,随着关节复位,多能逐渐恢复。若是伴有动脉硬化的老年患者,可因动脉挫伤导致血栓形成,影响患肢血液循环。发生大血管破裂者极为少见,应做急症处理,手术修补或结扎血管,同时整复脱位,并内服活血通脉中药,预防血栓形成。

4) 感染:开放性脱位如不及时清创或清创不彻底,可引起关节与创口化脓性感染,或发生特异性感染,如破伤风、气性坏疽等,严重者可危及生命,故应特别注意预防。

(2) 晚期并发症

1) 关节僵硬:由于关节内、外的血肿机化后形成关节内滑膜反折等处粘连,关节周围组织粘连或瘢痕挛缩,导致关节活动严重受限,甚者僵硬不能活动。

2) 骨的缺血性坏死:主要因为脱位时损伤了关节囊和关节内、外的韧带,破坏了骨的血液供应,导致骨的缺血性坏死,将会遗留关节的疼痛和活动功能障碍。常见的缺血性坏死部位有股骨头、腕舟骨、月骨、距骨等。

3) 骨化性肌炎:脱位时损伤了关节附近的骨膜,并与周围血肿相沟通,随着血肿机化和骨样组织形成,可引起骨化性肌炎。尤其是严重损伤或在关节做强烈被动屈伸活动时,更易引起骨膜下血肿扩散,形成广泛的骨化性肌炎。此证好发于肘、膝、肩等关节处。

4) 创伤性关节炎:脱位时关节软骨面受损伤,造成关节面不平整或因整复不当,关节面之间关系未完全复原所致。当活动、负重时,关节面不断遭受磨压,引起退行性变与骨端边缘骨质增生,产生创伤性关节炎,常见于下肢负重的关节。

6.5 辨证论治

6.5.1 新鲜外伤性脱位的治法

(1) 麻醉

麻醉可以减轻患者疼痛,松弛痉挛收缩的肌肉,便于手法整复的成功。对于肌肉不很紧张的新鲜脱位患者,可不用麻醉,或仅用止痛镇静剂便可进行复位。

(2) 手法复位

早期、正确、无损伤的手法复位效果优良,日后可完全恢复关节的活动功能;若是延误了时间或手法不得当,往往治疗效果较差。

手法复位时,应根据脱位的方向和位置,运用拔伸牵引、旋转屈伸、提按端挤等手法,利用杠杆原理将脱位的骨端轻巧地通过关节囊破裂口送回原位,并结合理筋手法,按摩推拿,理顺筋络,从而达到解剖复位。儿童的关节脱位,复位动作要特别轻柔,否则易造成骨骺分离。

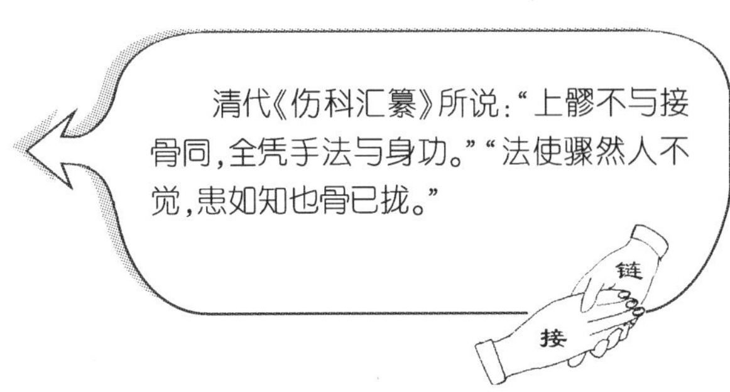

手法复位不能成功时,应找出阻碍复位的原因。若撕脱或游离的骨片、关节囊或肌腱被夹在关节之间阻碍复位时,勿用暴力强行复位,以免加重关节囊或肌腱的撕裂,甚至发生骨折、血管神经损伤等严重损伤。因此,必要时需考虑手术复位。

手术复位的适应证:①开放性脱位。② 脱位并发严重血管神经损伤。③脱位并发骨折或韧带、肌腱断裂,复位后可能产生关节不稳定者。④关节囊裂口与肌腱如纽扣状,将脱位的骨端交锁,手法整复失败者。⑤陈旧性关节脱位,功能障碍明显。

(3) 固定

关节脱位整复后,必须将伤肢固定于功能位或关节稳定的位置,以减少出血,并有利于伤部的修复,防止发生习惯性脱位和骨化性肌炎。脱位的固定一般用胶布、绷带、夹板、三角巾、托板固定,同时辅以适当活动。固定时间按脱位部位及并发症的程度而定,一般固定2~3周,不宜过长,否则易致软组织粘连而发生关节僵硬,影响治疗效果。

(4) 练功活动

练功的目的在于避免发生肌肉萎缩、骨质疏松和关节僵硬等并发症,且可增强血液循环,促进损伤组织的修复,同时防止关节粘连,尽快地恢复关节的最大活动范围。复位后其他未固定的关节应开始做主动活动锻炼,受伤关节附近的肌肉也应做主动的舒缩活动。解除固定之后,可逐步地锻炼受伤关节的活动。练功活动既要不失时机,又要循序渐进,避免粗暴的被动活动,并可配合适当按摩,使关节周围损伤的软组织愈合与关节功能活动恢复同时并进。

(5) 药物治疗

关节脱位时,都有不同程度的筋肉损伤,所以关节复位后,其损伤性质以伤筋为主;如并发骨折,复位后的损伤性质则以伤骨为主。清代吴樽(师机)著《理瀹骈文》说:"外治之理,即内治之理,外治之药,亦即内治之药,所异者法耳。"因此,脱位的内外用药,首先必须活血化瘀,然后和营生新,并根据伤筋或伤骨的主次,予以续筋或接骨。一般可按早、中、后三期进行辨证论治。

1) 初期:伤后1~2周内关节周围的筋肉与络脉受损,血离经脉,瘀积不散,经络受阻,气血之道不得通畅,肿痛剧烈,故以活血化瘀为主,佐以行气止痛。内服可选用舒筋活血汤、肢伤一方、活血止痛汤、活血丸、云南白药等,外用药可选用双柏散、活血散、散肿止痛膏、定痛膏等。

2) 中期:伤后2~3周,此期疼痛瘀肿消而未尽,筋骨尚未修复,故应和营生新、续筋接骨为主。内服选用壮筋养血汤、跌打养营汤、续骨活血汤、肢伤二方等,外用药可选用活血散、接骨续筋药膏、舒筋活络药膏等。

3）后期：受伤3周以后，亦即解除固定之后，筋骨续连，肿痛消退，但因筋骨损伤内动肝肾，气血亏损，体质虚弱，故应养气血、补肝肾、壮筋骨。内服方可选用补肾壮筋汤、壮筋养血汤、生血补髓汤、虎潜丸、肢伤三方等；外治以熏洗为主，可选用五加皮汤、海桐皮汤、八仙逍遥汤、上肢损伤洗方、下肢损伤洗方、骨科外洗一方、骨科外洗二方等。

6.5.2 陈旧性外伤性脱位的治疗

关节脱位后，因诊治延误，时间超过3周以上者，称为陈旧性关节脱位。脱位日久，由于关节囊内、外血肿机化，瘢痕组织充填于关节腔内，关节周围软组织已形成粘连，关节周围的肌肉与韧带已挛缩，而造成整复的困难。临床整复中，应根据患者的年龄、脱位的时间、临床表现及解剖情况，严格掌握手法整复的适应证与禁忌证。

（1）选择方法

1）青壮年患者，关节脱位一般不超过3个月，脱位的关节有一定活动度，且无骨折、骨质疏松、损伤性骨化及神经损伤等并发症，可试行采用手法复位，但忌用暴力，以免发生骨折。

2）年老体衰者，若脱位的关节有一定活动度，则不宜采用手法整复，以防其疏松的骨质断裂，造成骨折。

3）青壮年患者如有骨折、骨质疏松、损伤性骨化及神经损伤等并发症或手法复位不成功者，可考虑手术切开复位。

（2）手法复位的禁忌证

1）关节脱位伴有严重的并发症，如骨折、神经损伤、血管损伤、损伤性骨化、感染等。

2）关节脱位时间较长，已超过3~6个月，X线摄片明显骨质疏松者。

3）年老体弱者，年龄超过60岁以上，伴有心血管疾患如高血压、心脏病等的患者。

4）临床检查时，脱位的关节活动度极小且异常僵硬者，X线摄片显示关节周围已广泛钙化或骨化者。

（3）手法复位步骤

1）牵引舒筋：治疗目的在于舒筋活血，使软组织的挛缩逐渐松弛，粘连日趋缓解，直至脱位的骨端牵引到关节臼附近，为手法复位创造有利条件，可摄X线片检查以了解准备情况。对于陈旧性关节脱位，若脱位时间较长、关节活动范围较小、关节周围肌肉丰厚（如髋关节）或软组织挛缩较明显者，应先行持续牵引1周左右，成人用骨牵引，儿童用皮肤牵引。在牵引的同时，配合舒筋活血的中药（如上肢损伤洗方、下肢损伤洗方等）煎汤熏洗患部，每日3次，每次1小时，在熏洗的间隙，辅以按摩推拿患处，每日3次，每次15~30分钟。对于脱位时间较短，关节活动范围较大者，则牵引时间可缩短或不牵引。

2）活动解凝：在麻醉下，先进行受伤关节的旋转拔伸，反复摇晃，然后进行屈伸、收展和回旋的被动活动，活动范围由小到大，由轻而重，动作应稳健、温柔而缓慢，使患部在各个方向的活动中松解关节与周围软组织的粘连和挛缩。施行手法时，由于杠杆作用原理，长管骨的关节端所受应力较大，加之粘连未完全松解，以及骨骼长期废用脱钙，故应耐心操作，有时需长达1小时左右。若操之过急则可能会造成骨折，此步骤是复位的关键。

3）整复脱位：经过上述步骤，患部粘连的筋肉已得到松解，关节活动较充分时，可按照不同关节脱位，采用适当的手法进行复位；若手法不能成功，可考虑手术治疗或其他非手术疗法。

手法复位时,动作要温和,不能强使暴力。

(4) 固定与练功

早期练功可避免肌肉萎缩、骨质疏松、筋腱挛缩、关节强直等并发症。故手法复位成功后,应将患肢固定于关节较稳定的位置上,如髋关节伸直外展位、肩关节内收位、肘关节屈曲位。肩肘关节可用绷带、三角巾固定,髋关节需用牵引。初期未固定的关节应主动活动锻炼,受伤关节附近的肌肉也应做舒缩活动。2~3 周后解除固定,可逐步地锻炼受伤关节的活动,并配合药物熏洗与适当按摩。下肢需 3~4 周患肢不能负重行走。

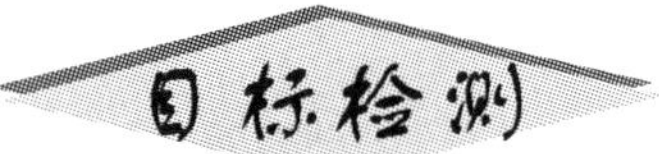

思考题

1. 何谓脱位?如何分类?
2. 脱位的诊断要点有哪些?
3. 脱位的并发症有哪些?
4. 何谓陈旧性脱位?

(罗秀夏)

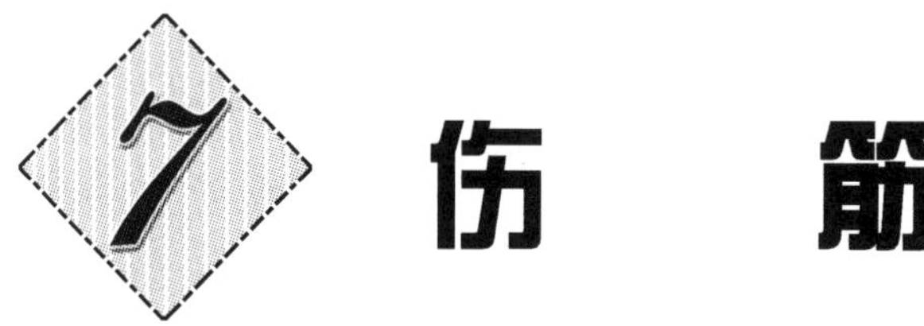

7 伤 筋

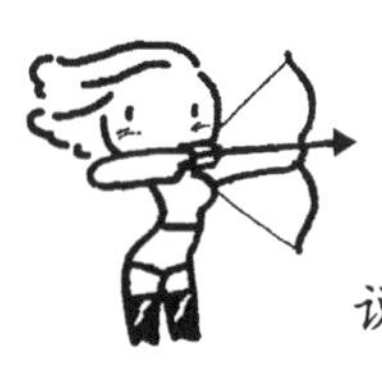

学习目标

说出伤筋的概念、分类、诊断要点和辨证论治

人体遭受外力撞击、扭转、牵拉、坠堕等各种暴力或慢性劳损等原因所造成的筋的损伤，统称为伤筋。现代医学称为软组织损伤。

筋的范围是比较广泛的，主要是指筋膜、肌腱、韧带，还包括皮下组织、部分肌肉、关节囊、关节软骨等组织。因此在四肢及腰背部位，除了坚硬的骨骼外，各种软组织都属筋的范畴。

伤筋是伤科常见的疾患。“伤筋动骨”说明伤筋会影响骨骼，二者关系密切。“骨碎筋伤”指出骨碎和伤筋是不同的病变，需要区别处理。

7.1 病因病机

外来暴力猛烈撞击、跌仆挫压、强力扭转等均可引起急性伤筋。受伤后，筋肉或损或断，络脉随之受伤，气血互阻，血肿形成，引起疼痛和功能障碍。急性伤筋患者如果不进行及时和有效的治疗，迁延日久，则瘀血凝结，局部组织可有肥厚、粘连，以致伤处气血滞涩，血不荣筋，导致筋肉挛缩、疼痛、活动受限，变为慢性伤筋。此外也可慢性积劳成伤，又称慢性劳损。劳损性疾患好发于多动关节及负重部位，例如肩部、肘部、手部在日常频繁的劳动中，局部活动过度，可致肌筋疲劳与磨损，气血不畅，动作乏力、疼痛。又如腰部、膝部等处亦为劳损之好发部位。特别是某些长期、单调、反复的动作，容易发生劳损伤筋。

急慢性伤筋除由直接暴力、间接暴力和慢性劳损导致以外，与体质的强弱有重要的关系。如《素问·脉要精微论》载有：“腰者肾之府，转摇不能，肾将惫矣。”《诸病源候论·腰背病诸侯》指出：“肾主腰脚”，“劳损于肾，动伤经络，又为风冷所侵，血气击搏，故腰痛也。阳者不能俯，阴者不能仰，阴阳俱受邪气者，故令腰痛而不能俯仰。”说明某些腰腿痛与“劳损”、“动伤”

有关,也与肾的正常功能状态有关。伤筋之后,局部气血击搏,运行障碍,风、寒、湿邪必然乘虚侵袭。如《医宗金鉴·正骨心法要旨》说:“若素受风寒湿气,再遇跌打损伤,瘀血凝结,肿硬筋翻。”说明外伤与痹证的发病有关。伤瘀夹痹,经络失于温煦,瘀血凝滞,筋肉僵凝柔弱,病程较长,转为慢性伤筋。

7.2 分 类

1) 根据不同形式的暴力分类:可将伤筋分作扭伤、挫伤两类。扭伤是由于间接暴力使肢体和关节周围的筋膜、肌肉、韧带过度扭曲、牵拉,引起损伤或撕裂。扭伤多发生在关节及关节周围的组织;挫伤系指直接暴力打击或冲撞肢体局部,引起该处皮下组织、肌肉、肌腱等损伤。挫伤症状以直接受损部位为主。

2) 根据伤筋病程分类:可分为急性伤筋及慢性伤筋。急性伤筋患者体质素健,治疗及时,可不致进入慢性阶段;若系伤筋断裂,或老弱患者,或职业性劳损,日久可出现肌肉僵凝,或肌力柔弱,或局部苍白浮肿等慢性伤筋症状。

3) 根据伤筋的程度和病理变化分类:可分为筋未断裂、筋断裂。筋未断裂是指筋膜、肌肉的络脉受伤,但无筋膜、肌肉、韧带的断裂,或虽有微小的筋膜撕裂,但不致引起严重功能障碍者;筋断裂包括肌肉、肌腱、韧带的断裂,伤后正常功能丧失,或出现异常活动等。

7.3 诊断要点

伤筋的诊断常依据病史、临床表现而定,必要时,可加拍X线摄片和透视排除骨折、脱位。伤筋的主要症状是疼痛、瘀肿和功能障碍。急性伤筋根据发病过程和规律,一般可分为三期:

1) 早期:疼痛剧烈,肿胀明显,在2~3天内瘀血凝结,功能障碍。

2) 中期:受伤3~4天后,瘀血渐化,肿胀逐渐消退,瘀斑转为青紫,皮肤温热,疼痛渐减;至伤后10~14天,伤筋轻者,可获康复;伤筋重者,肿胀消退亦较显著,疼痛明显减轻,功能部分恢复。

3) 后期:伤重者2周后,瘀肿大部分消退,疼痛渐不明显,功能轻度障碍,大约3~5周后,症状全部消失,功能恢复。少数患者恢复期较长,肿块消退缓慢、疼痛隐约、动作欠利,迁延日久,可转成慢性伤筋。

慢性伤筋的表现由于病变部位不同,组织结构不一,可有各不相同的表现,或肿胀,或酸痛,或功能障碍,症状常因劳累或受凉而加重。

急、慢性伤筋的诊断中,压痛点的部位往往就是病灶所在,同时要检查关节活动功能情况以及关节有无异常活动,例如膝内侧副韧带完全断裂时,膝外翻的角度必然增大等。对于严重伤筋患者,必要时可做X线检查,以排除骨折、脱位的可能。

7.4 并 发 症

1) 小骨片撕脱:由于肌腱附着点的牵拉而引起骨质撕脱。

2）神经损伤：根据肢体运动、感觉功能丧失范围，肌肉有无明显萎缩等，可大致判定神经损伤部位。

3）关节内游离体：伤筋时兼有软骨损伤，在后期可演变为小骨块，脱落而成游离体。

4）骨化性肌炎：如肘部大血肿，若处理不当，软组织中出现骨化现象，引起疼痛及关节功能障碍，X 线摄片显示不均匀的钙化影。

5）骨性关节炎：关节部位的伤筋，后期易出现骨刺及关节软骨面的炎症等。

7.5 辨证论治

伤筋的治疗方法包括推、拿、按、摩等理筋手法，内、外用药以及针灸、拔火罐、练功活动等，可以根据伤筋不同的部位、类型和病程，分别选择应用。

（1）理筋手法

《医宗金鉴·正骨心法要旨》一书中曾述及按摩法和推拿法是治疗伤筋的主要手法。历代医家对理筋手法积累了丰富的经验，现在理筋手法又有很大的发展。理筋手法一般以按、摩、推、拿四法为主，并辅以揉、捏、擦、捺等手法，同时根据不同的情况还可选用拔伸牵引、屈曲按压、颤抖摇晃、旋转斜搬等手法，可达到活血化瘀、消肿止痛、舒筋活络、松解粘连、软化瘢痕等作用。对感染性疾病（骨髓炎、骨结核等）、恶性肿瘤、妊娠期、传染性皮肤病等，均不宜做按摩手法。

理筋手法操作时的要求：

1）急性筋伤：因损伤后局部血脉破裂而出血，肿势严重时，一般用拇指腹面或掌跟部轻揉按压点穴，此法既可止血，又可消肿止痛。伤筋重者，应该根据解剖生理的要求，顾筋顺脉推拿按摩，理顺筋络，切不可粗暴蛮干，以免加重伤势。若韧带、筋络断裂时，则应考虑修补接筋。

2）慢性筋伤：多有筋络变性，筋腱僵凝，影响关节功能，此时手法宜持续深透，采用松筋、弹筋拨络手法，徐徐屈伸旋转活动，促使关节功能恢复。

（2）药物治疗

急性伤筋的初期及中期，如瘀聚末化，肿痛较重，治宜活血化瘀、消肿止痛；急性伤筋的后期及慢性伤筋，因筋络不和，疼痛乏力，治宜养血和络、温经止痛为主，同时须结合患者具体情况辨证施治。

1）外用药物：伤筋初期及中期，宜消瘀退肿、理气止痛，常用药膏有三色敷药、消瘀止痛药膏等。如红热较明显者，宜消瘀清热、解毒退肿，可敷四黄散、清营退肿膏等。症状较轻者，可用万花油、茴香酒等搽擦局部，以舒筋活血。

伤筋后期及慢性伤筋，疼痛持续不愈，活动功能欠利者，以活血止痛为主，用宝珍膏、万应膏等。如患处苍白不温，肌筋肿硬拘挛，可用熏洗方煎汤熏洗患肢，有温经止痛、滑利关节的作用。常用的熏洗方有四肢损伤洗方、八仙逍遥汤、海桐皮汤等。陈伤隐痛及风寒痹痛可用蒸熟的药物在患处做火通熨，有温经散寒、祛风止痛作用，常用方如火通药、熨风散等。

2）内服药物：急性伤筋后，气血瘀阻，瘀肿、胀、剧痛者宜散瘀生新，理气活血，风寒夹滞者宜兼顾宣痹和络，肌筋萎弱者又须补益肝肾，佐以健脾。分期用药原则是：伤筋初期肿痛剧烈时，宜散瘀止痛，可服云南白药、七厘散等；伤筋中期患部肿痛初步消退，治宜舒筋活血，可服舒筋汤或舒筋活血汤等，亦可服补筋丸或加减补筋丸等丸药；伤筋后期及慢性劳损患者，常兼夹风寒外邪，局部疼痛乏力，活动功能障碍，阴雨天则症状加重，或有肌肉萎缩，或见浮肿，治宜养血和络、祛风宣痹；对老年体弱者须补肝肾、祛风湿，常用方药如小活络丹、活血酒、大活络丹、健步虎潜丸、补肾壮筋汤等。

(3) 针灸治疗

伤筋的初期可做针刺治疗，取阿是穴或邻近部位取穴，以泻法为主，留针 5~10 分钟，可起舒筋止痛作用。急性伤筋的后期及慢性伤筋的患者，针灸治疗也有较好的效果，取穴以痛为俞与循经取穴相结合，手法以补法为主，可结合艾灸，以温经止痛。

(4) 水针疗法

水针疗法是针灸疗法的一种发展，可以将注射药液直接注入病变部位及邻近俞穴，药物的作用直接、迅速，同时又起到了针刺穴位的作用。所以对伤筋后期及某些慢性伤筋患者具有较好的效果，但应注意无菌操作，以免感染。

1) 水针部位的确定：以压痛点为主，结合局部解剖避开血管神经，确定进针的深度，如疼痛部位较广泛，可 1 次注射 2~3 个点。

2) 注射药液：常用的有当归注射液、红花当归川芎注射液、5%葡萄糖注射液和 1%普鲁卡因加泼尼松龙混悬液等注射于局部病灶。

(5) 固定和练功活动

伤筋患者既要适当限制患肢的活动，以免加重损伤，又要指导患者适当功能活动，以促进局部血液循环，加速功能的恢复。如《仙授理伤续断秘方》云："凡曲转，如手腕脚凹、手指之类，要转动，用药贴，将绢片包之后时时运动。"指出在治疗期间，要认真贯彻动静结合的原则，对关节部位的损伤，既要相对的固定，又要做适当功能活动，以促进肢体功能的恢复。

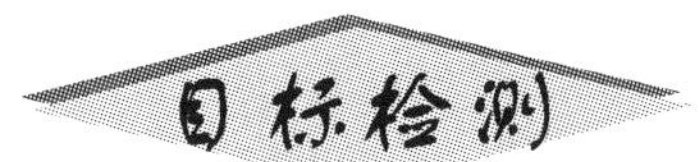

思考题

1. 何谓伤筋？如何分类？
2. 伤筋的诊断要点有哪些内容？
3. 伤筋的并发症有哪些？

（罗秀夏）

下　　篇

8 肩部损伤

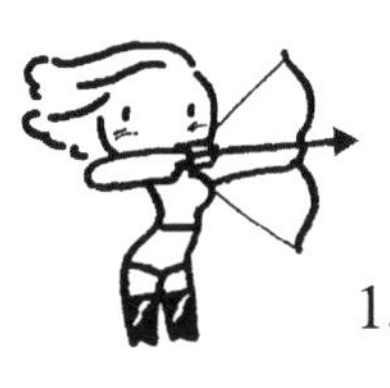

学习目标

1. 叙述锁骨骨折、肱骨外科颈骨折、肩关节脱位的病因病机、诊断要点、整复及固定方法
2. 叙述肩关节周围炎的病因病机、诊断要点及治疗方法
3. 简述冈上肌肌腱炎的病因病机、诊断要点及治疗方法

8.1 锁骨骨折

锁骨骨折是常见的骨折之一，占全身骨折的6%左右，多发生在中1/3处，各种年龄均可发生，尤多见于青壮年及儿童。锁骨骨折又称缺盆骨骨折、锁子骨断伤、井栏骨折等。

8.1.1 病因病机

间接与直接暴力均可引起锁骨骨折，间接暴力多因肩部外侧或手掌先着地跌倒，传导暴力冲击锁骨发生骨折，多为横断形或短斜形骨折。骨折后，内侧段可在胸锁乳突肌的牵拉下向后上方移位，外侧段则由于上肢的重力和胸大肌牵拉而向前下方移位。直接暴力可由前方或上方作用于锁骨，引起横断性或粉碎性骨折，粉碎性骨折的骨折片如向下移位，有损伤锁骨下神经和血管的可能；如

锁　骨

锁骨为一弧形管状骨，横置于胸壁前上方外侧，全长均可在体表摸到，有2个生理弯曲，外侧端向后凸，内侧端向前凸，略似S形。锁骨支撑肩胛骨，使肩关节离开胸廓，有利于上肢灵活运动。锁骨骨折较常见，多发生在中1/3处。

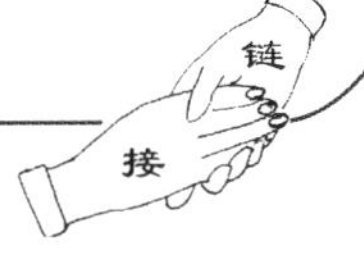

骨折片向上移位,可突破皮肤形成开放性骨折。

8.1.2 诊断要点

局部肿胀、疼痛、压痛均较明显,甚至骨折端可隆起于皮下,触摸即可发觉,有时可有骨擦音,伤侧上肢不能自主用力上举和后伸。患者表情痛苦,头偏向伤侧,下颌偏向健侧,使胸锁乳突肌松弛而减少疼痛,同时用健手托着患侧肘部,以减轻上肢重量牵拉。幼儿多为青枝骨折,局部畸形及肿胀不明显,但在穿衣、上提其手或以腋下托起时,患儿啼哭叫痛,根据外伤病史、X线检查即可做出诊断。

8.1.3 治疗方法

幼儿青枝骨折或不全骨折及成人无移位骨折可用三角巾悬吊患侧上肢,轻度移位者用"8"字绷带或双圈固定1~3周,即可痊愈,有移位骨折可按下列方法治疗:

(1) 整复方法

患者取坐位,嘱其挺胸,双手插腰。术者将膝部顶住患者背部正中,双手握其两肩外侧,向背部徐徐牵引,使之挺胸伸肩,此时骨折移位即可改善,如仍有侧方移位,可用捺正手法矫正。粉碎性骨折整复困难,不要求解剖对位,更不宜用暴力,以免骨折尖端刺伤皮肤或血管。

(2) 固定方法

1) "8"字绷带固定法:在两腋下各置棉垫,用绷带从患侧肩后经腋下,绕过肩前上方,横过背部,经过对侧腋下,绕过对侧肩前上方,绕回背部至患侧腋下,包绕8~12层,用三角巾悬吊患肢于胸前(图8-1A)。

2) 双圈固定法:将预先制好的大小合适的包有棉花的绷带圈2个,套于两侧肩腋部,待骨折复位后,用棉垫将两骨折端上下方垫压合适,并用胶布固定。从患者背侧上下拉紧此两布圈各用一布带维持两肩向上后伸;另用一布带将两布圈于胸侧扎牢,以免双圈滑脱,此带不能过紧,否则会使肩前屈,失去固定作用(图8-1B)。

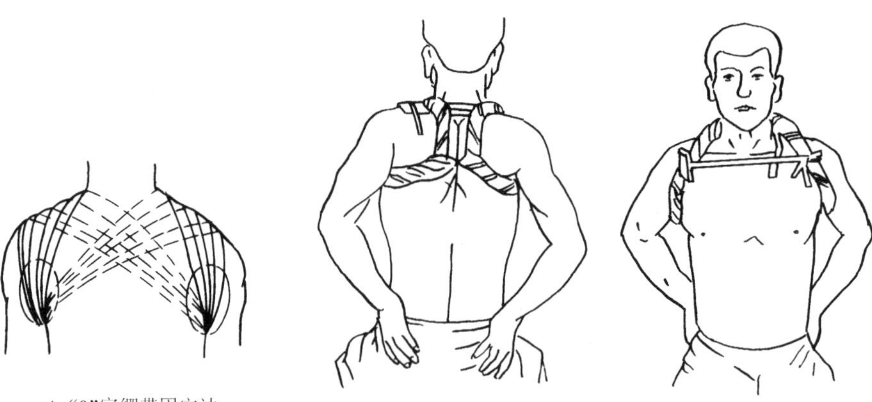

A. "8"字绷带固定法　　B. 双圈固定法

图8-1 锁骨骨折固定法

(3) 练功活动

锁骨骨折在固定期间,患者应尽可能保持挺胸,并后伸肩部。初期可做腕、肘关节屈伸活动,中后期逐渐做肩部练功活动,以防止肩关节固定时间太长而导致功能活动受限制。

(4) 药物治疗

初期宜活血祛瘀,消肿止痛,可内服活血止痛汤,外敷消瘀止痛膏;中期宜接骨续筋,内服可选用新伤续断汤、续骨活血汤,外敷接骨续筋药膏;中老年患者,因气血虚弱,血不荣筋,易并发肩关节周围炎,故后期宜着重养气血,补肝肾,可内服六味地黄丸加减,外贴坚骨壮筋膏。

(5) 其他疗法

对粉碎性骨折移位严重或骨片断端有损伤神经、血管及有刺破皮肤可能时,行切开复位、克氏针内固定术。

8.2 肱骨外科颈骨折

肱骨外科颈骨折可发生在各种年龄,老年人较多,移位多较严重,局部出血较多,应特别注意。

8.2.1 病因病机

此骨折多为间接暴力所致,多因跌倒时手掌或肘部先着地,传达暴力所引起。临床上有以下5种类型:

1) 裂缝骨折:多由直接暴力所致,造成结节骨裂与外科颈骨折,骨折多无移位。

2) 嵌插骨折:受传达暴力所致,断端互相嵌插。

3) 外展型骨折:由于跌倒时上肢外展位所致,并使骨折远侧端呈外展,近侧端相应的内收,形成骨折端向内成角移位。

4) 内收型骨折:跌倒时上肢内收位,使骨折远侧端内收,近侧端相应的外展,形成骨折端向外成角移位。

5) 肱骨外科颈骨折合并肩关节脱位:受外展外旋暴力作用于肱骨头,可引起前下方脱位。暴力继续作用,再引起肱骨外科颈骨折。

肱 骨 颈

肱骨颈分别为解剖颈与外科颈。前者为肱骨干顶端和肱骨头之间,后者为大小结节与肱骨干之间的部位,位于解剖颈下2~3cm,为松质骨与致密骨交界处,是肱骨上端最薄弱处,故肱骨上端骨折多发生于此处。

链 接

8.2.2 诊断要点

患者均有摔伤病史。

局部肿胀或疼痛,功能障碍,有压痛和纵轴叩击痛,肱骨大结节周围压痛明显,在上臂上端可摸到突起的骨折断端和成角畸形,除嵌插型骨折外,可见瘀斑、骨擦感和异常活动。

X线检查:X线正位,穿胸侧位片可确定骨折类型及移位情况。

8.2.3 治疗方法

因骨折早期局部出血水肿,所以在骨折愈合中,软组织之间易发生粘连,长期固定,常致使关节功能障碍。在诊疗时,尤其对老年患者,不应为了追求解剖对位而反复多次进行手法复位,更不能随意切开复位,进行手术治疗。

(1) 整复方法

对无移位骨折,不需整复,有移位骨折可按下列方法治疗。

患者仰卧或靠坐位,一助手用布带绕过腋窝向上提位,另一助手握其肘部,沿肱骨方向牵引,纠正缩短移位,然后根据骨折类型、移位情况施行手法复位(图 8-2)。

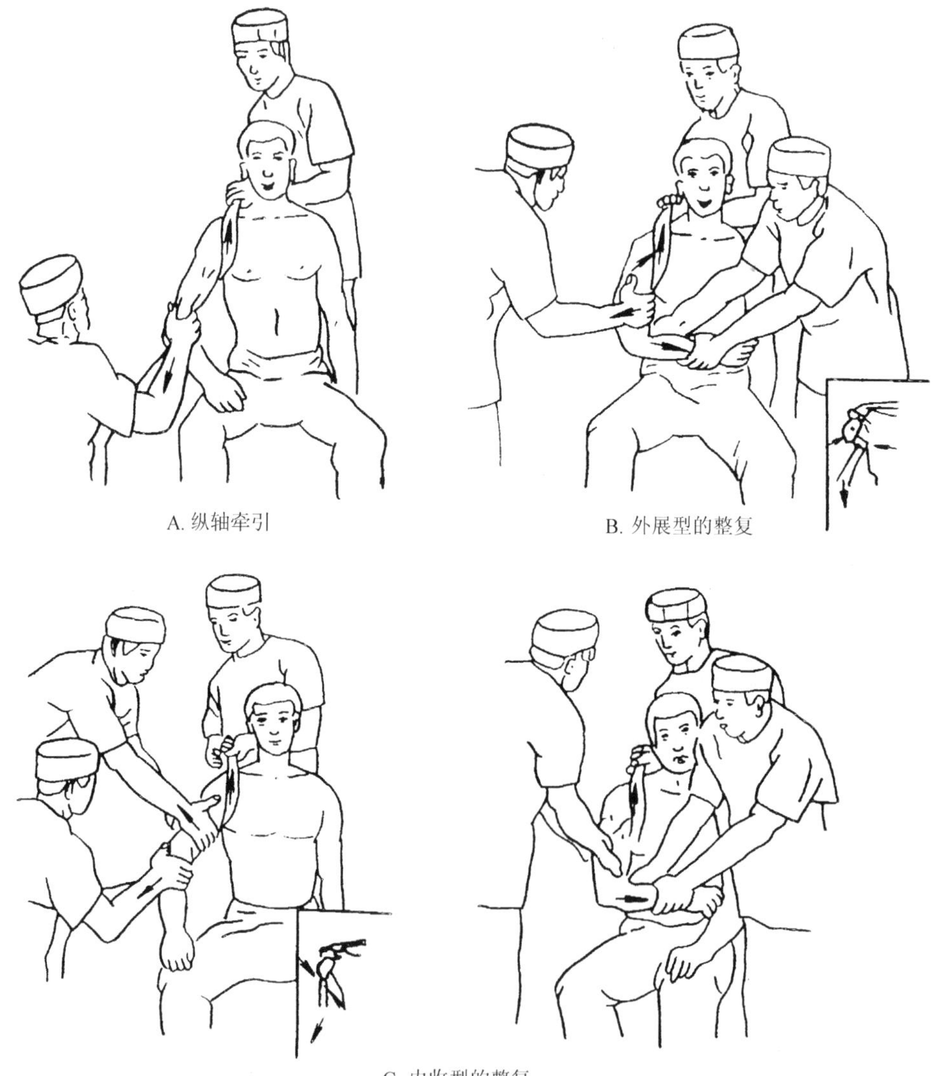

图 8-2 肱骨外科颈骨折复位法

1) 外展型骨折:术者双手握骨折部,两拇指按于骨折近端的外侧,其他各指环抱骨折远端的内侧捺正，助手同时牵拉下内收其上臂即可复位。

2）内收型骨折：术者两拇指压住骨折部向内推，其余4指使远端外展，助手在牵引下将上臂外展即可复位，若系老年人的非稳定性骨折，在术者手法复位未放松压力之前，将上臂向上撞顶，使两骨折端嵌插或稳定，以利外固定治疗。

（2）固定

无移位骨折，老年人嵌插骨折只用三角巾悬吊伤肢即可，对于移位骨折整复后可采用小夹板固定（图8-3）。

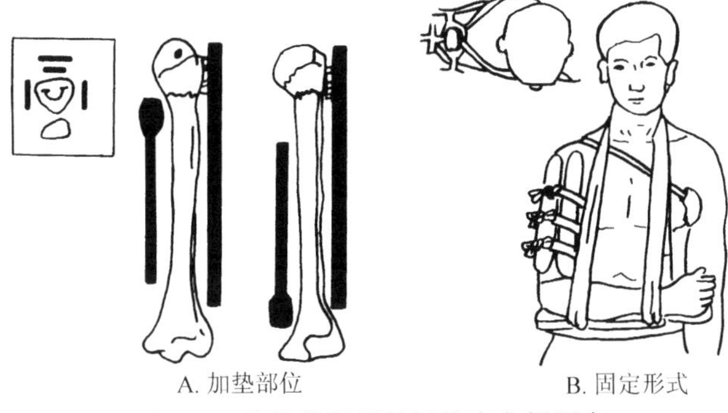

图 8-3　肱骨外科颈骨折的小夹板固定

1）夹板规格：长夹板3块，下达肘部，上端超过肩部，夹板上端可钻小孔系以布带结，以便做超关节固定作用。短夹板1块，由腋窝下至肱骨内上髁以上。夹板的一端用棉花包裹，呈蘑菇头样大头垫夹板。

2）固定方法：在助手持续牵引下，将棉垫3~4个放于骨折部的周围，短夹板放在内侧，若内收型骨折，大头垫放在肱骨内上髁的上部；若外展型骨折，大头垫应顶住腋窝部，并在成角突起处放一平垫，3块长夹板分别放在上臂前、后、外侧，孔端放置肩关节上，并将前、后、外3块夹板以布带系紧。用3条绷带将夹板捆紧。

（3）练功活动

初期先让患者做握拳、屈伸肘、腕关节、舒缩上肢肌肉等活动，3周后练习肩关节各方向活动，到4周左右即可解除外固定，加强肩关节功能锻炼。

（4）药物治疗

按三期辨证用药，同锁骨骨折。

（5）其他疗法

对骨折合并腋部神经、血管损伤时，宜尽早施行手术以修复神经、血管，同时进行骨折对位和内固定。

肩　关　节

肩关节即指肩肱关节。是由肱骨头与肩胛盂构成的一个杵臼关节，头大盂小。关节囊薄而松弛，上壁有喙肱韧带及肌腱纤维加强，前、后壁也都有肌腱纤维加强，以增加关节的稳固性，但下壁无肌腱纤维加强关节囊，成为肩关节的薄弱处，肱骨头常从此脱出。肩肱关节是活动范围最广泛、最灵活的关节，上、下、左、右均可活动。

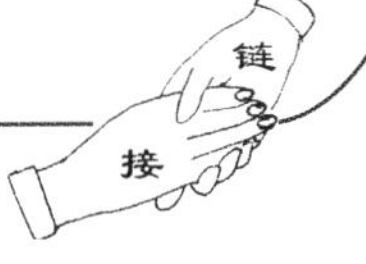

8.3　肩关节脱位

肩关节脱位亦称肩胛骨出、髎骨骱失或

肩骨脱臼。肩关节脱位占全身脱位的40%以上,且多发生于青壮年人。男性多于女性。肩关节脱位分前脱位和后脱位,因脱位后肱骨头所在位置不同,又分肩胛盂下脱位、喙突下脱位及锁骨下脱位,肩关节后脱位很少见(图8-4)。

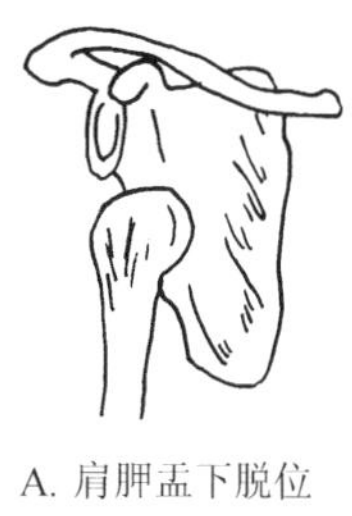

A. 肩胛盂下脱位

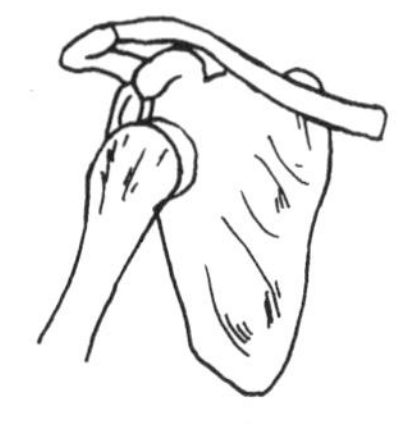

B. 喙突下脱位

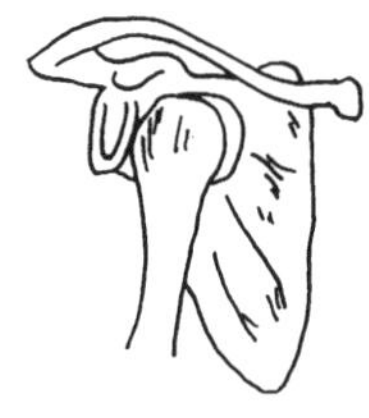

C. 锁骨下脱位

图8-4 肩关节前脱位的类型

8.3.1 病因病机

肩关节脱位不外直接暴力或间接暴力两种,但以间接暴力最多见。

(1) 直接暴力

多为外力直接作用于肩关节而引起,但极少见。临床常见的是向后跌倒,以肩部着地,或因来自后方的冲击力,使肱骨头前脱位。

(2) 间接暴力

间接暴力可分传达暴力与杠杆作用力两种。

1) 传达暴力:患者侧位跌倒时,手掌撑地,肱骨干呈外展姿势,由手掌传导至肱骨的暴力可冲破肩关节囊前壁,向前脱位至喙突下空隙,形成喙突下脱位,较多见。若暴力继续向上传达,肱骨头可能被推至锁骨下部成为锁骨下前脱位,较少见。

2) 杠杆作用力:当上臂过度外展外旋后伸时,肱骨颈或肱骨大结节抵触于肩峰时,构成杠杆的支点作用,使肱骨向盂下滑脱,形成肩胛盂下脱位,继续滑至肩胛前部成为喙突下脱位。

肩关节前脱位后的病理变化,主要为肩关节囊的破裂和肱骨的移位,若破裂在盂唇处者,不易愈合,可为习惯性脱位的原因。肩关节周围的软组织可发生不同程度的损伤,或合并肩胛盂边缘骨折、肱骨头骨折与肱骨大结节骨折等,约有30%~40%的患者合并有大结节撕脱骨折。偶见腋神经损伤。

8.3.2 诊断要点

肩部疼痛、肿胀、功能障碍,若合并大结节撕脱者,局部肿胀明显,可有瘀斑及骨擦音。因肱骨头向前脱位,肩峰特别突出,形成典型的“方肩”畸形。同时可触及肩峰下有空虚感,从腋窝可摸到前脱位的肱骨头。上臂有明显的外展内旋畸形,并呈弹性固定于这一畸形位置。若将伤侧肘关节的内侧贴着胸前壁,则伤肢手掌不能触摸健侧肩部,即杜格(Dugas)征阳性。盂下脱位时患肢较健侧长。此外还要注意患肢有无神经、血管损伤的表现。X线摄片检查,可了解肱骨头移位的方向与位置,确定脱位的类型,并可了解有无并发骨折。

8.3.3 治疗方法

肩关节脱位应及早进行手法复位固定治疗,因早期局部瘀肿疼痛与肌肉挛缩较轻,便于复位操作。

(1) 手法复位

操作时应注意手法轻柔准确,切忌暴力,以免发生合并伤。常用的复位手法如下:

1) 拔伸足蹬法:此法简单,只需一人操作,至今仍被广泛应用,患者仰卧位,用拳大的软布垫于患侧腋下,以保护软组织,术者立于伤侧面对患者,用两手握住患肢腕部,同时将足跟伸至伤侧腋下(右侧脱位用右足,左侧脱位用左足),臂稍外展外旋沿上臂纵轴方向缓慢而有力的牵引,继而徐徐内收内旋,利用以足跟为支点的杠杆作用,将肱骨头挤入关节盂,当有回纳感时,复位即告完成。此法简单易行,节省人力,效果较好。在足蹬时,不可使用暴力,以免引起腋窝血管、神经损伤。若用此法而肱骨头尚未复位,可能系肱二头肌长头肌腱阻碍,可将患肢进行内、外旋转,使肱骨头绕过肱二头肌长头肌腱,然后再按上法复位(图 8-5)。

2) 拔伸托入法:患者仰卧位,自伤侧腋下经胸前及背后绕套一布被单,向健侧牵引固定,另一布单自伤侧腋下绕过,作为对抗牵引;一助手握患肢腕部及肘部,沿上臂弹性固定的轴线方向(即 60°外展位)牵引并外旋,术者用手自腋部将肱骨向外后推挤,即可使之复位(图 8-6)。

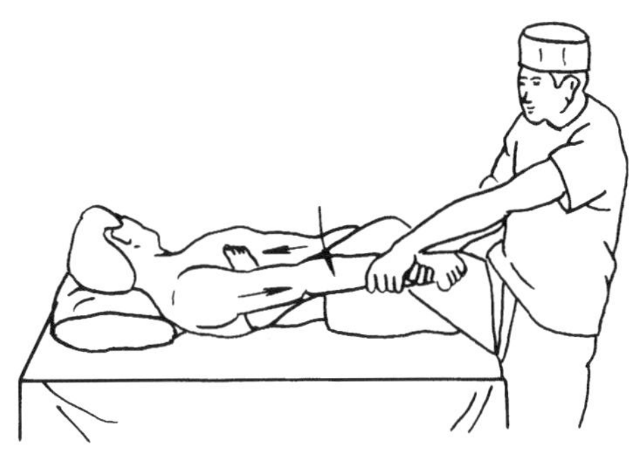

图 8-5 拔伸足蹬法

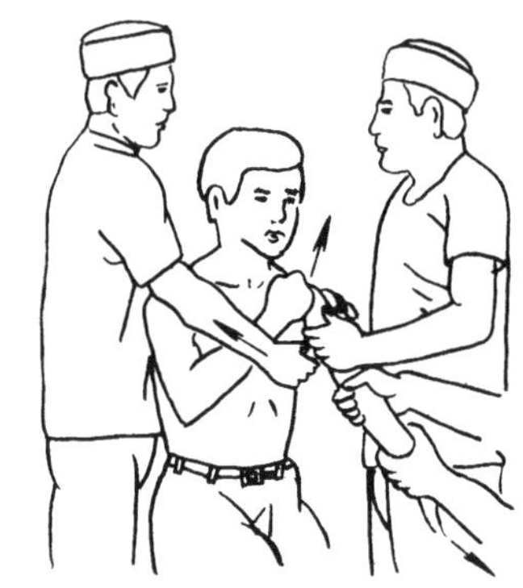

图 8-6 拔伸托入法

3) 牵引回旋复位法:患者采用靠坐位或仰卧位,助手扶住患者双肩,术者立于患侧右手握住患肢肘部,左手握住患肢腕部,并使患肢屈肘 90°,徐徐沿上臂纵轴方向牵引,并外旋上臂,再逐渐内收,并使肘部内收与前下胸壁接触;在上臂牵引外旋及内收的情况下,听到响声即已复位,再将上臂内旋,并将患肢手掌扶于健侧肩峰,保持复位。本法对伴有肱骨大结节骨折或骨质明显疏松者,或脱位后时间较长(24 小时后)、肿胀或肌肉紧张严重者不适用。

(2) 复位后检查

脱位整复后肩关节活动范围正常,肩部隆起丰满,与健侧外观相似,“方肩”变为圆肩,喙突下或肩胛盂下摸不到肱骨头。在伤肢肘部贴胸的情况下,手掌可以抚摸健侧肩部(Dugas 阴性)。X 线检查肱骨头已复位正常。

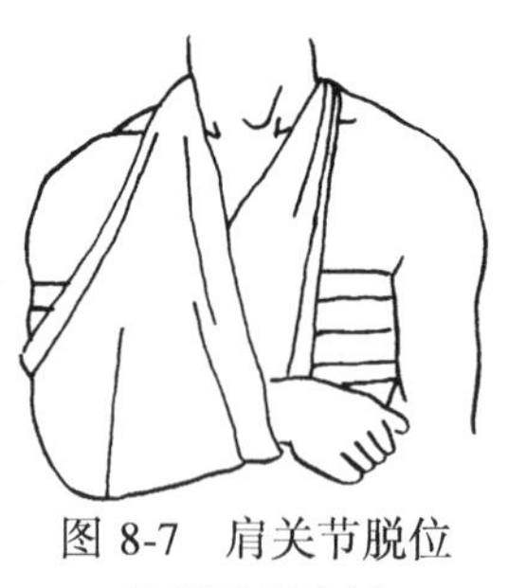

图 8-7 肩关节脱位整复后固定法

(3) 固定方法

复位后必须予以妥善固定,使受伤的软组织得以修复,以防日后形成习惯性脱位。将患侧上臂保持在内旋位,肘关节屈曲 60 °~90°,前臂依附胸前,用棉垫放于腋下和肘内侧,防止发生糜烂。将上臂用绷带包扎固定于胸壁,前臂用颈腕带或三角巾悬托于胸前,固定时间 2~3 周(图 8-7)。

(4) 练功活动

固定期间鼓励患者练习手腕和手指活动,同时加强患肘肌肉收缩练习。1 周后去除上臂固定于胸壁的绷带,仅留托前臂的三角巾,可开始练习肩关节伸屈活动。再过 1~2 周解除外固定后,应逐渐做肩关节各方向主动活动锻炼,配合按摩推拿、针灸、理疗,以防肩关节软组织粘连与挛缩。禁止做强力的被动牵伸活动,以免软组织损伤。

(5) 药物治疗

早期患者瘀肿疼痛明显,宜活血化瘀,消肿止痛,内服可选用舒筋活血汤,外敷活血药;肿痛减轻后,宜舒筋活血,强筋壮骨,可服壮筋养血汤。后期体质虚弱,可服八珍汤。习惯性脱位应服补肝肾、壮筋骨药物,如补肾壮筋汤。

(6) 其他疗法

对于合并神经、血管损伤者,反复手法复位不成功者,可行切开复位内固定术。

8.4 肩关节周围炎

因慢性劳损,外伤后缠绵不愈,风湿寒邪侵袭引起的以肩部疼痛、活动受限为表现的一组

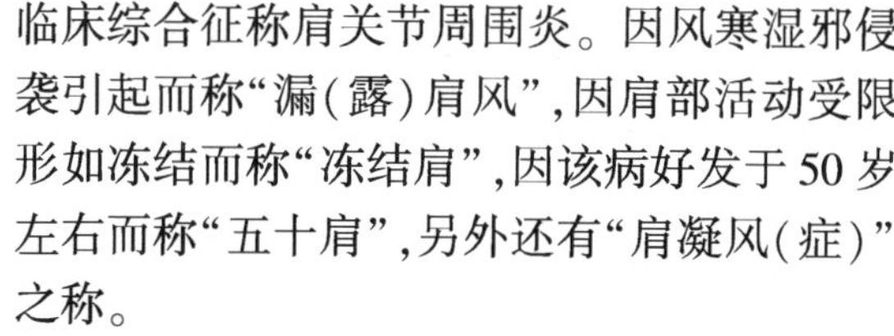

临床综合征称肩关节周围炎。因风寒湿邪侵袭引起而称“漏(露)肩风”,因肩部活动受限形如冻结而称“冻结肩”,因该病好发于 50 岁左右而称“五十肩”,另外还有“肩凝风(症)”之称。

肩部肌肉

肩部肌肉有三角肌、冈上肌、冈下肌、小圆肌、大圆肌、肩胛下肌。肩部的 3 个关节既能单独活动,又能协同活动,能做内收、外展、前屈、后伸及内外旋转等多种活动,形成一个完整的体系。肩部关节活动系由肩部及躯干的肌肉作用的。活动肩肱关节的深层肌肉有冈上肌、冈下肌、小圆肌及肩胛下肌等,其联合腱称为肩袖;浅层肌肉有三角肌、胸大肌、背阔肌及大圆肌等;活动肩胛骨的肌肉有斜方肌、大小菱形肌、提肩胛肌、前锯肌、胸小肌和锁骨下肌等。正是由于这些肌肉的协同作用,才使得肩部各关节在各个不同的部位上协同活动。

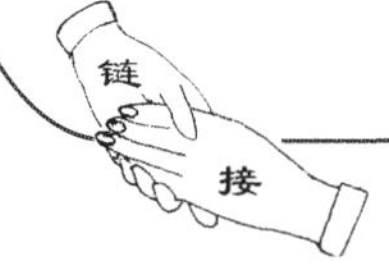

8.4.1 病因病机

本病多在年老气血虚弱、肾精不足而产生退行性病变的基础上,加之长期慢性劳损,风寒湿邪侵袭,致使寒凝筋膜,经络阻滞,血不荣筋,痰浊瘀阻经络和关节,引起局部疼痛和功能障碍。初期为避免疼痛,不敢活动而产生保护性关节活动受限,从而使关节长期保持于某一位置,久则发生退行性病变,局部渗出、粘连、纤维化,产生冻结、僵化,使肩关节功能活动受限。另外,由于肱骨外科颈骨

折或肩关节脱位,上肢固定时间长,而缺乏必要的、适宜的锻炼,致使损伤后的出血血肿机化、钙化、粘连,从而引起肩关节活动受限,诱发肩关节周围炎。

8.4.2 诊断要点

本病主要表现为疼痛、功能障碍。初起自觉肩周疼痛,昼轻夜重,为避免或减轻疼痛,患者多取健侧卧位,逐渐发展至肩关节外展、外旋、高举受限,日常生活中梳头、洗脸、穿衣均感困难。检查可见肩前、肩后、三角肌止点处有压痛,而以肱二头肌腱压痛明显。肩关节被动外展时,肩部高耸,肩胛骨随之向上转动,说明肩关节已有粘连。重症患者肩臂肌肉萎缩,尤以三角肌萎缩最为明显。

本病部分患者可自愈,但时间长,功能恢复不全,需积极治疗,尚需与颈椎病鉴别。

颈椎病:颈椎病表现以颈项疼痛为主,向肩臂放射;而肩关节周围炎以肩部疼痛为主症,有时可向上臂放射。颈椎病表现为颈部活动障碍,肩关节周围炎以肩关节外展、高举受限为特点。颈椎病X线摄片表现生理曲度变直、椎间孔变窄、唇状骨质增生,而肩关节周围炎X线摄片无异常。

8.4.3 治疗方法

(1) 理筋手法

本病理筋手法适用范围广,可用于任何一期的治疗,可改善局部血液循环,促进代谢,解除粘连,恢复功能。

1) 揉摩法:患者采用坐位,术者用掌根、大小鱼际揉肩关节周围肌肉、肌腱,然后按摩肩前、肩后、肩外侧。

2) 拨筋法:术者用拇、食、中指对握三角肌肌束,用拨筋法顺肌纤维方向拨动5~6次。

3) 顿筋法:术者一手握患者四指、手腕,另一手扶患者,屈患肘关节抬患肩,往后下方用力顿之,注意用力适度,以患者能耐受为宜。

4) 归合:术者两手交叉(十指)在患者肩前后夹挤。

5) 抖法:医者握患侧手腕,采用抖肩法抖动患肢肩关节。

6) 梳头法:右手轻握患者手腕,左手扶压肘部做梳头动作。要求手及腕部去发际,进入发中,逐步做到手能放置枕后及摸到对侧耳尖,同时右手须向下对肘加适当压力。

7) 擦汗法:以前臂中上方擦汗为好,患者仰卧,术者右手扶患者腕背,左手扶压肘关节,始终突出以左手推肘接近额部为主,右手限制腕手不使达头上。

8) 扳动法:患者仰卧位,患侧靠近床边,术者站立患侧一方,一手揉按患者肩关节痛点,一手将患肢向前屈、后伸、外展位扳动,以解除肩关节粘连。

(2) 固定及练功活动

一般来讲肩关节周围炎患者不需固定,但练功活动对肩关节功能恢复是极为重要的,长期坚持功能锻炼,循序渐进,即可达到康复的目的。常用练功方法如下:

1) 手拉滑车:坐或站于滑车下,两手持绳之两端,以健肢用力牵拉带动患肢,来回拉动,幅度可逐渐增大。

2）蝎子爬墙：面对或侧身向着墙壁，两脚分开，患侧肘关节微屈，五指张开扶在墙上，患侧手部用力缓缓向上爬，使上肢尽量抬举或外展，然后再缓缓返回原处。

3）双手托天：两足开立，与肩同宽，两手放在腹前，手指交叉，掌心向下，反掌上举，掌心向上，同时抬头看手指，还原。初练时可由健肢帮助患臂向上举起，高度逐渐增加，以患者不太疼痛为度。

另外梳头动作、擦汗活动可增加肩关节外展、外旋、前屈、后伸功能活动，有利于肩关节功能康复。

（3）药物治疗

1）内服药：风寒型，治宜祛风散寒，舒筋通络，三痹汤加减；气虚型，治以补气活血止痛，黄芪桂枝五物汤加减；血虚型，治以补血舒筋通络，当归鸡血藤汤加减。

2）外用药：伤湿止痛膏外贴，或用中药活血舒筋外洗，方用海桐皮汤加减。

（4）其他疗法

1）针灸治疗：对缓解疼痛、改善功能疗效显著。取肩髃、臑俞、手三里、曲池、外关、阿是穴，用泻法，每日或隔日 1 次，10 次为 1 个疗程。

2）封闭治疗：痛点明确者，可用 2%利多卡因 2ml，加醋酸泼尼松龙 12.5mg 行局部封闭。

3）物理疗法：用神灯、周林频谱治疗仪、电脑中频治疗仪理疗。

4）中药熏洗法、腾药法：用舒筋活血、通络止通之中药熏洗或熨腾。

8.5 冈上肌肌腱炎

冈上肌起于肩胛冈上窝，止于肱骨大结节外上方，由于外伤劳损、风寒湿邪侵袭使冈上肌肌腱发炎粘连，形成肩部在一定范围内疼痛功能障碍者称冈上肌肌腱炎。

8.5.1 病因病机

本病多发于中老年人，开始多为自发性，当肩关节外展到 90°时，肩峰下滑囊完全退缩至肩峰下面，冈上肌受到挤压、摩擦或损伤，日久则肌腱可发生退行性变化。中老年人冈上肌肌腱发生退行性病变更易劳损，复感风寒湿邪侵袭，寒凝筋膜，形成炎症。

8.5.2 诊断要点

早期症状不明显，仅在外展时轻微疼痛，动作稍用力则肩部肌筋咯嚓作响，同时肩外展至 60°时因疼痛不能继续外展，但可被动外展。检查见肱骨大结节、三角肌附着点或肩后冈上部压痛，有明显疼痛弧（即外展 60°～120°时疼痛明显，小于 60°或大于 120°时疼痛减轻或不再产生疼痛），X 线摄片偶见冈上肌肌腱钙化、骨质疏松。应与冈上肌肌腱断裂，肩袖损伤，肩关节周围炎鉴别。

肩关节周围炎：压痛广泛，肩关节主动被动运动均受限，被动外展肩关节时有扛肩现象；无明显疼痛弧。

冈上肌肌腱断裂：多见于重体力劳动者，出现肩部尖锐疼痛，典型的肌力消失，无力外展及抬举上臂，肢体不能抗阻力外展。但若别人帮助外展至60°以上后，能自动上抬，同时出现耸肩旋转肩胛骨。

8.5.3 治疗方法

(1) 理筋手法

根据急性、慢性不同病变时期及病情轻重，随证施治，以增强肌肉张力，尽快恢复关节运动功能。

1) 揉摩法：患者坐位，医者将患肩关节轻轻外展90°，一手托扶患侧肘关节，自肩至上臂按摩数次，放松上肢肌肉。

2) 点穴法：医者以拇指点按或揉按患侧缺盆、肩贞、阿是穴。肩关节前侧疼加云门、天府；肩关节外侧疼痛加巨骨、肩髃、臂臑；肩关节后侧痛加肩井、臑俞。

3) 划圈法：一手握腕，一手握肩，拇指放伤处，拔伸下轻轻摇晃肩部6~7次，然后手握其腕，由前、后、上、下划圈，范围由小到大。

4) 抖动法：双手握腕之两侧，松臂，向下牵引动作的同时，双臂用力均匀颤动数次。

5) 擦搓法：医者以拳按压患肩痛点，另一手握拳对置，两拳相对反复擦、搓患部，以肩部皮肤及深层软组织发热为宜。

6) 叩打法：医者以空拳或掌背广泛叩击肩关节周围，包括颈肩、胸背、上臂部。

(2) 固定和练功活动

急性期疼痛较重者，可用颈腕带固定，配以适当休息，肿痛消退后进行功能锻炼，以舒筋通络、活血止痛，尽快恢复肩部功能，常用手法如下：

1) 弯肱拔刀：两足开立，两臂下垂，右臂屈肘向上提起，掌心向前，提过头顶然后向右下落，抱住颈项。右臂同时屈肘掌心向后，自背后上提，手背贴于腰后。右掌自头顶由前下垂，右臂垂直后再屈肘，掌心向后。自背后上提行于后腰部，右肩膀同时自背后下垂，左臂屈肘上提，掌心向外过头顶，掌心向上，还原。

2) 前后左右甩手：两足分开，做前后、左右甩手动作。

(3) 药物治疗

1) 内服药：治宜活血化瘀、舒筋通络止通，用桂枝汤、舒筋活血汤、复元活血汤加减；慢性者口服舒筋丸、小活络丸等。

2) 外用药：早期用伤湿止痛膏，配以舒筋活血、通络止痛之中药熏洗或腾药热熨患处。

(4) 其他疗法

1) 针灸疗法：取穴天宗、肩髃、肩髎、曲池、合谷、阿是穴等，用泻法，每日1次，10次为1个疗程，辅以艾灸法疗效更好。

2) 封闭疗法：用2%利多卡因或普鲁卡因配泼尼松龙行局部封闭，每5~7日1次，可连用3~4次。

3) 物理疗法：用神灯、周林频谱治疗仪、电脑中频治疗仪在肩关节周围疼痛处理疗。

目标检测

思考题

1. 锁骨骨折多发生于锁骨的哪一段，为什么？
2. 如何固定锁骨骨折？
3. 肱骨外科颈骨折分哪几型？
4. 肩关节脱位的诊断要点是什么？
5. 试述肩关节脱位的复位手法？
6. 简述肩关节周围炎的病因病机。
7. 如何鉴别诊断肩关节周围炎、颈椎病？
8. 简述冈上肌肌腱炎的病因病机。

（邹本贵　崔丽琴　刘新文）

9 上臂损伤

学习目标

叙述肱骨干骨折的病因病机、诊断要点及治疗方法

9.1 肱骨干骨折

肱骨干骨折是指肱骨外科颈以下 1~2cm 至肱骨髁上 2cm 之间的一段管状骨骨折，好发于骨干的中部，其次为下部，上部少见。中下 1/3 骨折易合并桡神经损伤，下 1/3 骨折易发生不连接。

肱 骨 干

肱骨干为一长管状骨，中段以上呈圆形，以下逐渐变扁、变宽，至下 1/ 3 逐渐变成扁三角状。营养动脉在肱骨中段穿入，向远近两端分布。肱动脉、肱静脉、正中神经及尺神经均在上臂内侧，沿肱二头肌内缘下行。桡神经自腋部发出后，在三角肌粗隆部自肱骨后侧沿桡神经沟，由后内向前外绕行而下，故当肱骨中下 1/ 3 骨折时，易合并桡神经损伤。

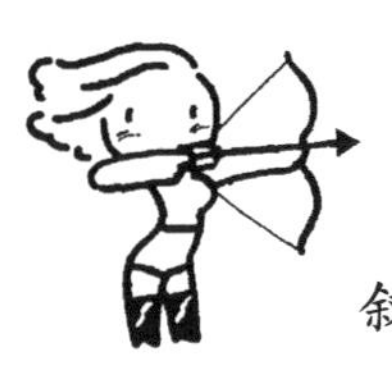

9.1.1 病因病机

1) 直接暴力：如打击伤、挤压伤等，多发生于中 1/3 处，多为横形骨折、粉碎性骨折或开放性骨折，较大暴力作用于中下段前外侧时，常伴有桡神经损伤。

2) 传导暴力：如跌倒时手或肘着地，易发生斜形骨折或螺旋形骨折，多见于肱骨中下 1/3 处。

3) 旋转暴力：如投掷手榴弹、标枪或翻腕扭转前臂时，多可引起肱骨中下1/3 交界处骨折，所引起的骨折多为螺旋形骨折。

肱骨干周围有许多肌肉附着，由于肌肉的牵拉，故在不同平面的骨折就会造成不同方向的移位。骨折在三角肌止点以上者，近段因胸大肌、背阔肌和大圆肌的牵拉而向上、向内。远段

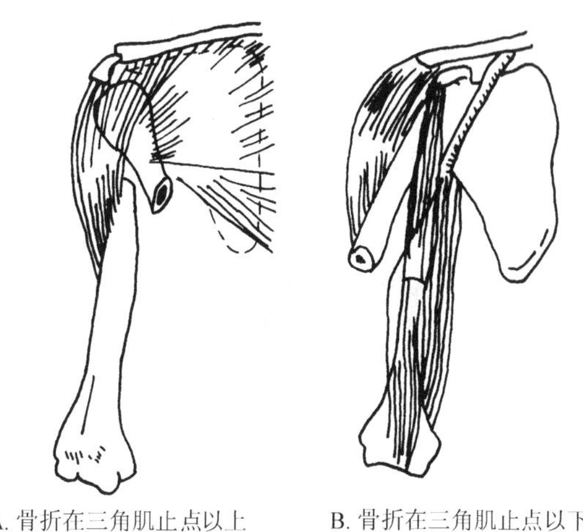

图 9-1　肱骨干骨折的移位

因三角肌、喙肱肌、肱二头肌和肱三头肌的牵拉而向上、向外。骨折于三角肌止点以下者，近段因三角肌和喙肱肌牵拉而向外、向前；远段因肱三头肌及肱二头肌牵拉而向上。肱骨干下 1/3 骨折，由于患者常将前臂吊于胸前，引起远侧骨折段内旋移位（图 9-1）。

9.1.2　诊断要点

患者局部疼痛，肿胀，明显功能障碍。压痛剧烈，伤肢肢体有环形压痛，有上臂成角畸形，触摸有异常活动、骨擦音、骨擦感。

X 线正侧位片可明确骨折类型及移位情况。

如骨折合并桡神经损伤者，可出现典型垂腕和伸掌指关节功能障碍，第 1、第 2 掌骨背侧皮肤感觉丧失。

9.1.3　治疗方法

（1）整复方法

患者靠坐位或平卧位。用一布带经过患侧腋窝，绕经胸前及背后向健侧牵引固定，作为对抗牵引。助手一手将肘关节屈曲 90°，一手握住肱骨远端缓缓牵引患肢，逐渐纠正骨折端重叠、成角及旋转移位，一般牵引力不宜过大，否则易引起断端分离移位。待重叠移位完全矫正后，根据骨折不同的移位情况进行整复。

1）三角肌止点以上骨折：在维持牵引下，术者两拇指抵住骨折远端外侧，其余四指环抱近端内侧，将近端托起向外，使断端微向外成角，继而拇指由外推远端向内，即可复位（图 9-2A）。

2）三角肌止点以下（即肱骨中 1/3）骨折：术者以两手拇指按住骨折近端远侧，余指环抱骨折远端近侧，在维持牵引下，两手拇指推近端向内，同时余指向外提拉远端使骨折端复位（图 9-2B）。

3）下 1/3 骨折：多为螺旋式斜形骨折，仅需轻微力量牵引，矫正成角畸形，将两斜面挤紧捺正。

治疗肱骨干骨折时，如过度牵引、反复多次整复或体质虚弱的横断骨折和粉碎性骨折患者，再因上肢重量悬垂作用，在固定期间可逐渐发生分离移位。如处理不及时或不当，则可致骨折迟缓愈合，甚至不愈合。在治疗过程中，必须防止骨折断端分离移位。

（2）固定方法

1）夹板固定：前、后、内、外 4 块夹板，如骨折端仍有轻度侧方或成角移位者，或防止骨折端再移位时，均可用纸压垫加压矫正或维持骨折端的对位。上 1/3 骨折要超肩关节，下 1/3 骨折要超肘关节，中 1/3 骨折不超过上、下关节，并应注意前夹板下端不能压迫肘窝（图 9-3）。固定时间成人约 6~8 周，儿童约 3~5 周。中 1/3 骨折是迟缓愈合和不愈合的好发部位，固定时

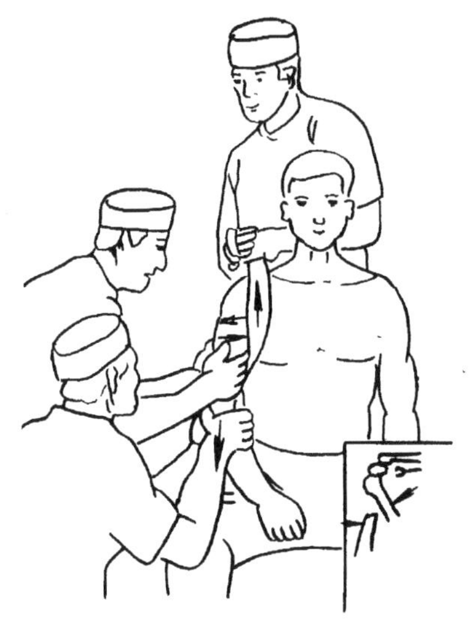
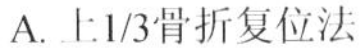

A. 上1/3骨折复位法

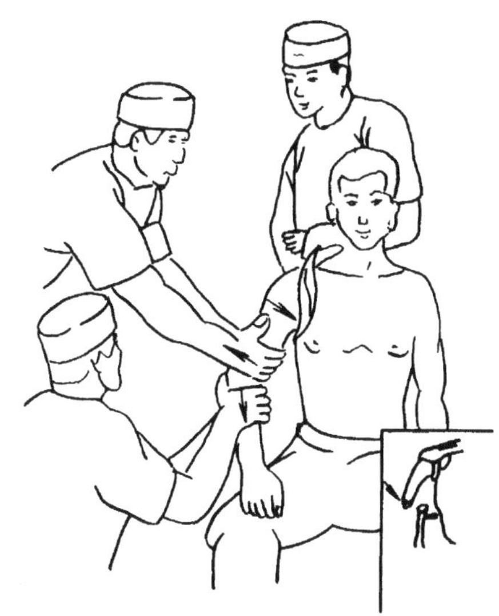

B. 中1/3骨折复位法

图 9-2 肱骨干骨折复位法

间应适当延长，经X线复查见有足够骨痂生长才能解除固定。固定后肘关节屈曲90°以木托板将前臂置于中立位，患肢悬吊在胸前。应定期做X线检查，以及时发现在固定期间骨折端是否有分离移位。若断端分离，应加用弹性绷带上下缠绕肩、肘部，使断端受到纵向挤压而逐渐接近。

2）悬垂石膏固定：悬垂石膏必须有一合适的重量，石膏上缘至少要高出骨折近端2.5cm，下缘至腕关节，屈肘90°，前臂中立位。固定后必须始终保持前臂于下垂位，以达到牵引复位和维持骨折位置的要求。

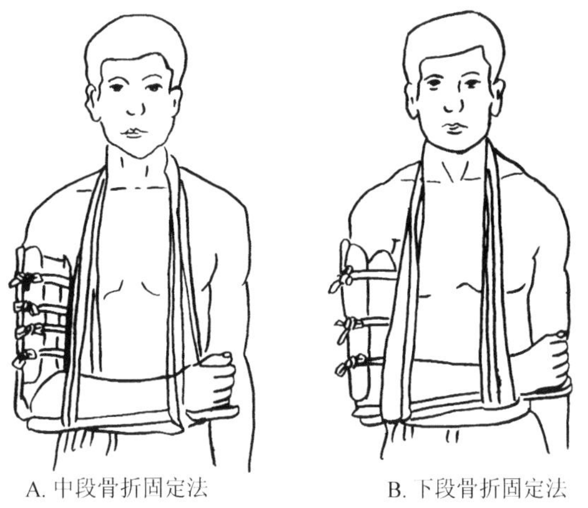

A. 中段骨折固定法　　B. 下段骨折固定法

图 9-3 肱骨干骨折夹板固定法

（3）练功活动

固定后即可做伸屈指、掌、腕关节活动，有利于气血通畅。肿胀开始消退后，患肢上臂应用力做肌肉舒缩活动，加强两骨折端在纵轴上的挤压力，防止断端分离，保持骨折部位相对稳定。中期除继续初期的活动外，应逐渐进行肩、肘关节活动。

（4）药物治疗

按骨折三期辨证用药，骨折迟缓愈合者，应重用接骨续损药，如土鳖、自然铜、骨碎补之类。骨折愈合后，配合药物熏洗，使肩、肘关节功能早日恢复。

（5）其他疗法

对于肱骨干开放性骨折、多段骨折、合并血管神经损伤者，应行手术治疗。

目标检测

思考题

1. 描述肱骨干不同部位骨折的移位情况。
2. 试述肱骨干骨折的复位手法。

（邹本贵　崔丽琴）

10 肘部损伤

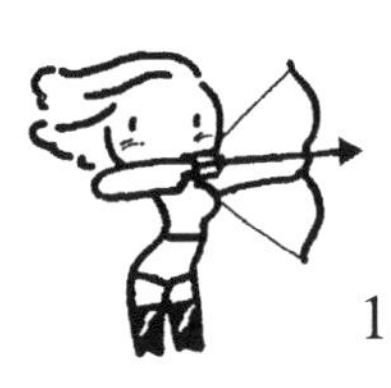

学习目标

1. 叙述肱骨髁上骨折、尺骨鹰嘴骨折、肘关节脱位、小儿桡骨头半脱位的病因病机、诊断要点及整复固定方法
2. 简述肱骨内、外髁骨折、桡骨头骨折、尺骨上1/3骨折合并桡骨头脱位的病因病机、诊断要点及整复固定方法
3. 简述肱骨外上髁炎的病因病机、诊断要点及治疗方法

10.1 肱骨髁上骨折

肱骨髁上骨折是儿童常见的肘部损伤,约占肘部骨折的60%,由于常常合并神经、血管损伤,治疗不当会造成肘关节功能受限及肘部发育畸形,故此种骨折属于较严重的损伤,应采取正确的治疗方法。

10.1.1 病因病机

肱骨髁上骨折,多见于儿童,多由间接暴力所致。根据暴力形式和受伤机制的不同,可将肱骨髁上骨折分为伸直型、屈曲型和粉碎型3种(图10-1)。

1) 伸直型:跌倒时,肘关节呈半屈状手掌着地,沿前臂向上传达的暴力和由上而下的重力交集于髁部,使肱骨髁上部骨折,骨折的近侧段向前移位,远侧段向后移位,骨折线方向由后上至前下方斜形经过。移位严重者,骨折近侧端常损伤肱前肌并对正中神经和肱动脉造成压迫和损伤。

伸直尺偏型:摔倒后,暴力自肱骨髁部的前外侧向后内侧作用,使肱骨髁上骨折的远侧段向尺侧和后侧移位。

伸直桡偏型：摔倒后，暴力自肱骨髁部的前内侧向后外侧作用，使肱骨髁上骨折的远侧骨折段向桡侧和后侧移位。

2）屈曲型：多系屈曲位跌仆，肘后侧先着地，骨折远侧段向前移位，近侧段向后移位，骨折线自前上方斜向后下方。

3）粉碎型：骨折常因肱骨下端受到压缩性的暴力所致，尺骨半月切迹将肱骨下端劈裂而分为内、外髁2骨片。

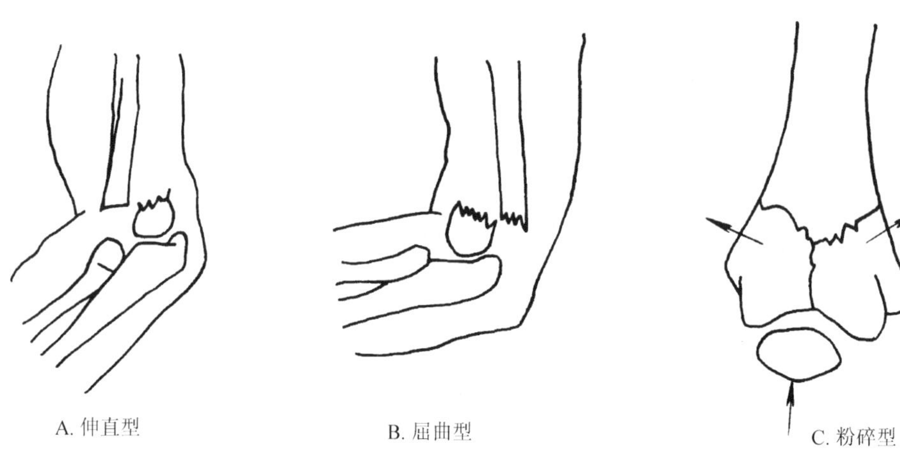

图 10-1　肱骨髁上骨折类型

10.1.2　诊断要点

肘关节肿胀，功能障碍，压痛明显，局限于肱骨髁上部。骨折有移位者，肘部疼痛，肿胀较明显。伸直型肘部呈靴形畸形，肘关节骨性标志肘后三角保持正常，可与肘关节后脱位相鉴别。可触及骨摩擦感和异常活动。

> **肘后三角标志**
>
> 肘关节伸直时，肱骨内、外髁及尺骨鹰嘴尖部三点在一条直线上；肘关节屈曲时，这三个骨性标志组成一个等腰三角形。
>
> 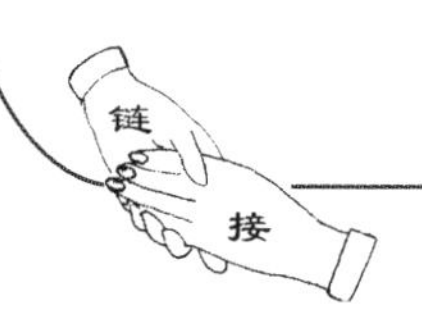
>

合并症：①神经损伤：表现为该神经支配范围的运动和感觉障碍，以桡神经、正中神经损伤为多见。②血管损伤：若肘部严重肿胀，桡动脉搏动消失，患肢剧烈疼痛，手部皮肤苍白、发凉、麻木，被动伸指有剧烈疼痛者为肱动脉损伤或受压，处理不当形成缺血性肌挛缩。

X线检查可显示骨折类型和移位方向。

10.1.3　治疗方法

无移位或轻度移位的肱骨髁上骨折可置患肢于屈肘90°位，用颈腕带悬吊或石膏托外固定2~3周；有明显移位的骨折，施行手法复位、小夹板外固定及石膏外固定。

(1) 整复方法

患者就诊后,要详细询问损伤病史,检查有无血管、神经合并伤,结合 X 线照片确定骨折类型,备好手法复位及固定用具。

患者仰卧,两助手分别握住其上臂和前臂,做顺势拔伸牵引,术者双手放于骨折处两侧,相互对压,纠正重叠移位。若远段旋前(或旋后),应首先纠正旋转移位,使前臂旋后(或旋前)。纠正上述移位后,整复伸直型骨折时,以两拇指从肘后向前推远端,两手其余四指重叠环抱骨折近端向后拉,并令助手在牵引下徐徐屈曲肘关节,常可感到骨折复位时的骨擦感。整复屈曲型骨折时,术者以上述手法复位侧方移位,以一手鱼际抵于骨折远侧端,另一只手鱼际抵于近侧骨折端的上方背侧,两手对挤加压,并将肘关节伸展大于 90°即可复位(图 10-2)。

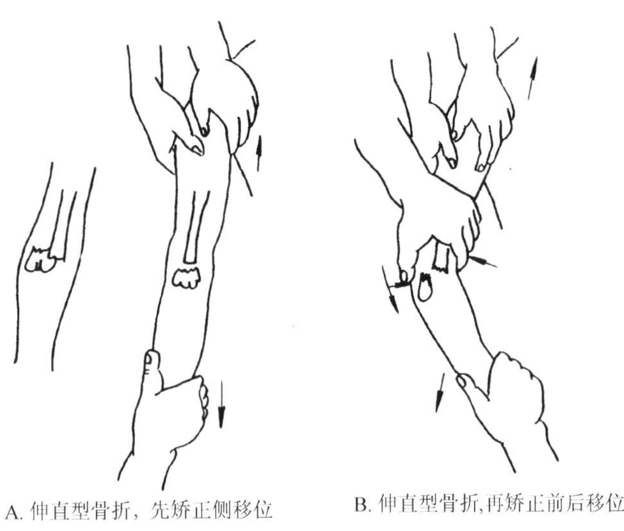

A. 伸直型骨折,先矫正侧移位　　B. 伸直型骨折,再矫正前后移位

图 10-2　肱骨髁上骨折整复法

(2) 固定方法

1) 伸直型骨折固定:手法复位成功后,固定肘关节于屈曲 90°~110°位置 3 周,夹板长度应上达三角肌中部水平,内外侧夹板下达(或超过)肘关节,前侧板下至肘横纹,后侧板远端呈向前弧形弯曲。为防止骨折远端后移,可在鹰嘴后方加 1 个梯形垫;为防止内翻,可在骨折近端外侧及远端内侧分别加塔形垫。夹缚后用颈腕带悬吊(图 10-3)。

2) 屈曲型骨折固定:应将肘关节完全伸直,前臂旋后位固定。用夹板固定时,夹板长度应从三角肌止点至手腕部,2 周后改屈肘 90 °用石膏托再固定 1~2 周。

(3) 练功活动

固定期间做握拳、腕关节活动,粉碎性骨折应于伤后 1 周在固定下开始练习肘关节伸屈活动,其他类型骨折应在解除固定后,积极主动锻炼肘关节伸屈活动,禁用猛力被动手法,防止引起新的损伤或骨化性肌炎而致关节功能障碍。

(4) 药物治疗

内服药治则仍按三期辨证用药;解除夹板固定以后,可用中药熏洗,有舒筋活络的作用,是预防关节强直的重要措施。

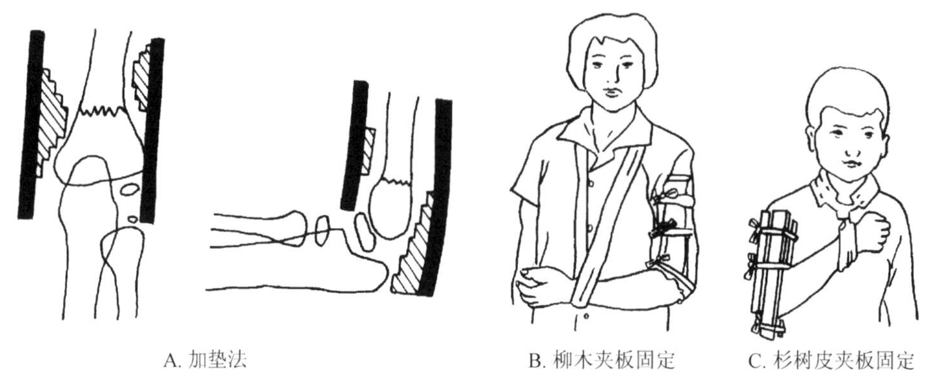
A. 加垫法　B. 柳木夹板固定　C. 杉树皮夹板固定

图 10-3　伸直型肱骨髁上骨折夹板固定法

(5) 其他疗法

对于合并有神经、血管损伤及反复手法复位效果不满意者应考虑切开复位及血管、神经探查术。

10.2　肱骨外髁骨折

肱骨外髁骨折是儿童常见的一种肘关节损伤,因其多属于骨骺骨折,损伤年龄在 2~18 岁,以 6~10 岁最常见。骨折块常包括肱骨外髁、肱骨小头骨骺、滑车外侧部分及干骺端骨质。如果治疗不当,可遗留肘部畸形,并引起功能障碍。

10.2.1　病因病机

肱骨外髁骨折多由间接暴力所致。跌倒时手掌撑地,肘关节处于外展位或内收位均可引起肱骨外髁骨折和移位,一般多由外力从手部传达至桡骨头撞及肱骨外髁所引起,或因前臂伸肌群的猛烈收缩和牵拉所致。由于肘关节在致伤瞬间所处的位置不同,骨折块移位的方向和大小有明显不同,根据骨折块移位的情况,可分为无移位骨折、轻度移位骨折和翻转移位骨折 3 种,翻转移位骨折又可分为前移型和后移翻转型(图 10-4)。

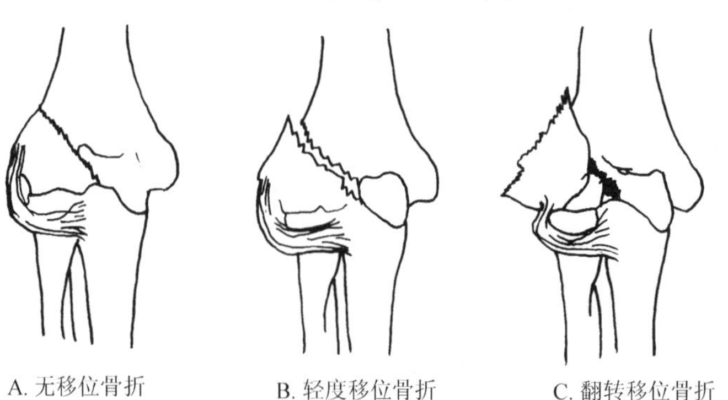
A. 无移位骨折　B. 轻度移位骨折　C. 翻转移位骨折

图 10-4　肱骨外髁骨折

10.2.2 诊断要点

肘关节呈半屈状,肘关节肿胀,以肘外侧最为明显,肘部疼痛,活动受限。肘外侧局限性压痛,有移位骨折可触及骨折块活动感或骨摩擦感。

X线片:成年人骨折线或骨折块明显清楚,对移位的判断也比较容易。儿童期肘部的骨化中心出现和闭合时间相差很大,大部分骨折块是属于软骨性的,仅骨化中心才在X线片上显影,故在处理时,应注意这一点,不能以X线显示的形态来衡量骨折的严重程度。

10.2.3 治疗方法

肱骨外髁骨折属于肘关节内骨折,在小儿外髁是构成肱骨下端生长的重要解剖部位,因而要求解剖对位。

无明显移位的肱骨外髁骨折,仅屈肘90°,前臂悬吊胸前即可;有移位的骨折,在适当的麻醉下,争取在软组织肿胀之前以手法整复;若伤后超过1周或闭合复位不满意,应切开复位。

(1) 整复手法

如单纯向外移位者,通常采用局部麻醉或臂丛麻醉,屈曲肘关节,前臂旋前位,术者以拇指将骨折块向内上方推按而复位。

有翻转移位者,凡属前移翻转型者,先将骨折块向后推按,使之成为后翻转型,然后用以下方法整复。以右肱骨外髁翻转骨折为例,复位时,可先用拇指指腹轻柔按摩骨折部,仔细辨认骨折块的滑车端和骨折面,辨清移位的方向及翻转、旋转的程度。术者左手握患肢腕部,置肘关节于屈曲45°前臂旋后位,加大肘内翻使关节腔外侧间隙增宽,腕背伸以使伸肌群松弛,并以右手食指扣住骨折块的滑车端,拇指扣住肱骨外上髁端,先将骨折块稍平行向后方推移,再将滑车推向后内下方,将肱骨外上髁端推向外上方以矫正旋转移位。然后用右拇指将骨折块向内挤压,并将肘关节伸屈、内收、外展以矫正残余移位。若复位成功,则可扪及肱骨外髁骨嵴平整,压住骨折块进行肘关节伸屈活动良好,且无响声。

(2) 固定方法

有移位骨折闭合复位后,肘伸直,前臂旋后位,外髁处放固定垫,尺侧肘关节上、下各放1个固定垫,4块夹板从上臂中上放到前臂中下段,4条布带缚扎,使肘关节伸直而稍外翻位固定2周, 以后改屈肘90°,固定1周,骨折临床愈合解除固定,防止因固定时间不足而发生骨折不愈合。

(3) 练功活动

有移位骨折在复位1周内,可做手指腕关节轻微活动。1周后,逐渐加大指、掌、腕关节的活动范围。解除固定之后,开始进行肘关节屈伸、前臂旋转和腕、手的功能活动。但应避免强力的被动伸屈手法,因其会加重关节僵硬,甚至引起关节周围骨化。

(4) 药物治疗

肱骨外髁骨折的药物治疗原则与肱骨髁上骨折相同。

(5) 其他疗法

对外髁翻转骨折手法复位失败者,移位骨折固定后再移位不能再复位者及有移位的陈旧性骨折,应行切开复位交叉克氏针内固定术。

10.3 肱骨内上髁骨折

肱骨内上髁为前臂屈肌群和旋前圆肌的附着处，其后方有尺神经紧贴尺神经沟通过，肱骨内上髁骨折多发生在少年和儿童，在这个年龄组，肱骨内上髁系属骨骺，尚未与肱骨下端融合，故易于撕脱，称为肱骨内上髁骨骺撕脱骨折。

10.3.1 病因病机

肱骨内上髁骨折常见于平地跌倒或投掷等运动性损伤，受伤时肘关节处于伸直、过度外展位，使肘部内侧受到外翻力，同时前臂屈肌群急骤收缩，而将其附着的内上髁撕脱，骨折块被拉向前下方，甚至产生旋转。根据骨折块移位的程度一般可分为4度(图10-5)。

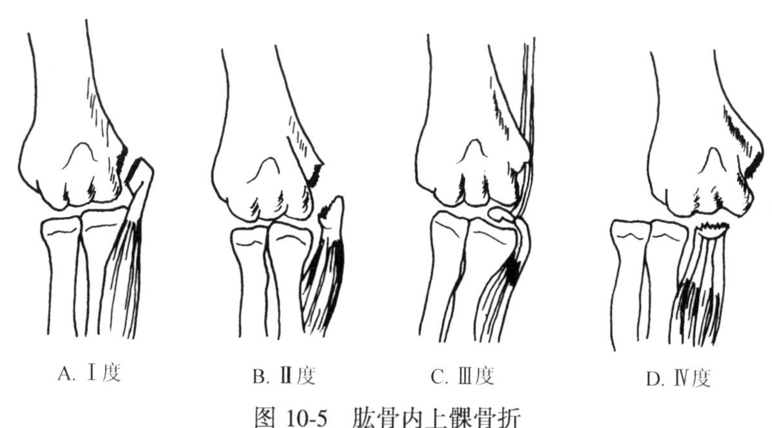

图10-5 肱骨内上髁骨折

Ⅰ度：裂缝骨折或轻度移位骨折。

Ⅱ度：内上髁骨折片牵拉移位明显，可达肘关节水平位，并可能有旋转移位。

Ⅲ度：骨折片撕脱瞬间，外翻暴力较大，使关节内侧张开，骨折片嵌夹在关节间隙内，此骨折片与关节囊粘在一起，被肱骨滑车和尺骨半月切迹关节面紧紧夹住。

Ⅳ度：骨折块有旋转移位并伴有肘关节向桡侧脱位，骨折块的骨折面朝向滑车，并嵌入尺骨鹰嘴和肱骨滑车之间。

10.3.2 诊断要点

伤后肘关节呈半屈曲位，肘关节内侧肿胀、疼痛，局部皮下可见瘀斑，压痛局限于肘内侧，有时可触及骨摩擦感，肘关节功能障碍。Ⅳ度骨折时肘后三角关系不正常。

X线征象：肘关节正侧位片可显示骨折类型和移位方向，但6岁以下儿童该骨骺尚未出现，骨化中心的征象不能在X线片上显示，必须加以注意。

10.3.3 治疗方法

(1) 整复手法

Ⅰ度骨折：不需整复。

Ⅱ度骨折:将肘关节置于屈曲90°~100°,前臂旋前,使前臂屈肌放松,术者以拇、食指固定骨折块,拇指自下方向上方推挤,使其复位。

Ⅲ度骨折:在拔伸牵引下,使伤肢前臂外展、外翻,使肘关节内侧张开,术者在肘关节内侧触到骨折块的边缘时,助手将前臂旋后并背屈腕部和手指,使屈肌迅速拉紧,将关节内的骨折块拉出,以后再按Ⅱ度骨折做手法整复。

Ⅳ度骨折:应先将脱位的肘关节整复,2个助手分别握住患肢远、近端,尽量内收前臂,使肘内侧间隙变窄,防止骨折块进入关节腔内,术者用推挤手法整复肘关节侧方脱位,使其转为Ⅱ度骨折,再按上法处理,整复后,应常规检查尺神经有无损伤。

(2) 固定方法

对位满意后,在骨折块的前下方放1个固定垫,再用夹板超肘关节固定于屈肘90°位2~3周。

(3) 练功活动

1周内只做手及腕关节,活动主要加强握拳动作。1周后可逐渐加大手指屈伸活动幅度,3周后可开始做肘关节屈伸活动。解除固定后可配合中药熏洗。

(4) 药物治疗

药物治疗与肱骨髁上骨折相同。

(5) 其他疗法

手法复位失败及陈旧性骨折有明显移位者,或并发严重的尺神经损伤时,应采取切开复位内固定手术。

10.4 尺骨鹰嘴骨折

尺骨鹰嘴骨折是肘部常见损伤,成人多见。除少数尺骨鹰嘴尖端骨折外,大多数病例为波及半月状关节面的关节内骨折。因此,在治疗过程中,恢复其关节面的正常解剖对位和牢固固定,以及早期活动关节是获得良好功能的重要基础。

(1) 病因病机

尺骨鹰嘴骨折可由间接暴力造成。当跌倒手掌着地时,肘关节呈半屈状,肱三头肌猛烈收缩,可发生尺骨鹰嘴撕脱骨折。直接暴力亦可造成尺骨鹰嘴骨折。肘后部受直接打击,常发生粉碎性骨折。

(2) 诊断要点

受伤后尺骨鹰嘴疼痛、压痛,由于尺骨鹰嘴背侧较表浅,骨折后局部肿胀明显,肘关节呈半屈状,肘关节屈伸活动障碍。由于肘关节腔内积血,鹰嘴两侧凹陷处隆起,有时触及骨折线或骨擦感。X线片可见明显骨折及移位程度。对小片撕脱骨折要仔细观察,防止漏诊。

(3) 治疗方法

尺骨鹰嘴骨折大都波及关节面,因此强调解剖复位,预防骨性关节炎的发生。

1) 整复方法:有血肿者,先把血肿抽吸干净,将肘关节置于130°~140°位,使肱三头肌放松。术者握紧患肢的上臂,以两拇指推迫其近端向远端靠拢,两食指与两中指使肘关节慢慢伸直,即可复位。若手法整复不成功,应采用手术开放复位内固定治疗。

2) 固定方法:无移位骨折不必手法整复,用上肢石膏托固定于功能位3~4周。

有移位骨折手法整复后。在尺骨鹰嘴上端用抱骨垫固定,并用前、后侧超肘夹板固定肘关节于屈曲 0°~20°位 3 周,以后再逐渐改固定在 90°位 1~2 周,亦可用石膏固定。

3) 练功活动:3 周以内只做手指、腕关节屈伸活动, 禁止肘关节屈伸活动,第 4 周以后开始逐步做肘关节主动屈伸锻炼。

4) 药物治疗:按骨折三期辨证用药,解除固定后加强中药熏洗。

5) 其他疗法:对手法复位不满意的,可行切开复位松质骨螺钉或张力带内固定术。

10.5 桡骨头骨折

桡骨头骨折是青少年容易发生的肘部损伤,通常疼痛症状较轻,容易误诊。

(1) 病因病机

跌倒时,肘关节伸直并在肩关节外展位手掌着地,使肘关节置于强度的外翻位,导致桡骨头撞击肱骨小头,产生反作用力,使桡骨头受挤压而发生骨折。桡骨头骨折可分为无移位骨折、有移位骨折和粉碎性骨折等(图 10-6),在儿童多出现桡骨头骨骺分离,桡骨头向外旋转,多位于环状韧带之内。

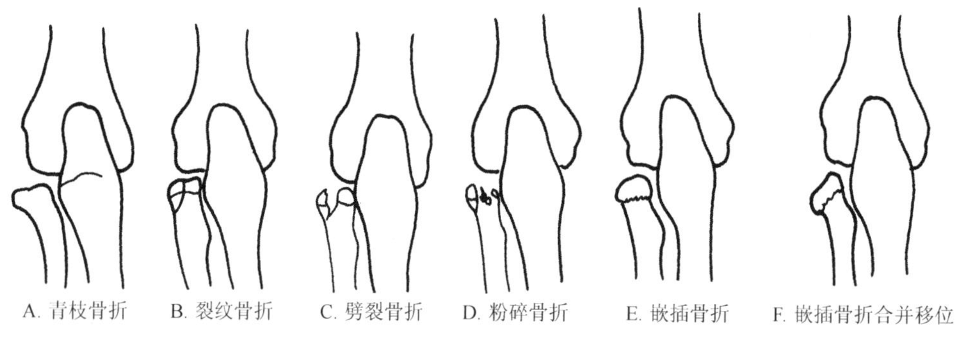

图 10-6 桡骨头骨折

(2) 诊断要点

伤后肘外侧局限性肿胀和疼痛,肘关节功能障碍,尤其是前臂旋后功能受限最明显,桡骨头局部压痛,根据 X 线正侧位片可明确骨折类型和移位程度,但 5 岁以下儿童,该骨骺尚未出现,只要临床症状符合,即可诊断。

(3) 治疗方法

1) 整复方法:无移位骨折不需整复,有移位骨折可按以下方法整复。

整复前先用手指在桡骨头外侧进行按摩,准确地摸出移位的桡骨头。复位时一助手用双手固定上臂,肘屈 90°,另一助手用双手分别握紧伤肢拇指和 2、3 指,牵引拉开肘关节,术者以其拇指按压桡骨头,其余四指握尺桡骨肘端,用拇指加压力,同时让助手给前臂旋转动作,使骨折片复位。

2) 固定方法:各类型骨折复位后均应用上肢石膏托或石膏管型固定肘关节于 90°位置 2~3 周。

3) 练功活动:复位固定后即可做手指、腕关节屈伸活动,2~3 周后做肘关节屈伸活动,4 周后肘关节活动不应受任何限制,并加强前臂旋转锻炼。

4）药物治疗：药物治疗按三期辨证用药。

5）其他疗法：移位严重，经上述方法仍不能整复者，应切开复位。如成年人的粉碎、塌陷、嵌插骨折，关节面倾斜度在30°以上者，于伤后3周根据情况可采用桡骨头切除，过早切除桡骨头会引起下尺桡关节脱位。14岁以下儿童不宜做桡骨头切除术。

10.6 尺骨上1/3骨折合并桡骨头脱位

尺骨上1/3骨折合并桡骨头脱位亦称为孟氏骨折脱位，是指尺骨半月切迹以下的1/3骨折，同时合并桡骨头自肱桡关节、上尺桡关节脱位。该损伤可见于各年龄组，但以儿童和少年多见。

10.6.1 病因病机

直接暴力和间接暴力均能引起尺骨上1/3骨折合并桡骨头脱位，根据暴力方向及骨折移位情况，临床上可分为伸直型、屈曲型、内收型。

1）伸直型：此型多见于儿童。跌倒时，肘关节呈伸直或过伸位，前臂旋后位，外力沿肱骨向下传导，地面的反作用力通过掌心向上传导，尺骨上端可发生骨折，暴力转移至桡骨上端，使桡骨头脱出环状韧带向前外侧脱位，骨折端也随之突向掌侧或桡侧成角。在成人外力直接打击背侧，亦可造成伸直型骨折，为横断或粉碎性骨折。

2）屈曲型：此型多见于成年人，当暴力作用时，肘关节是微屈状，前臂旋前位置，外力由掌心传向上后方，先造成尺骨近侧骨折。桡骨头在肘关节屈曲和向后的外力作用下，造成脱位，骨折端随之向背侧、桡侧成角移位。

3）内收型：此型多见于幼儿和年龄较小的儿童，在暴力作用的瞬间，肘关节呈伸展位、前臂旋前位。传达暴力由掌心传向上外方，造成尺骨冠状突下方发生骨折并向桡侧成角移位，同时引起桡骨头向外侧脱位。

10.6.2 诊断要点

伤后肘部及前臂肿胀、疼痛和功能障碍。移位明显者可见尺骨成角畸形，在肘关节前、外或后方可摸到脱出的桡骨头，骨折和脱位处压痛明显，但在小儿多不能确切叙述外伤史和准确的疼痛部位，因此，临床检查和X线摄片甚为重要。儿童肘部X线解剖关系是根据关节端骨骺相互对应位置来判断的，有移位的尺桡骨干单骨折的X线照片，必须包括肘、腕关节，以免遗漏上下尺桡关节脱位的诊断。在正常条件下桡骨头纵轴延伸线应通过肱骨小头中央，否则即表示桡骨头脱位，肱骨小头骨骺一般在1~2岁时出现，因此，1岁以内的患儿，最好同时摄健侧X线片以便对照。

10.6.3 治疗手法

（1）整复方法

原则上先整复桡骨头脱位，后整复尺骨骨折，患者取仰卧位，前臂置中立位，两助手顺势拔伸，矫正重叠移位，然后根据不同的损伤类型，采用不同的手法操作。

1）伸直型：将肘关节屈曲90°，前臂旋后，术前以拇指自前向后按压桡骨头，同时将前臂做旋转动作，使桡骨头复位，由于牵引和桡骨的支撑作用，尺骨骨折成角移位可同时获得复位。若骨折未能复位，术者捏住骨折断端进行分骨，在骨折处自掌侧加大成角，再逐渐向背侧按压，使尺骨复位。

2）屈曲型：牵引时将肘关节徐徐伸直至0°位，术者拇指向前按压桡骨头，使桡骨头复位，然后先向背侧加大成角，再逐渐向掌侧挤按，使尺骨复位。

3）内收型：助手在拔伸牵引的同时，外展患侧的肘关节，术者拇指加压方向应自外向内，使桡骨头复位，尺骨向桡侧成角也随之矫正。

（2）固定方法

按骨折类型采取不同的固定方法，固定前要放置合适的固定垫。在骨折成角处要放压迫垫；伸直型骨折在桡骨头的前外侧放置梯形垫；屈曲型骨折在桡骨头的后外侧放置梯形垫；内收型在桡骨头外侧放平垫。然后选用前臂超肘关节夹板固定。也可采用上肢石膏固定。伸直型骨折应固定于屈肘位4~5周；屈曲型或内收型骨折宜固定于伸肘位2~3周后，改屈肘位固定2周。

（3）练功活动

在伤后2周内，患者可做握拳运动，2周后可增加腕关节活动，3周后逐步做肘关节屈伸锻炼。早期禁止做前臂的旋转活动，当X线显示尺骨骨折线模糊并有连续性骨痂生长时，才可做前臂的旋转活动。

（4）药物治疗

药物治疗按骨折三期辨证用药。

（5）其他疗法

对手法整复失败者应早期切开复位内固定。对陈旧性骨折畸形愈合者，成人可行桡骨头切除术，儿童则须切开复位，将桡骨头整复，环状韧带重建，尺骨骨折复位内固定术。

10.7 肘关节脱位

肘关节的解剖特点

肘关节由肱桡关节、肱尺关节及上尺桡关节组成，三个关节共处于一个关节囊内。肘关节囊的前后壁薄弱而松弛，两侧的纤维层增厚形成侧副韧带，关节囊纤维层的环行纤维形成一坚强的桡骨环状韧带、包绕桡骨头。

肘关节的屈伸活动以肱尺关节为主。尺骨的冠状突较鹰嘴小，阻挡肱骨滑车向前移位的能力差。

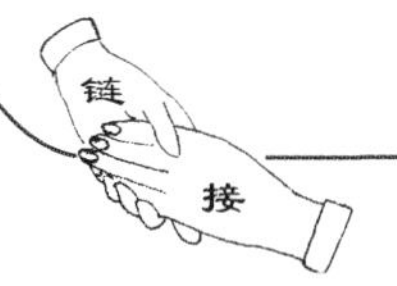

肘关节脱位是肘部常见损伤，多发生于青少年。由于肘关节脱位类型较复杂，常合并肘部其他结构损伤，在诊断和治疗时应特别注意，防止误诊。

10.7.1 病因病机

（1）肘关节后脱位

跌倒时，肘关节伸直、前臂旋后位掌面触地，传达暴力使肘关节过度后伸，以致尺骨鹰嘴的顶端猛烈冲击肱骨下端的鹰嘴窝，在肱尺关节处形成杠杆作用，使附着于喙突的肱前肌和肘关节囊的前侧部分撕裂,则造成尺骨鹰嘴向后移位、肱骨下端向前移位的肘关节后脱位。

(2) 肘关节前脱位

此型多为直接暴力所致,如肘后直接遭受暴力打击,导致尺骨鹰嘴骨折和尺骨近端向前脱位,伴肘部软组织损伤较重。

(3) 肘关节侧方脱位

此型多为间接暴力所致。患者摔倒或由高处跌下,手掌着地,肘关节处于内翻或外翻位致肘关节的侧副韧带和关节囊撕裂,发生肘关节侧方脱位。

(4) 肘关节分离脱位

此型极少见,由于上、下传导暴力集中于肘关节时,前臂呈过度旋前位,环状韧带和尺桡骨近侧骨间膜被劈裂,引起桡骨头向前方脱位,而尺骨近端向后方脱位,肱骨下端嵌插在两骨端之间。

脱位时,肘关节易形成血肿,该血肿容易发生骨化,影响复位后肘关节的活动功能。同时,肘关节脱位可合并肱骨内上髁骨折,有的还夹入关节内而影响复位。移位严重的肘关节脱位,有可能损伤血管与神经,应予以注意。

10.7.2 诊断要点

受伤后出现肘关节疼痛、肿胀、活动功能障碍是肘关节脱位的共有症状,而脱位类型不同,其症状亦有所不同。

(1) 肘关节后脱位

肘窝前饱满,可摸到肱骨下端,尺骨鹰嘴后突,肘后部空虚,呈靴状畸形,肘关节呈弹性固定在45°左右的半屈位,肘后三点的骨性标志关系发生改变,前臂掌侧较健侧明显缩短,关节前后径增宽,左右径正常。

(2) 肘关节前脱位

肘关节呈过伸位,屈曲受限,呈弹性固定。肘前隆起,可触到脱出的尺桡骨上端,在肘后可触到肱骨下端及游离的鹰嘴骨折片,前臂掌侧面较健侧显长。

(3) 肘关节侧方脱位

肘部呈现肘内翻或外翻畸形。

X线检查可明确诊断,是判断脱位类型和合并骨折及移位情况的重要依据。

10.7.3 治疗方法

(1) 手法复位

1) 拔伸屈肘法:患者取坐位,令助手双手紧握患肢上臂,术者双手紧握腕部,置前臂于旋后位,与助手相对拔伸,然后将肘关节屈曲60°~90°,并可稍加旋前,若听到或手感到关节复位的弹响声,证实复位成功(图10-7)。

2) 膝顶牵拉法:患者取坐位,术者立于患者前方,用与患肢同侧的膝部顶住肱骨前下端,双手握住患肢腕关节与膝部顶力对抗牵引;同时屈肘,当出现弹响声时,证实复位成功(图

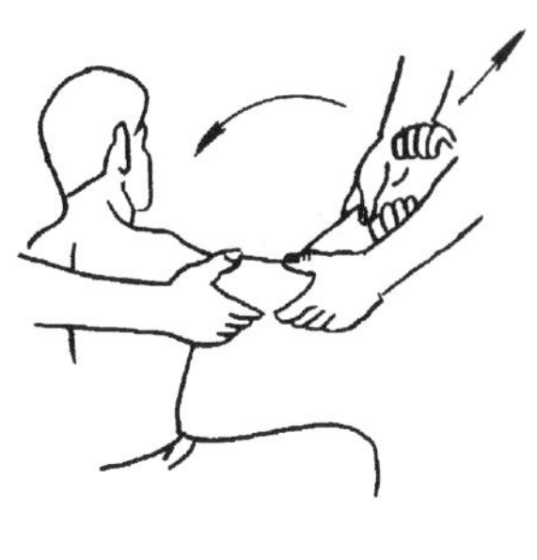
A. 坐位拔伸屈肘法

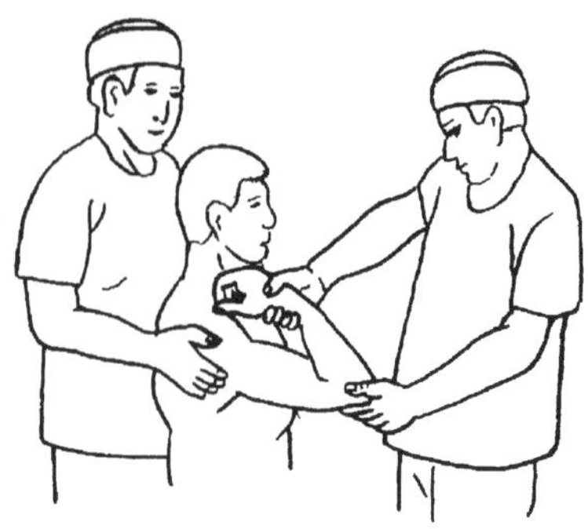
B. 卧位拔伸屈肘法

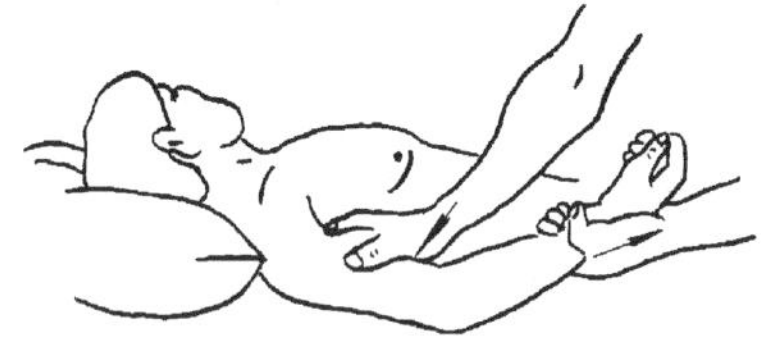
C. 坐位拔伸屈肘法

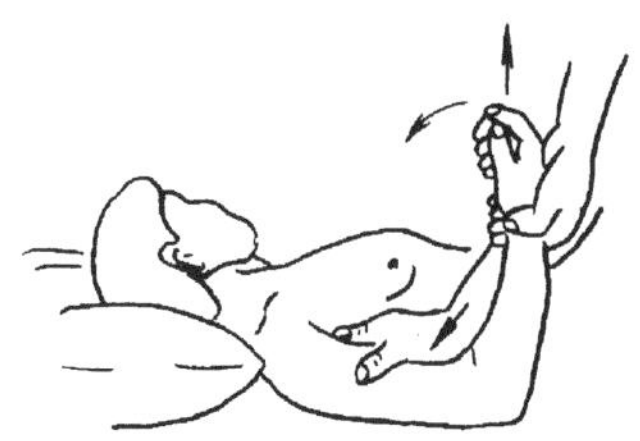
D. 卧位拔伸屈肘法

图 10-7 拔伸屈肘法

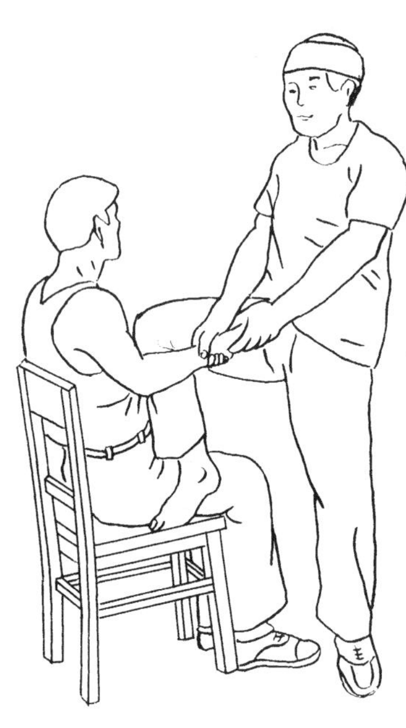
图 10-8 膝顶牵拉法

10-8)。

肘关节前脱位:患者取坐位或卧位,一助手固定患肢上臂,另一助手握住患肢腕部,顺势牵引前臂,术者用两手拇指由肘前顶住脱出的尺桡骨上端向下后推入,余指由肘后抵住肱骨下端向上向前端提,有复位的响声,说明已复位。

肘关节侧方脱位:复位时用双手掌内外环抱肘关节,用力对挤既可复位。

(2) 复位后的检查

复位后应检查肘部外形与健侧相比是否正常,屈伸活动功能是否恢复,手部能否触同侧肩部,肘后部肘三角的关系以及桡骨头与肱骨外上髁的正常关系是否已恢复。

(3) 固定方法

复位后,用石膏托固定,屈肘90°位,固定3周。

(4) 练功活动

肘关节损伤后极易产生关节僵硬,故脱位整复后应鼓励患者早期练功活动。固定期间可做肩、腕及掌指等关节活动;去除固定后,逐渐开始肘关节主动活动,以屈肘为主,避免肘关节的粗暴被动活动,以防发生损伤性骨化。

(5) 药物治疗

药物治疗按骨伤三期辨证用药。

(6) 其他疗法

若复位失败或不适合手法复位,及合并骨折复位失败者应采用手术切开复位。

10.8 小儿桡骨头半脱位

小儿桡骨头半脱位多发生于4岁以下的幼儿。由于幼儿桡骨头发育尚不完全，头径直径几乎相等，环状韧带松弛，故在外力作用下易发生半脱位。

（1）病因病机

患儿在伸肘、前臂旋前位时，腕部突然受到牵拉所致。如走路跌倒时手被成人抓住，由于肘部突然受牵拉力，肱桡关节间隙加大，关节内负压骤增，关节囊和环状韧带被吸入肱桡关节间隙，桡骨头被环状韧带卡住，阻碍回复而形成桡骨头半脱位。

（2）诊断要点

患儿哭闹，患侧肘部疼痛，肘关节呈半屈曲，前臂呈旋前位，不敢旋后，不敢抬举上肢和取物，肘关节不能自由活动，无明显肿胀或畸形，桡骨小头局限性压痛。X线检查常不能显示病变。除摔伤出现肘关节肿胀而怀疑骨折者外，一般不需拍X线片。

（3）治疗方法

1）手法复位：以患儿右肘为例。家长抱患儿正坐，术者与患儿相对，术者左手握肘，拇指放在桡骨小头前外侧，右手握其腕上部，先使前臂旋后同时屈肘，此时术者左手拇指感到复位的弹响，证实复位成功。若不能复位，则右手稍加牵引至肘关节伸直旋后位，左手拇指加压于桡骨头处，然后屈曲肘关节，常可感到复位的弹响。复位后患儿肘部疼痛立即消失，屈肘自如，能上举取物。

2）固定方法：一般不用对肘关节采用特殊的固定。用颈腕带悬挂于屈肘位2~3天，并嘱家长避免牵拉患肢，以防习惯性脱位的发生。

10.9 肱骨外上髁炎

因急性或慢性损伤引起的以桡侧伸腕肌附着处疼痛为主症的一组临床综合征，称为肱骨外上髁炎，亦称肱桡关节滑囊炎；因网球运动员多见，又称网球肘。

10.9.1 病因病机

慢性劳损致肱骨外上髁处形成急、慢性炎症。多见于特殊工种如砖瓦工、木工、网球运动员等，长期劳损，使伸腕肌反复牵拉，引起其起点部分撕裂和炎症。

10.9.2 诊断要点

本病一般多为慢性劳损所致，发病缓慢，初起时在劳累后偶感肘外侧疼痛，疼痛逐渐加重，为持续性，持物无力，甚至持物掉落，端壶倒水、扫地、拧衣时均可引起疼痛加重，约1/3患者出现疼痛向上臂、前臂及腕部放射。触诊时肱骨外上髁压痛或肱桡关节间隙及环韧带处压痛，做伸腕抗阻时肱骨外上髁疼痛。米勒征阳性，即患肢屈腕屈指，医者将其前臂旋前，并被动地将肘伸直，肘关节外侧出现疼痛为阳性。

10.9.3 治疗方法

(1) 理筋手法

1) 按摩法:在肘部痛点及周围做按摩、拿捏手法3~15分钟,使局部微热、血液循环通畅。

2) 扭拨法:术者左手握患者上臂桡侧,拇指在上,余指在下,右手握腕部,两手有机配合,开始上下抖动、左右翻转、扭拨臂筋,左手边拨边下移,至肘部稍加力量。

3) 拨筋法:医者用拇指置于伸肌总腱,拨筋5~7次,重点在肱骨外上髁附着点。

4) 扳法:适于组织粘连、前臂旋前伸肘功能受限者。医者一手握肘半侧固定,一手握腕,屈腕屈肘,使肘屈伸、摇动数次,腕部手顺势向伸肘方向扳动,常闻响声。

(2) 固定及练功活动

本病一般不需固定,常用练功方法如下:

1) 两足分开,双手自胸前由内下向前上翻转,先是前臂旋后手心向内,继之前臂旋前手心向外。

2) 前臂旋转:两前臂平举,做前臂的旋前、旋后动作。

3) 两足平立,肩肘放松,两手握拳,屈肘交于胸前,两臂用力向两侧弹出如砍物状。

(3) 药物治疗

1) 内服药:治宜养血荣筋、舒经和络止痛,方用舒筋汤加减。

2) 外用药:伤湿止痛膏外贴,或活血止痛舒筋中药熏洗。

(4) 其他疗法

1) 针灸疗法:取曲池、合谷、外关、阿是穴,每日或隔日1次,10次为1个疗程,辅以艾灸疗效更佳。

2) 封闭疗法:用2%利多卡因或普鲁卡因加泼尼松龙行痛点封闭,每5~7日1次,可封闭2~3次。

3) 梅花针疗法:用梅花针叩打痛处,隔日1次,至皮下有出血点为度。

4) 手术治疗:对于顽固性疼痛可行手术切开松解粘连。

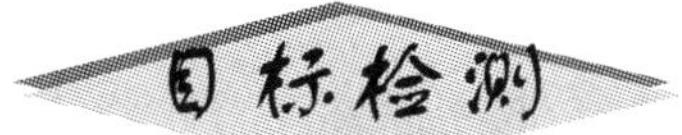

思考题

1. 肱骨髁上骨折分哪几型?叙述其受伤机理。
2. 如何诊断肱骨髁上骨折?
3. 如何诊断肱骨内上髁骨折、肱骨外髁骨折?
4. 简述尺骨鹰嘴骨折的复位手法。
5. 如何诊断桡骨头骨折?
6. 尺骨上1/3骨折合并桡骨头脱位分哪几型?叙述其受伤机理。
7. 试述肘关节脱位的诊断要点。

8. 试述肘关节脱位的复位手法。
9. 简述小儿桡骨头半脱位的诊断要点及治疗手法。
10. 简述肱骨外上髁炎的诊断要点。

（邹本贵　崔丽琴　刘新文）

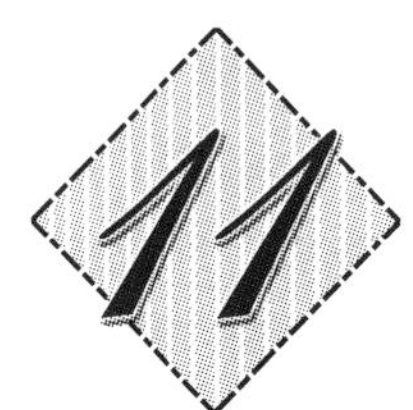

前臂损伤

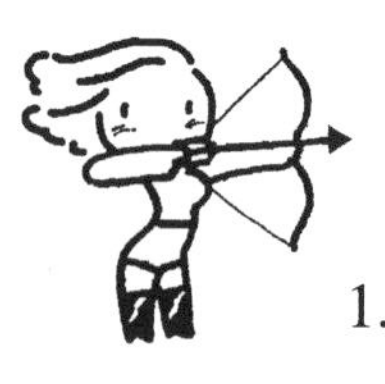

学习目标

1. 叙述尺桡骨干双骨折的病因病机、诊断要点、整复及固定方法
2. 简述尺桡骨干单骨折的病因病机、诊断要点、整复及固定方法

11.1 尺桡骨干双骨折

尺桡骨干双骨折较为多见,约占全身骨折的6%左右,古称手骨两胫俱断、正辅骨骨折及两臂骨折等。

骨 间 膜

尺桡骨之间的骨间膜系一坚韧的膜状纤维组织,附着于尺桡骨的骨间嵴,纤维走向是自桡骨斜向内下,抵于尺骨,有供肌肉附着,稳定上下尺桡关节和维持前臂旋转功能作用。

当前臂中立位时,两骨之间距离最宽,骨间膜紧张;旋后位次之,旋前位骨间隙最窄,骨间膜松弛。

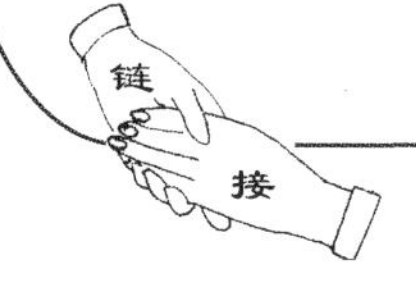

11.1.1 病 因 病 机

1) 直接暴力:多为重物砸伤、撞击伤和压轧伤,骨折线常在同一平面上,呈横形。粉碎性或多节段骨折,局部软组织损伤较严重。

2) 传达暴力:跌倒时手掌着地,地面的反作用力沿桡骨下段向上传导,首先使桡骨骨折,多为横形骨折或锯齿状骨折,残余暴力通过骨间膜向内下方传导,引起低位尺骨斜行骨折。

3) 扭转暴力:多为机器的扭伤,或手臂极度旋前跌倒撑地,导致不同平面的尺桡骨螺旋形骨折,多为尺侧骨折位置高、桡侧骨折位置低。

11.1.2 诊断要点

前臂疼痛、肿胀,功能障碍,完全骨折时多有成角畸形、骨擦音和异常活动,且有肢体环形压痛,X 线摄片检查可以确认,注意 X 线摄片应包括上下尺桡关节,以免遗漏关节脱位。

11.1.3 治疗方法

(1) 整复方法

患者仰卧位,肩关节外展 90°,前屈 45°,肘关节屈曲 90°,在牵引和对抗牵引下,纠正骨折端重叠、成角及旋转移位。

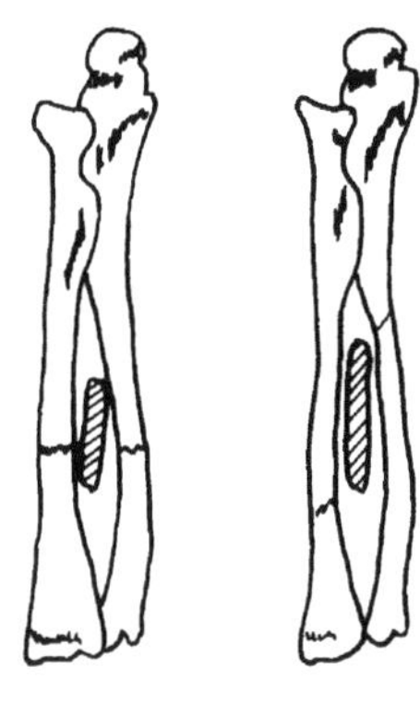

图 11-1 分骨垫放置法

如骨折在上 1/3,则先整复尺骨;如骨折在下 1/3, 则先整复桡骨;骨折在中段时,应根据两骨干骨折的相对稳定性来决定。若斜形骨折或锯齿形骨折有背向侧方移位者,应用回旋手法进行复位。若尺桡骨骨折断端互相靠拢时,可用挤捏分骨手法,术者用两手用力将尺、桡骨间隙分到最大限度,使骨间膜恢复其紧张度,使向中间靠拢的尺、桡骨断端向尺、桡侧各自分离。

(2) 固定方法

若复位前尺桡骨相互靠拢者,可采用分骨垫放置在两骨之间,依次放上掌、背、桡、尺侧夹板,缚扎后,屈肘 90°,三角巾悬吊,或用石膏外固定到临床愈合,成人 6~8 周,儿童约 3~4 周(图 11-1、图 11-2)。

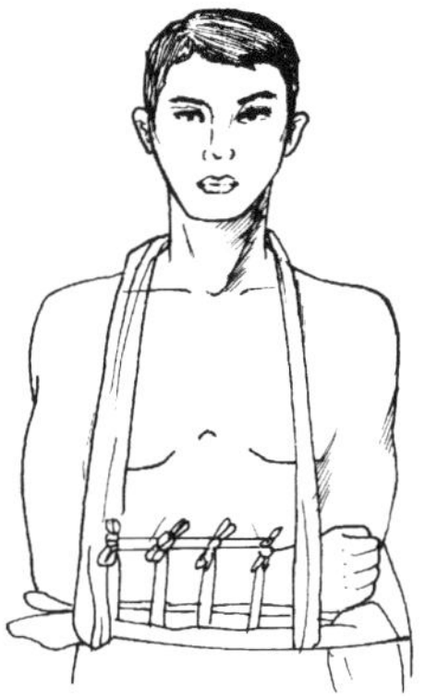

(3) 练功活动

初期做手指、腕关节屈伸活动及上肢肌肉舒缩活动,中期开始做肩、肘关节活动,解除固定后做前臂旋转活动。

图 11-2 夹板固定外观

(4) 药物治疗

按骨折三期辨证用药。

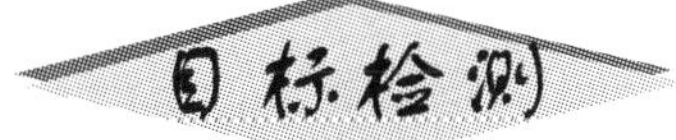

思考题

1. 试述尺桡骨干双骨折的病因病机。
2. 如何整复尺桡骨干双骨折?

(邹本贵 崔丽琴)

12 腕及手部损伤

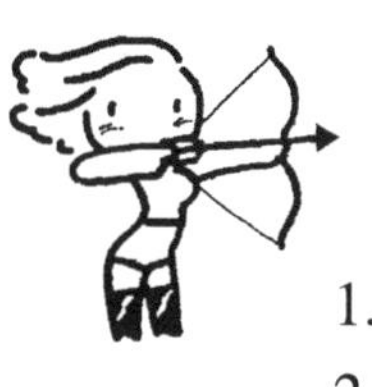

学习目标

1. 叙述桡骨下端骨折的病因病机、诊断要点、整复及固定方法
2. 叙述桡侧伸腕肌腱周围炎、桡骨茎突腱鞘炎、腕管综合征、屈指肌腱腱鞘炎的病因病机、诊断要点、治疗方法
3. 简述桡骨下1/3骨折合并下尺桡关节脱位、腕舟骨骨折的病因病机、诊断要点及固定方法
4. 简述腱鞘囊肿的病因病机、诊断要点及治疗方法

12.1 桡骨下 1/3 骨折合并下尺桡关节脱位

桡骨下 1/3 骨折合并下尺桡关节脱位者称为盖氏骨折,儿童的桡骨中下 1/3 骨折可以合并尺骨下端骨骺分离,而不发生下尺桡关节脱位。

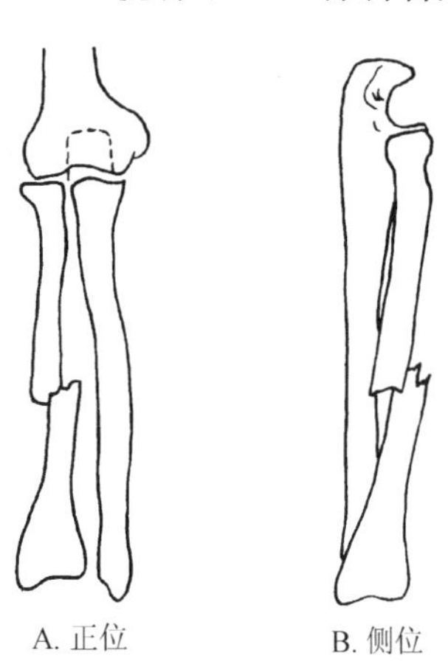

图 12-1 桡骨下 1/3 骨折合并下尺桡关节脱位

12.1.1 病 因 病 机

直接暴力和间接暴力均可引起桡骨下 1/3 骨折合并下尺桡关节脱位。直接暴力有机器绞伤或直接打击伤。间接暴力多因跌倒时手掌着地,传达暴力向上传至桡骨下 1/3 处而发生骨折。由于桡骨下端向近侧移位,同时引起三角纤维软骨破裂与下尺桡关节脱位,有时可合并尺骨茎突骨折。跌倒时,如果前臂呈旋前位,则桡骨远侧段可向背侧移位。如前臂呈旋后位,则桡骨远端向掌侧和尺侧移位(图 12-1)。

桡骨下1/3骨折合并下尺桡关节脱位的病理变化在临

床上分为3型：

Ⅰ型：桡骨干下1/3骨折合并尺骨下端骨骺分离，均为儿童。

Ⅱ型：桡骨干下1/3呈横断、螺旋或斜形骨折，移位较多，下尺桡关节明显脱位，多为传达暴力所致，最常见。

Ⅲ型：桡骨干下1/3骨折，下尺桡关节脱位合并尺骨骨折或弯曲畸形，此型多见于机器绞伤所致。

12.1.2 诊断要点

伤后前臂及腕部疼痛，肿胀，前臂活动受限。

桡骨下1/3部向掌侧或背侧成角畸形，前臂桡侧及腕部压痛明显，有时有骨擦音，下尺桡关节松弛。

X线摄片检查，可以了解及确认骨折移位情况，有利于手法复位。

12.1.3 治疗方法

Ⅰ型骨折按桡骨下端骨折处理。

Ⅱ型骨折先整复下尺桡关节脱位，然后再整复骨折。

Ⅲ型骨折对尺骨仅有弯曲无骨折者，优先将尺骨的弯曲畸形矫正，然后桡骨骨折及下桡尺关节脱位才能一起复位。尺骨弯曲畸形不能矫正，或整复固定失败者，则应行切开复位内固定手术。

(1) 整复方法(Ⅱ型骨折)

患者仰卧位或靠坐位，肘关节屈曲，前臂中立位，两助手行拔伸牵引3~5分钟，将重叠移位拉开。

术者两拇指由尺侧向中心扣紧下尺桡关节(图12-2、图12-3)。关节脱位整复后，将备妥的

合骨垫置于腕部背侧，由桡骨茎突掌侧1cm处绕过背侧到尺骨茎突掌侧1cm，做半环状包扎，

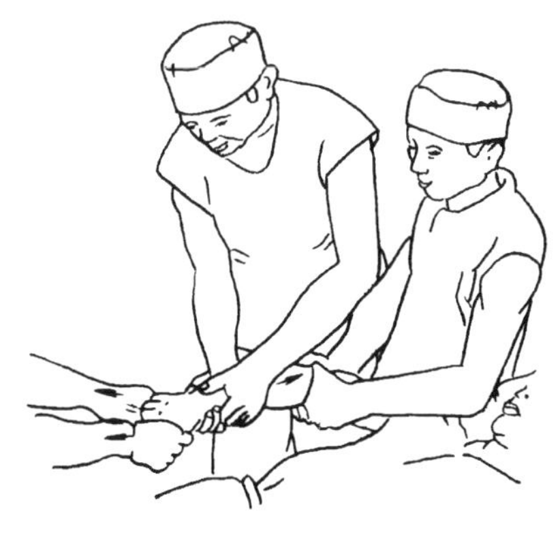

图12-2 整复下桡尺关节脱位

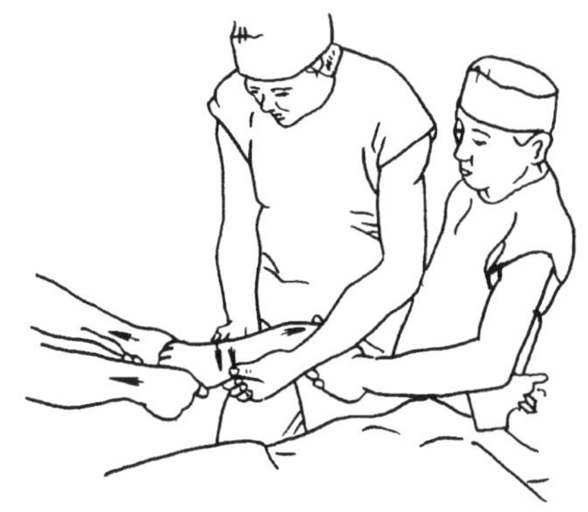

图12-3 紧扣下桡尺关节

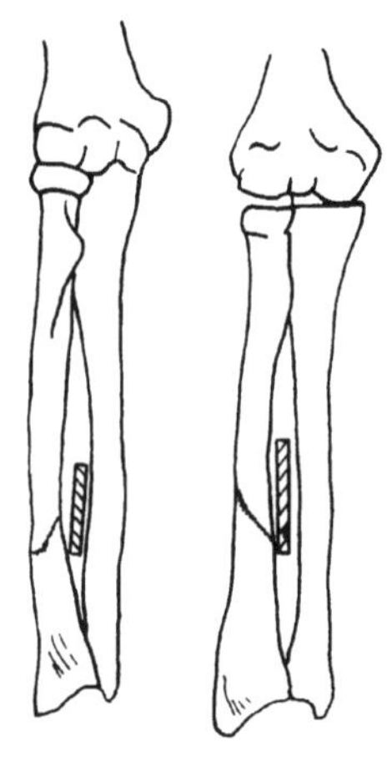
图 12-4 分骨垫放置法

再用绷带缠 4~5 周固定。嘱牵引远端的助手用两手环抱腕部维持固定，持续牵引，术者一手做分骨，另一手拇指与食、中、拇 3 指相对，按、提骨折断端，以纠正骨折的掌背侧移位。

（2）固定方法

1）夹板固定：在维持牵引和分骨下，捏住骨折部，再用绷带松松包 3~4 层，掌、背侧各放一分骨垫。分骨垫在远侧占 2/3，近侧占1/3，捏住掌、背侧分骨垫各用 2 条胶布固定（图 12-4）。再放置掌、背侧夹板及桡、尺侧夹板，桡侧夹板下端超过腕关节，以限制手的桡偏，尺侧桡下端不超过腕关节，以利于手的尺偏（图 12-5）。

2）上肘石膏加塑形固定：因桡骨骨折处常见不稳定型，也可行上肘石膏加塑形固定，同时用拇指加牵引治疗。

（3）练功活动

练功活动与尺桡骨干双骨折大致相同。

（4）药物治疗

药物治疗采用三期辨证用药。

（5）其他疗法

手法复位失败者，应行切开复位内固定术。

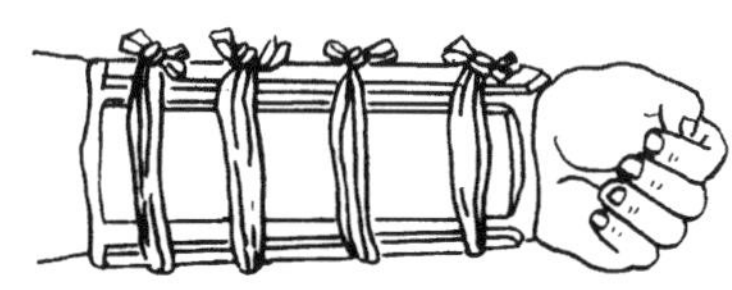
图 12-5 固定外观

12.2 桡骨下端骨折

桡骨下端骨折是指桡骨远侧端 2~3cm 以内的骨折，在临床上比较常见。桡骨下端骨折常合并有桡腕关节及下尺桡关节的损坏，直接暴力所造成的桡骨下端骨折，也可同时有肌腱、神经损伤。

12.2.1 病因病机

骨折多为间接暴力所致。跌倒时，躯干向下的重力与地面向上的反作用力交集于桡骨下端而发生骨折。根据受伤姿势和骨折移位的不同，可分为伸直型和屈曲型两种。伸直型骨折又称为柯力骨折，多见于中老年有骨质疏松的患者，跌倒时腕背伸位手掌着地，骨折远段向背侧和桡侧移位，桡骨远端关节面改向背侧倾斜，向尺侧倾斜减少或完全消失，甚至形成相反的倾斜。如合并尺骨茎突骨折，下尺桡关节的三角纤维软骨盘随骨折片移向桡侧背侧；如尺骨茎突完整，骨折远端移位明显时，三角纤维软骨盘附着点必然破裂，掌侧屈肌腱及背侧伸肌腱亦发生相应的扭转和移位。跌倒时，腕关节呈掌屈位，手背先着地，

桡骨远端

桡骨远端与腕骨形成关节，其背侧边缘长于掌侧，故关节面向掌侧倾斜 10°~15°，称为掌倾角，桡骨下端外侧的茎突，较内侧长 1~1.5cm，其关节面向尺侧倾斜 20°~25°，称为尺偏角。骨折整复时应尽可能恢复正常解剖关系。

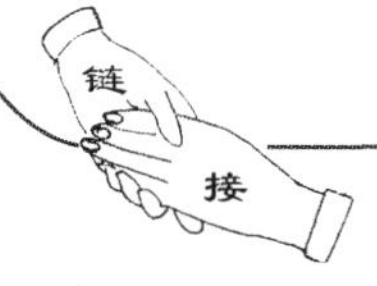

可造成屈曲型骨折,屈曲型骨折又称史密斯骨折,骨折远段向桡侧和掌侧移位,此类骨折较少见。直接暴力造成的骨折为粉碎型。

12.2.2 诊断要点

本节主要介绍伸直型骨折。

外伤后自觉腕部剧痛,不敢活动,局部肿胀尤为明显,有时可见皮下瘀血,手指处于半屈曲休息位,不敢握拳。如近断端压及正中神经,则有手指麻木等正中神经功能障碍表现。

"餐叉样"畸形:(图 12-6)远折端连同手向背侧移位。

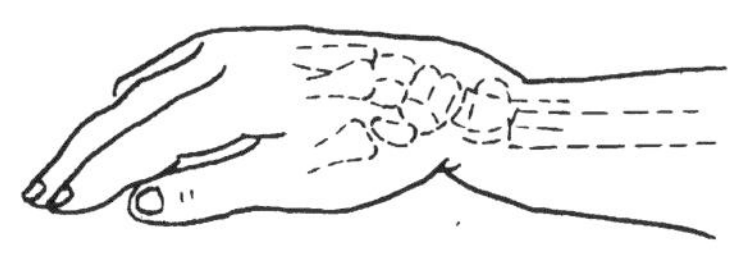

图 12-6 "餐叉样"畸形

"枪刺样"畸形:远折端连同手向桡侧移位,中指轴线、桡骨轴线不在同一平面上。

直尺试验:正常时,将直尺放于腕尺侧,尺骨茎突距直尺在 1cm 以上,伸直型桡骨下端骨折时,尺骨茎突可与直尺接触。

正常桡骨茎突比尺骨茎突向远侧移 1~1.5cm。伸直型骨折尺骨茎突与桡骨茎突几乎在同一直线上。

X 线检查:正位片上远折段向桡侧移位,下尺桡关节分离。桡骨下端关节面向尺侧倾斜度减少,正常为 20°~25°;侧位片上,桡骨远端向背侧移位,关节面掌侧倾斜角度减少或消失,正常为 10°~15°。

屈曲型骨折,也称相反的伸直型骨折,其远端向掌侧移位,一般很少见,但老年女性可以发生。

12.2.3 治疗方法

无移位的骨折不需整复,仅用掌、背两侧夹板或上肢石膏托固定 2~3 周即可,有移位的骨折则必须整复。

(1) 整复方法

患者取坐位,老年人平卧为佳,肘部屈曲 90°,前臂中立位。一助手把住上臂,术者两拇指并列置于远端背侧,其他四指置于其腕部,先顺势拔伸5~10 分钟,待重叠移位完全矫正后,用力将前臂旋前(图 12-7A),使旋前肌松弛,并利用牵引力猛然抖动,同时迅速尺偏掌屈,使之复位(图 12-7B)。骨折复位的标志是餐叉畸形消失,扪时桡骨表面平整,X 线透视骨折对位良好。

(2) 固定方法

伸直型骨折固定时要保持腕部屈曲尺侧偏及前臂的旋前位。如用石膏固定,可用前臂管型石膏,将肘腕及拇指固定,固定时间 4 周。用小夹板固定时,先在骨折远端背侧和近端掌侧分别放一平垫,然后放上夹板,夹板上端达前臂中上 1/3,桡侧背侧夹板超过腕关节,限制手腕的桡偏和背伸活动。夹板长度不可超过肘关节,以便练习上肢活动。小夹板的缚带要随时调整,使松紧合适。固定时间 3~4 周。

屈曲型骨折手法复位的步骤与伸直型骨折相反,复位后保持腕背屈及前臂旋后位。

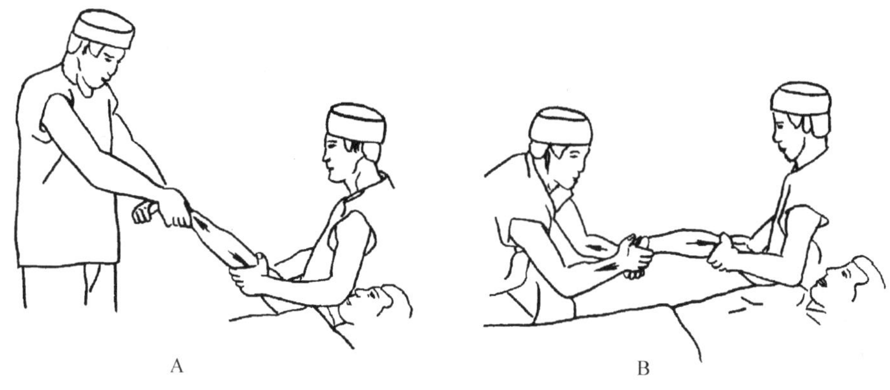

图 12-7 桡骨下端伸直型骨折复位法

(3) 练功活动

骨折复位满意及外固定后,即开始手指屈伸活动,同时做肩部运动,尤其在老年人要防止发生肩手综合征。去除固定后,做腕关节屈伸和前臂旋转锻炼。

(4) 药物治疗

根据三期辨证用药,老年人骨折中后期着重养气血、壮筋骨、补肝肾;解除固定后,应用中药熏洗以舒筋活络。

12.3 桡侧伸腕肌腱周围炎

腕关节是人体一个活动较大的关节,由于持重、劳累过度或用力过猛而引起桡侧伸腕肌的腱膜、筋膜摩擦而致发炎,出现局部肿胀、疼痛、持物无力等表现者称桡侧伸腕肌腱周围炎。

12.3.1 病因病机

本病多见于木工、砖瓦工等青壮年体力劳动者,桡侧伸腕长短肌在固定于背伸位情况下,用力握物或手提重物,因与伸拇短肌和外展拇长肌运动方向不一致而互相摩擦,长期劳损,加之寒凉刺激,发生炎性变,水肿,久之机化、肥厚,肌腱肿胀变粗。

12.3.2 诊断要点

初起症状明显,多为急性起病,前臂中下段背桡侧肿胀、疼痛,桡骨茎突附近有明显隆起,时有热感和压痛,有时疼痛向手或前臂放射,活动时有微细摩擦音,桡侧伸腕肌腱呈条索状肿胀,检查时手握前臂下段近腕关节处,然后嘱患者做握拳及放松动作,并稍加旋转,可听到摩擦音。腕关节背伸抗阻时,疼痛增加。

12.3.3 治疗方法

(1) 理筋手法

1) 揉前臂法:患者坐位,肘关节略屈伸。医者一手拇指放在肱骨外髁,轻轻揉动 3 分钟,再沿腕伸肌腱依次向下揉动至腕，同时另一手以虎口拿腕关节尺侧左右摇动，使患者腕伸肌在拇指下来回滚动。

2）推法：医者以双手拇指从患者上臂沿手阳明大肠经、手太阳小肠经、手少阳三焦经向下反复推动2～3遍。

3）搓法：医者双手掌对置于患者上臂向下搓动，当搓至前臂时，动作宜轻而柔和，频率逐渐加快，以深层软组织发热为度。

（2）固定及练功活动

可用夹板固定患侧腕关节1～2周，肿痛、捻发感消退后解除外固定，进行练功活动。

1）摆腕：前后上下摆动腕关节，由轻渐重。

2）坐位：伸肘，前臂中立位做腕背伸动作，旋后位做腕尺偏运动。

3）站位：两目平视，两足分开，两拳至腰际，开右拳，指微屈，掌心向上，用力前伸，随即翻掌如鹰爪样用力收回腰侧，再出左手，同右手。

（3）药物治疗

1）内服药：治宜温经通络、活血化瘀止痛，可口服舒筋丸、小活络丸。

2）外用药：治宜舒筋通络止痛，方用海桐皮汤、活血舒筋汤水煎熏洗或火通熨患处，亦可用伤湿止痛膏外贴。

（4）其他疗法

1）封闭疗法：一般疗效较为可靠，可用利多卡因或普鲁卡因加醋酸泼尼松龙行痛点封闭，5～7日1次，2～3次为1个疗程。

2）针灸疗法：取穴曲池、合谷、手三里、列缺、阿是穴，泻法，每日1次，10次为1个疗程，辅以艾灸疗效更佳。

3）梅花针疗法：用梅花针在痛点周围叩打20～30分钟，至皮下有出血点，深层软组织发热为度，隔日1次。

4）物理疗法：用电脑中频治疗仪、微波治疗仪等治疗。

5）手术疗法：若保守治疗无效或缠绵不愈者，可用手术解除粘连。

12.4　腕舟骨骨折

舟状骨是最大的一块腕骨，略弯曲呈舟状，中段较细者为腰，骨折多发生在此处，占舟状骨骨折的70%，多见于年轻患者，儿童罕见。舟状骨骨折合并有其他腕骨骨折及脱位时，预后不佳。

（1）病因病机

本病多为间接暴力所致。跌倒时，手掌先着地，非生理性的腕过伸及尺偏，使舟状骨发生旋转，舟、月骨韧带渐进断裂，为舟状骨腰部骨折的主要因素。在此位置，舟状骨背侧嵌在桡骨边缘，加上桡骨茎突及大多角骨的嵌压作用，遂在其腰部发生骨折（图12-8）。舟状骨结节骨折因直接受

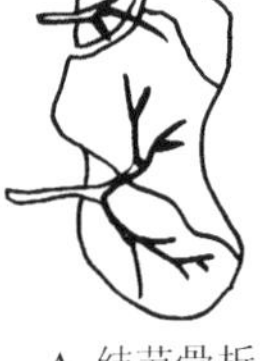
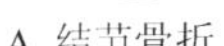
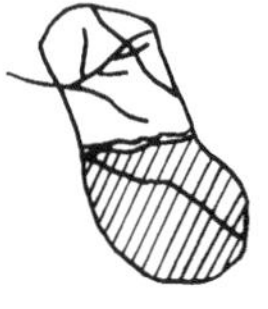
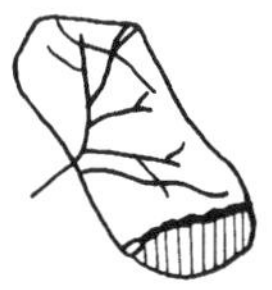

A. 结节骨折　B. 腰部骨折　C. 近端骨折

图12-8　舟骨骨折的不同部位

压所致。由于掌侧腕横韧带附着在舟状骨结节部，而舟状骨其余表面多为关节软骨所覆盖，血液供应较差，故除结节部位骨折愈合较佳外，腰部骨折和近端骨折容易发生迟缓愈合、不愈合或缺血性坏死。

（2）诊断要点

腕背伸手掌着地跌伤。

自觉伸屈腕时疼痛，背伸腕部时疼痛加重，被动伸拇、食指时引起患部疼痛。鼻烟壶处肿胀并有明显压痛，不愿用力握拳，握拳叩第2、第3掌骨远侧时感腕部疼痛。

X线检查：无移位的骨折，斜位片易看出骨折线。有移位的骨折，正位片即易看出，侧位像呈台阶状。

（3）治疗方法

无移位的舟状骨骨折无须整复。如有移位时，可在用手牵引下使患腕尺偏，以拇指向内按压骨块，即可复位，鼻烟壶处放棉花球做固定垫，然后用塑形夹板或纸壳夹板固定腕关节伸直而略向尺侧偏，拇指于对掌位，固定范围应包括前臂下1/3、腕、拇掌及拇指指间关节。亦可用短臂石膏管形固定腕关节于背伸25°~30°，尺偏10°，拇指对掌和中立位。无移位骨折平均愈合时间为9.5周，有移位骨折固定时间不少于16周，甚至更长时间，故应定期做X线照片检查，加强功能锻炼，直至正斜线X线照片证实骨折线消失，骨折已临床愈合，才能解除外固定。对迟缓愈合的腕舟骨骨折，中后期应加强接骨续损、补肝益肾中药内服和熏洗。

12.5 腱鞘囊肿

本病多见于青壮年，女性多见，又称聚筋、筋瘤、筋结，是发生于关节或腱鞘内的囊性肿物，其内容物为乳白色黏液胶胨状液体。

12.5.1 病因病机

本病由于腕部劳累或外伤，加之外寒入侵，痰积血滞，客于经络所致。囊肿外层为致密的纤维组织，内层为乳白色豆腐渣样物。部分基底广阔，关节囊和腱鞘相通，经长期刺激，囊壁也变硬肥厚。

12.5.2 诊断要点

本病可发于任何年龄，女性多见，发病部位通常在腕背部中央，也可见于腕掌侧、踝前足背或中指、无名指的掌指端肌腱旁。初起腕关节侧有绿豆大肿块，渐渐生长，延至数月或半年，形成枣样大小肿块，表面光滑，皮色不变，柔软可推动，肤温正常，触摸皮下饱满并有波动囊样感，胀或痛，反复刺激则囊变为软骨样硬。自觉腕部不适，疼痛、无力，伴随一定的功能障碍。发于掌指关节的，以小而硬为特点，中等压痛，不随手指屈伸而移动；发于腘窝者，直膝时如鸡蛋大，屈膝时不易摸清。

12.5.3 治疗方法

（1）理筋疗法

1）扣挤法：术者双手紧握患腕两侧，将手腕尽量掌屈，双拇指探明囊肿相对固定方向，继而屈拇指的指间关节，深压推之并加大力压破之。挤压下摇腕片刻，可觉指下空沉伴咕噜响声，肿物变小散入皮下，再用揉摩手法散肿活血，加压包扎1~2周。

2）刮筋法：适用于掌指关节腱鞘囊肿。以拇指指甲扣紧小囊肿，往回一刮即可随响声消散。

（2）其他疗法

1）针灸疗法：用三棱针点刺，手指将囊肿皮肤绷紧，以三棱针于顶部点刺，排尽脓液使其平复；或三棱针于囊肿上做五点点刺，内容物出于皮下可被吸收，消毒纱布加压包扎2~3周。

2）火针疗法：局部消毒，三棱针尖用酒精灯烧红，当顶直刺，可见胶胨状物自孔冒出，挤压净后，无菌敷料包扎。

3）电针疗法：自囊肿顶部扎1针，周围扎4针，针尖斜向囊肿茎部，接通低频脉冲电流，每次20~30分钟。

4）手术治疗：反复发作者可行囊肿切除术，术时注入0.1%亚甲蓝于囊肿内，使着色，易看清蒂之所在，便于彻底清除，以减少复发。

5）固定方法：用挤压或针灸刺破囊肿后，无菌敷料包扎固定1~2周，随即加强腕关节前后、左右、旋转活动。

12.6 桡骨茎突腱鞘炎

腕部经常向尺侧或桡侧屈曲或经常握物及拇指外展者，易患本病。因腕部慢性劳损及风寒刺激使腱鞘发炎，出现以腕部疼痛、提物乏力为特点的临床综合征，称桡骨茎突腱鞘炎。

12.6.1 病因病机

桡骨茎突部有外展拇长肌腱和伸拇短肌腱的共同腱鞘，其沟窄而浅，底面突出不平，上面覆盖有腕背韧带，所以正常时，两腱只能紧密地通过这一坚硬的鞘内。由于手腕长期劳累过度，拇指对掌和伸屈运动频繁，使外展拇长肌腱和伸拇短肌腱在共同的腱鞘中来回摩擦，长期摩擦及寒凉刺激可引起腱鞘损伤性炎性水肿、肥厚，久之腱鞘机化、纤维化和挛缩，腱鞘腔越变越窄，肌腱肿胀变粗，在管内因滑动困难而呈梭形改变。中医认为本病因素体虚损，血不荣筋，寒凝筋膜，瘀痰阻络而引起。多见于家庭妇女、手工业者。

12.6.2 诊断要点

本病多为慢性损伤，有寒凉刺激史，偶有因特殊劳累而起病稍快者。早期自觉腕部桡侧酸痛、钝痛,重者向手指及前臂放射,夜间痛剧;持物无力,不能做提热水瓶倒水等动作。拇指活动受限,活动时桡骨茎突部有摩擦感或摩擦音;检查桡骨茎突部有突起或触摸到豆粒大小的结节,局部压痛,芬氏征阳性(拇指屈曲内收,余四指将拇指握于拳心,向尺侧倾时,可引起桡骨茎突部疼痛加剧)。

12.6.3 治疗方法

(1) 理筋手法

1) 摩、拨法:患者前臂及手呈中立位,医者一手托拿患肢,一手自肘关节沿前臂桡侧至第1、第2掌骨背侧指摩、揉拨数次。

2) 拨筋法:医者用一手在腕部桡侧疼痛处周围做上下来回的按摩拿、捏等手法,同时拇指在桡腕疼痛处拨筋,用力方向与肌腱垂直,由一侧向另一侧拨,重复50余次。

3) 指针法:用拇指的桡侧或指峰压掐、揉曲池、手三里、偏历、合谷、太渊、鱼际、阿是穴。

4) 旋转法:左手固定患肢前臂,右手握住患手,在轻度拨伸下将患腕轻轻旋转及屈伸。

5) 拨伸推按法:医者用拇食二指捏住患者拇指末节,向远侧方突然牵拉,可听到响声,或用一手拿患拇指缓缓用力拔伸约2分钟,然后在拔伸下用力将腕关节掌屈尺偏,同时另一拇指在桡骨茎突腱鞘处进行推按,解除粘连。

6) 对掌搓揉法:医者双手对握在腕关节尺桡两侧,用力搓揉腕关节。

(2) 固定和练功活动

疼痛严重、持物无力者,可用2块小夹板固定腕关节于桡侧、拇指伸展位3周,可缓解症状,拆除固定后宜早期进行练功活动。

1) 摆腕锻炼:一手固定于患腕,做前屈后伸、掌屈尺偏及腕的旋转运动,由轻到重,由慢渐快。

2) 上翘下钩:两手掌翘起成立掌的姿势,随后逐渐下垂成钩手,动作宜缓慢有力。

3) 蹬掌:取站立位,肩肘放松,五指微屈取推掌样,掌心向前迅速用力推出,掌心翻向上,变反爪形用力慢慢收回。

(3) 药物疗法

1) 内服药:以调养气血、舒筋活络为主,方以舒筋活血汤加减。

2) 外用药:局部用海桐皮汤水煎熏洗。

(4) 其他疗法

1) 封闭疗法:用利多卡因或泼尼松龙进行封闭,每5~7日1次,2~3次为1个疗程,疗效满意。

2) 针灸疗法:取阳溪、合谷、曲池、手三里、列缺穴,用泻法,每日1次,每次20分钟,5次为1个疗程。

3) 梅花针法:用七星梅花针叩打患处,至皮下有出血点为度,隔日1次。

4) 手术治疗:长期久治不愈、严重影响工作生活者,可行肌腱松解手术,术后注意早期练习拇指活动。

12.7 腕管综合征

腕管综合征,指由于外伤或劳损、风寒湿邪侵袭引起的由于正中神经在腕管内受压而出现的以手指麻痛乏力为主的症候群。

12.7.1 病因病机

腕部外伤如脱位、扭挫伤,骨折畸形愈合,慢性劳损,腕管内脂肪瘤,腱鞘囊肿等,引起腕横韧带增厚,组织水肿,致腕管内容物增大或增多,引起腕管的相对狭窄,使正中神经受压。中医认为劳伤痹痛,气血凝滞,则出现皮下肉肿疼痛,筋骨挛折、肿硬、麻木,属郁闭瘀结之象。

12.7.2 诊断要点

本病主要症状是第1、第2、第3、第4手指麻木和刺痛或呈烧灼样痛,麻木症状主要在食指,其次为中指、拇指和无名指,手指感觉减退,握力减弱,提物端物时偶有突然失手情况,晨起或睡后疼痛麻木明显,活动片刻后可缓解,劳累后症状加重,寒凉刺激后则出现手指发冷,发绀,活动不灵活。检查见大鱼肌萎缩,拇外展力减弱,正中神经支配区感觉迟钝,不能对掌。叩击试验阳性(轻叩腕部正中神经,其支配区有放射性触电样刺痛),屈腕压迫试验阳性(屈腕90°,拇指压腕管1分钟,疼痛加重并向食、中指放射),出汗试验阳性(患指压于茚三酮试纸上,呈蓝色反应),肌电图检查大鱼际出现神经变性,可明确诊断。

腕　　管

腕管指由腕骨的掌侧凹面为底、掌侧的腕横韧带为面所构成的骨韧带隧道。其内有正中神经,拇长屈肌腱,4个手指的指屈深、浅肌腱,其中正中神经由桡侧屈肌和掌长肌间下行,通过腕管,在掌腱膜深至手部,支配大鱼际和桡侧3个半手指掌面皮肤末节背面的皮肤。

链接

需与颈肋、多发性神经炎区别:多发性神经炎多为双侧性,范围广阔,呈手套状感觉麻木区;颈肋是颈椎上有肋骨而引起的症候群,手指神经症状不局限于正中神经区域,一侧桡动脉搏动减弱或消失。

12.7.3 治疗方法

(1) 理筋手法

1) 点按法:患者坐位。医者一手拿患侧腕部,一手以拇指点按患侧小海、支正、天井、郄门、内关、神门等穴。

2) 旋转法:患者坐位,术者左手拇指、中指夹患侧腕之两侧,右手示、中指夹患拇指近节,同时拇、食指握余四指牵引,并向掌侧屈腕至最大限度,屈伸腕关节数次并轻轻旋转数次。

3) 弹拨法:患者坐位,患手搭在医者上臂,医者以一手臂托患侧肘关节,另一手拿、推患者上臂,并以拇指弹拨其腋下神经,直至局部麻木并向下串至腕部。

4）推前臂三阴法：患者坐位，患侧手臂放松。医者双手四指拿扶患侧臂，以双手拇指沿手太阴肺经、手少阴心经、手厥阴心包经向下推动3~5遍。

5）抖法：患者坐位，患手臂放松，自然外展。医者立其侧，双手分别拿患者拇指与四指，微微用力轻柔，不可过猛，频率逐渐加快，以腕关节胀麻感消失为宜。

（2）固定及练功活动

急性期宜休息，症状缓解后行练功活动。

1）转体旋臂：两臂前平举时，掌心向上，逐渐向前内侧旋转，使掌心向下变拳，握拳过程要有拧劲，如同拧毛巾一样，还原变掌，需反复练习。

2）手功：拇指与各指轮流划圈及拇指压各指第2指节。

3）伸臂钩臂：左臂伸向背后，并尽量上提，掌心向背并诸指紧贴同侧肩胛内侧，下身不动，上身半向左转，同时右手向左上方伸出，然后钩掌向面部，右臂姿势同左，反复数次。

（3）药物疗法

1）内服药：治宜行气活血、通利经络，口服小活络丸。

2）外用药：外用活血散酒调成糊状，或以活血理气、舒筋止痛中药水煎熏洗，方如海桐皮汤加减。

（4）其他疗法

1）封闭疗法：用普鲁卡因或利多卡因加泼尼松龙在腕管内封闭，每5~7日1次，2~3次为1个疗程。

2）针灸疗法：阳溪、阳谷、合谷、阿是穴，用泻法，留针20分钟，每日1次，10次为1个疗程。

3）手术疗法：症状严重或治疗无效，可用手术疗法切断腕横韧带解除压迫。

12.8 屈指肌腱腱鞘炎

本病又称弹响指、弹拨指、扳机指，好发于拇指、中指、无名指的屈肌腱鞘，食指和小指次之，多见于妇女，与职业性劳动有关。偶见先天性婴儿扳机指，多在拇指且对称，常于出生后12~18个月时，当手指开始变灵活时方被发现。

12.8.1 病因病机

拇指屈肌腱由环形韧带（即掌骨颈与掌指关节掌侧浅沟和鞘状韧带所组成的纤维管）所包绕，其间有屈拇长肌腱、屈指深浅肌腱通过。纺织、包装、裁剪等工种的工作，由于经常过度屈伸或局部过劳，血不荣筋，或风寒湿邪侵袭而致瘀滞经脉、血不荣筋，故发病。手指经常或过度屈伸，浅、深屈肌之间互相摩擦，或用手掌用力握持重物，纤维管在掌骨头之上挤压，使纤维管局部充血、水肿、增厚，继之纤维管变性、软骨钙化，管腔狭窄，屈肌腱受压变细，两端膨大如葫芦状，致屈伸活动时通过狭窄的腱鞘发生困难，伴弹响且疼痛，并逐渐加重。

12.8.2 诊断要点

本病多见于纺织、包装、裁剪工人，属职业性疾病。初起时掌指关节掌侧痛楚不适、屈伸不利，出现屈伸嵌顿弹性疼痛，但较轻，尚可主动于屈伸过程中解锁。病势若继续发展，则手指处于既不能屈又不能伸的状态。检查可见在掌骨头的掌侧面有压痛，可触摸到米粒大的硬结于指下弹动，压住此硬结，嘱患者做充分屈伸活动时，有明显压痛，并可感到弹响由此发出，可明确诊断。本病尚需与以下疾病相鉴别：

1）指关节炎：为全身性退行性骨关节病的局部表现，掌指关节、指间关节胀痛不适，寒凉刺激后加重，并有赫氏结节，指动脉或指神经受压、刺激，或痛觉过敏或减退。

2）类风湿性关节炎：累及多个关节且呈对称性。常从四指远端小关节开始，多发于近侧指间关节，掌呈梭状肿胀，关节附近的肌肉出现萎缩和僵硬，类风湿因子、抗链"O"检查阳性有助于诊断。

12.8.3 治疗方法

（1）理筋手法

1）拨筋法：医者左手托患手腕，右手拇指于患侧掌指关节处拨筋，用力方向与肌腱垂直，由一侧向另一侧拨。

2）捋筋法：术者左手将患指超伸展，右手拇指或中指与肌腱方向一致，由远侧向近侧推捋数下。

3）顿筋法：医者左手固定患手，右手拇、食指握患指末节向远端迅速牵拉，有弹响声效果最好。

（2）固定及练功活动

本病一般不需固定，术后或封闭后症状缓解需主动练功。

健手握患指做屈伸、揉捏等动作，患侧拇指和余指做拿捏动作。

（3）其他疗法

1）针灸疗法：取内关、大陵、合谷、神门、阿是穴，每次取2~3穴，用泻法，每日1次。

2）封闭疗法：用普鲁卡因或利多卡因加泼尼松龙在鞘管内封闭，每5~7日1次，2~3次为1个疗程。

3）磁疗法：选适当大小磁片，用伤湿止痛膏贴于患处。

4）手术疗法：保守治疗无效时，可行手术疗法。

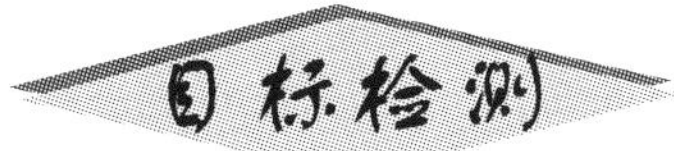

一、思考题

1. 腕三角软骨损伤的病因病机如何？有何临床特点？

2. 腕三角软骨损伤常用的理筋手法有哪些？损伤后如何固定？

3. 桡骨下1/3骨折合并下尺桡关节脱位分哪几型？

4. 如何诊断桡骨下端骨折。

5. 试述桡骨下端骨折的整复方法。

6. 试述桡侧伸腕肌肌腱周围炎，桡骨茎突腱鞘炎腕管综合证、屈指肌腱腱鞘炎的病因病机及临床表现。

7. 腕舟骨骨折的骨折部位与预后有何关系？

二、名词解释

1. 盖化骨折　2. 腕管　3. 掌倾角
4. 尺偏角　5. 直尺试验　6. 腱鞘

（邹本贵　崔丽琴　刘新文）

13 髋部损伤

学习目标

1. 叙述股骨颈骨折、股骨转子间骨折、髋关节脱位的病因病机、诊断要点、复位及固定方法
2. 叙述股骨头无菌性坏死的病因病机、诊断要点、治疗方法
3. 简述股骨头骨骺炎的病因病机、诊断要点、治疗方法

13.1 股骨颈骨折

股骨颈骨折是一种常见于老年人的损伤,但也见于青壮年或儿童,老年病人以女性较多。此骨折愈合慢,虽经各种相应治疗措施,仍然有部分患者不愈合。因局部解剖关系,股骨头血液供应较差,无论骨折能否愈合,均易发生缺血性坏死,坏死率一般在30%左右。

> **股骨头的血供**
>
> 成人股骨头的血液供应有3个来源:①圆韧带内的小凹动脉,来源于闭孔动脉的髋臼支,它只供应股骨头少量血液,局限于股骨头的凹窝部。②旋股内、外侧动脉的分支形成关节囊支,是股骨颈的主要血液供应来源。旋股内、外侧动脉均来自股深动脉,在股骨颈基底组成一个动脉环。当股骨颈骨折或髋关节脱位时,均可损伤关节囊支或圆韧带的血液供应,致使骨折不易愈合或发生股骨头缺血性坏死。在关节囊滑膜反折处,分成3组血管进入股骨头,即骺外侧动脉、干骺端上侧动脉和干骺端下侧动脉。骺外侧动脉供应股骨头的4/5~2/3区域。③股骨干的滋养动脉升支一般仅达股骨颈的一小部分,于关节囊支有吻合。
>
> 链接

13.1.1 病因病机

股骨颈骨折多见于老年人,女性略多于男性,特别是有骨质疏松的妇女。股骨颈部细小,处于疏松骨质和致密骨质交界处,负重量大,老年人因肝肾不足,筋骨衰弱,骨质疏松,有时仅受较轻微的旋转外力便可引起骨折。典型的受伤姿势是平地滑倒,髋关节旋转内收,臀部先着地。暴力传导至股骨颈,引起断裂。青壮年及儿童多由车祸、高处坠下等强大暴力而致骨折。

股骨颈骨折可根据骨折线部位、X 线表现及骨折移位程度分类:

1) 按骨折线的部位可分为:①股骨头下骨折;②经股骨颈骨折;③基底骨折(图 13-1)。在股骨头下骨折,由于旋股内、外侧动脉的分支受伤最重,因而对股骨头的血液供应影响也最大,骨折较难愈合;基底骨折,由于对两骨折端血液供应的影响最小,故骨折较易愈合。一般而言,股骨颈的骨折线越高,越易破坏颈部的血液供应,因而骨折不愈合、股骨头缺血性坏死和创伤性关节炎的发生率就越高。

2) 按 X 线表现可分为:①内收骨折;②外展骨折。内收骨折是指远端骨折线与两髂嵴连线所形成的角度(称 Pauwels 角)大于 50°(图 13-2)。此类骨折很少嵌插,移位较多,骨折远端多内收上移,血液循环破坏较大,骨折愈合率低,股骨头缺血性坏死率较高。而外展骨折是指此角小于 30°,移位少,多呈嵌插骨折,骨折局部剪力小,较稳定,血液循环破坏较少,故愈合率较高。前者属于不稳定骨折,容易变位,而后者属于稳定骨折。

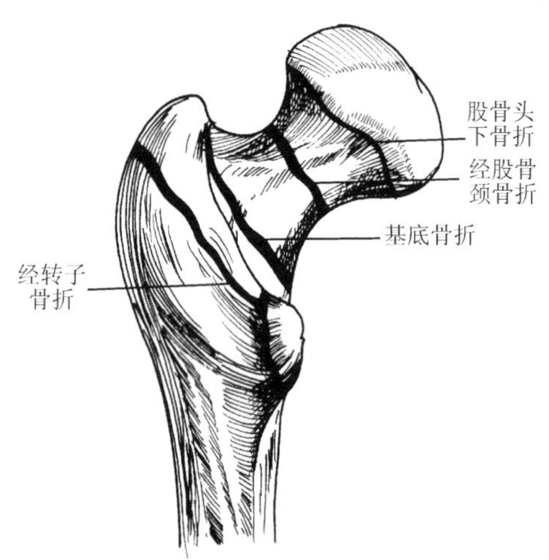

图 13-1 股骨颈骨折的不同部位和转子骨折

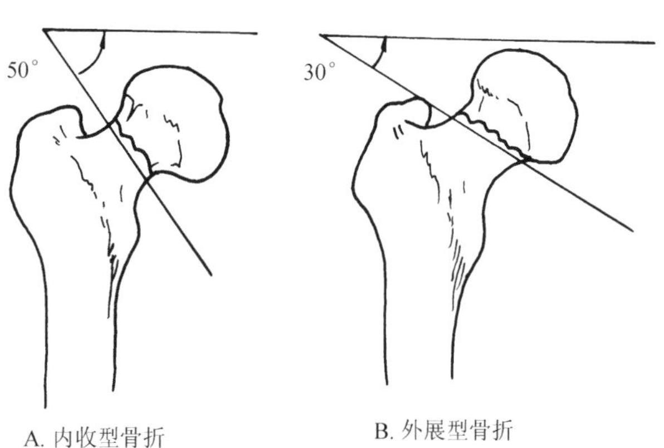

图 13-2 股骨颈骨折线与两髂嵴连线所形成的角度,即 Pauwels 角

股骨颈骨折在 X 线照片上虽有“内收”和“外展”之分,但实质上都是螺旋骨折的不同 X 线投影而出现不同的角度。在刚刚承受暴力(或较轻力量)而骨折时,断端会表现为嵌插型,骨折线接近水平位;当暴力持续下去嵌插就变成分离,骨折线也变成接近垂直位。因此,外展嵌插型骨折若不给予有效的制动或固定,亦可转变为严重移位的内收型骨折。

3) 按移位程度可分为:①不完全骨折;②无移位的完全骨折;③部分移位的完全骨折;④完全移位的完全骨折(图13-3)。

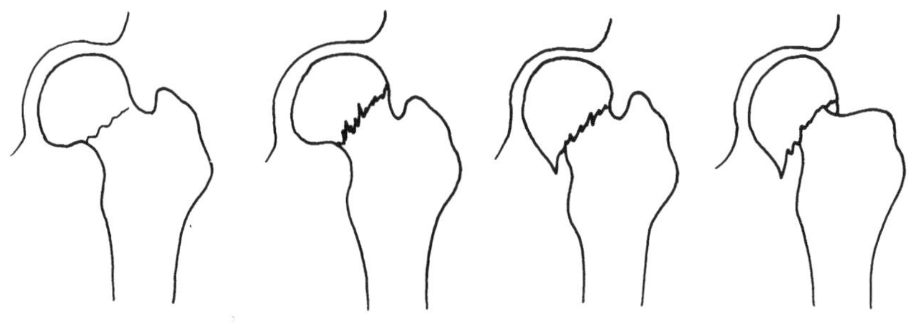

图 13-3 不同移位的各种股骨颈骨折

13.1.2 诊断要点

病人有绊倒病史,伤后有髋部疼痛,髋关节任何方向的被动或主动活动均能引起局部剧烈疼痛,有时疼痛沿大腿内侧向膝部放射。腹股沟中点附近有压痛,纵轴叩击痛。患肢内收外旋,膝关节轻微屈曲畸形。囊内骨折有关节囊包裹,局部血液供应较差,其外为厚层肌肉,故肿胀、瘀斑不明显。囊外骨折则肿胀较明显,或伴有瘀斑。伤后即不能站立行走,髋关节功能丧失。但部分嵌插骨折仍可站立或跛行。囊内骨折受关节囊的束缚,外旋角较小(约 45°~60°),囊外骨折则外旋角度较大(常达 90°),并可扪及股骨大转子上移。临床上要注意与髋关节脱位相鉴别。

X 线正侧位片可明确骨折的类型及其稳定性。目前常用的是 Pauwels 角 ,可分为 3 型:Ⅰ型小于 30°;Ⅱ型在 30°~70°之间;Ⅲ型大于 70°。角度越大,剪切应力越大,骨折越不稳定。

根据受伤史、临床表现和 X 线检查可做出诊断。

13.1.3 治疗方法

应按骨折的时间、类型、患者的全身情况等决定治疗方案。

(1) 复位与固定方法

1) 新鲜、无明显移位、外展“嵌插”型骨折:不需复位,但患肢应制动,可持续皮肤牵引 6~8 周,以防发生再移位而影响骨折愈合。3 个月可考虑扶腋杖下地行走,骨折愈合后(应根据 X 线照片显示骨折愈合情况),一般需 5 个月,可脱离腋杖行走。如在上述治疗过程中,发现骨折端由外展型转变为内收型时,应按内收型骨折治疗。

2) 内收骨折或有移位股骨颈骨折:应尽早给予复位和固定。传统的手法复位可选用“屈髋屈膝法”,具体方法为:患者仰卧,助手固定骨盆,术者握其腘窝,并使膝、髋均屈曲 90°,向上牵引,纠正缩短畸形,然后伸髋内旋外展以纠正成角畸形,并使折面紧密接触。复位后可做手掌试验(图 13-4),如患肢外旋畸形消失,表示已复位。然后保持患肢于外展中立(稍内旋)位,行持续牵引或穿丁字鞋制动(图 13-5)。为了减少软组织损伤,保护股骨头的血液循环,近年来多采用持续骨牵引逐渐整复法,可选用股骨髁上或胫骨结节牵引,若经骨牵引后仍未完全复位，还可配合轻柔的手法整复剩余的轻度移位。

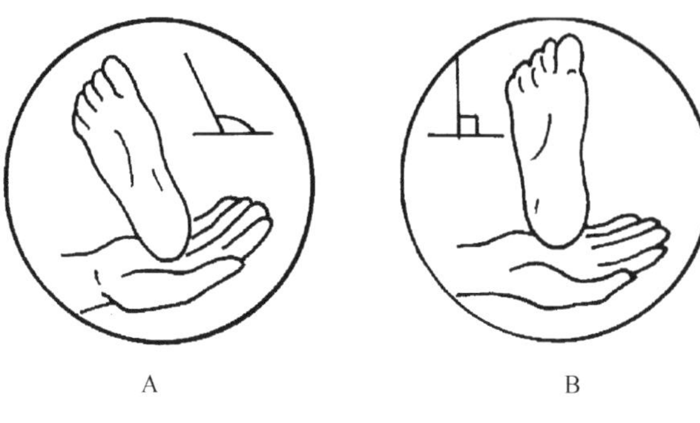

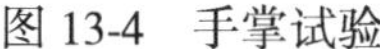

图 13-4　手掌试验

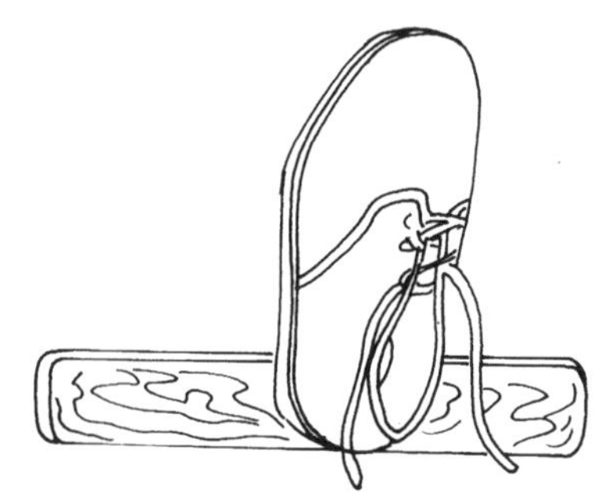

图 13-5　丁字鞋

（2）功能锻炼

整复固定后即应加强全身锻炼，老年病人应鼓励取半卧位，患者每天做气功或深呼吸，同时应积极进行患肢股四头肌舒缩活动、踝关节和足趾屈伸功能锻炼，以防止肌肉萎缩、关节僵直的发生。但不能随便翻身和坐起盘腿，保持患肢于外展中立位，避免内收外旋。待骨折愈合后，可扶杖下地，逐步负重行走。5 个月后方可离杖自由行走。

（3）药物治疗

本病药物治疗甚为重要，一般根据骨折三期用药辨证施治。

1）骨折初期：指损伤后 1～2 周内。由于气滞血瘀，需以活血消肿、破瘀生新为主，如活血祛瘀汤加三七粉，以改善血液循环，增强股骨头的血液供应。

2）骨折中期：指损伤后 3 周到骨折接近临床愈合的时间。此期肿胀逐渐消退，疼痛明显减轻，但瘀肿虽消而未尽，骨折尚未连接，故应活血化瘀、接骨续筋，还应注意补肾壮骨，可用接骨丹、续骨活血汤、补骨方等。常用接骨药有自然铜、骨碎补、土鳖虫、杜仲、续断等。

3）骨折后期：骨折接近临床愈合至骨折已坚固愈合、功能已基本恢复的时间。此期骨折已有骨痂生长，但不够坚固，肢体功能尚未恢复，应以坚骨壮筋、补养气血为主，兼温经通络。可用四君子汤、补中益气汤、补肾壮筋汤等。

老年患者容易出现并发症，要细心观察，不能麻痹大意，用药应按病情的标本、轻重、缓急分析矛盾的主次，强调整体观念。对老年患者把保存生命放在首位。

（4）其他治疗

1）持续牵引需较长的卧床时间，选用内固定可早期离床活动，提高骨折愈合率，从而减少因长期卧床而发生的并发症。近年来，国内有人主张无论外展型骨折还是内收型骨折，有无移位，均应早期行手术内固定治疗。其理由为外展型股骨颈骨折的病例可转变为内收型；在手术治疗后，患者可早期离床活动，从而减少长期卧床的并发症的发生，特别是超过 65 岁的老年患者。内固定的方法很多，较常用的是在 X 线透视控制下，在股骨颈内用 3 根或 4 根带螺纹的钢针做低角插入固定（图 13-6）；或用 3 根加压螺纹钉内固定。三刃钉目前已很少使用，因为三刃钉击入股骨颈中央，将破坏髓腔内的惟一血液供应，造成术后的股骨头无菌性坏死。此外，它没有加压作用，击入后反会造成骨折线分离，容易引起骨不连接。具体方法应根据患者的全身情况和医院治疗条件全面考虑决定。

2）65 岁以上病人的股骨头下骨折有明显移位或旋转者，发生股骨头缺血性坏死的机会较多,容易引起骨折不愈合,也不能耐受长期的卧床治疗。如全身情况许可,可做人工股骨头置换术(图 13-7)。3 周后即可扶腋杖下地部分负重活动。年龄较大的患者经颈内收型骨折,容易引起骨折不愈合,且患者不能耐受长时间的卧床治疗,也可选用人工股骨头置换术。

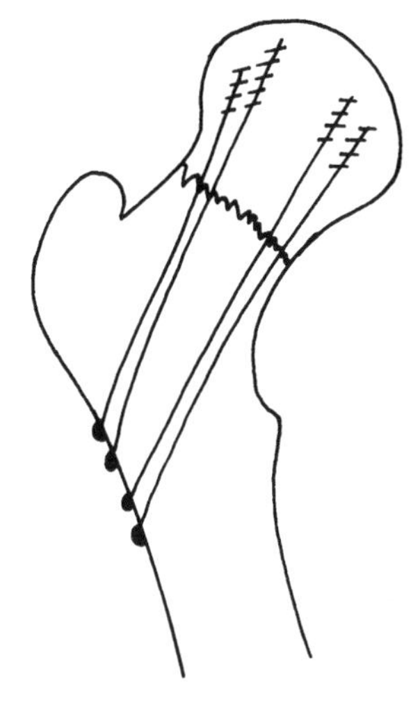

图 13-6 用 3~4 根针加压内固定

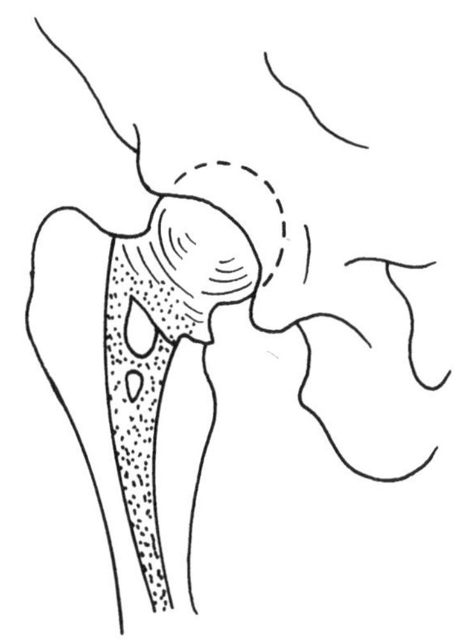

图 13-7 人工股骨头置换术

3) 儿童的股骨颈骨折。这种损伤往往需要很大的暴力才会造成骨折,以低位经颈骨折为主。由于儿童股骨头血液供应与成人不同,因而很容易发生缺血性坏死,应尽早采用钢针加压固定,且不宜负重过早。

4) 陈旧性股骨颈骨折不愈合可做转子间截骨术,以改变负重线,增宽负重面;或选用人工股骨头置换术。

13.2 股骨转子间骨折

股骨转子间骨折,又叫股骨粗隆间骨折。患者多为老年人,男多于女,平均较股骨颈骨折年长 10 岁。属关节囊外骨折。由于股骨转子部位的血液供应丰富,很少发生骨折不愈合或股骨头缺血性坏死。

13.2.1 病因病机

受伤原因和机制与股骨颈骨折相同。因转子部骨质松脆,加之老年病人均有不同程度的骨质疏松,多为粉碎性骨折。跌倒时,股骨可在过度外展或内收位,或直接撞击股骨大转子而引起不同类型的转子骨折。

按股骨距的完整性,可分为稳定与不稳定两类。按骨折线的方向和位置,可分为 3 型:顺转子间型、反转子间型、转子下型(图 13-8)。

(1) 顺转子间型骨折

骨折线自大转子顶点开始,斜向内下方,达小转子部。依据暴力情况及骨折形态的不同,

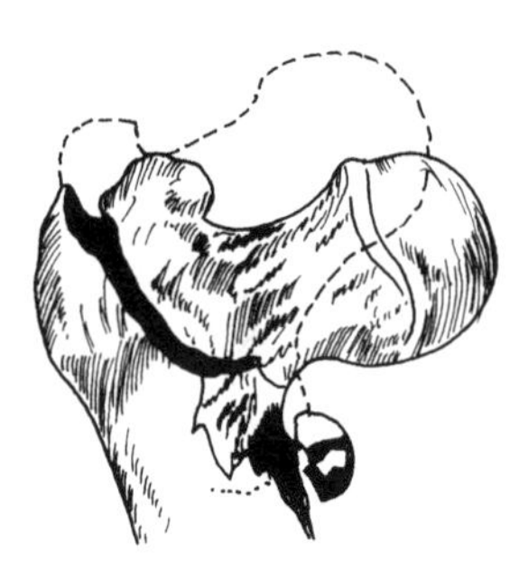
A. 顺转子间型

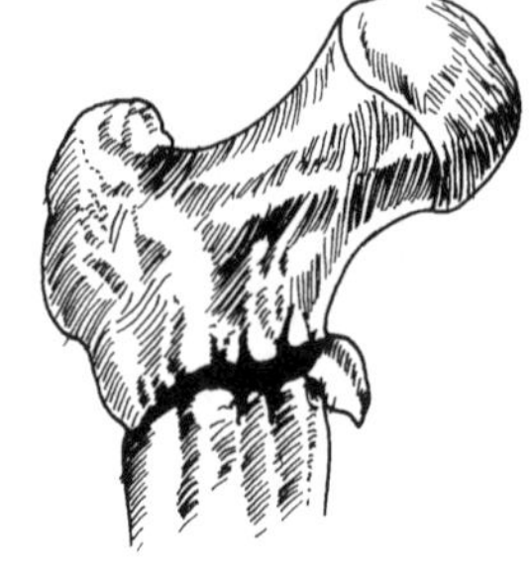
B. 反转子间型

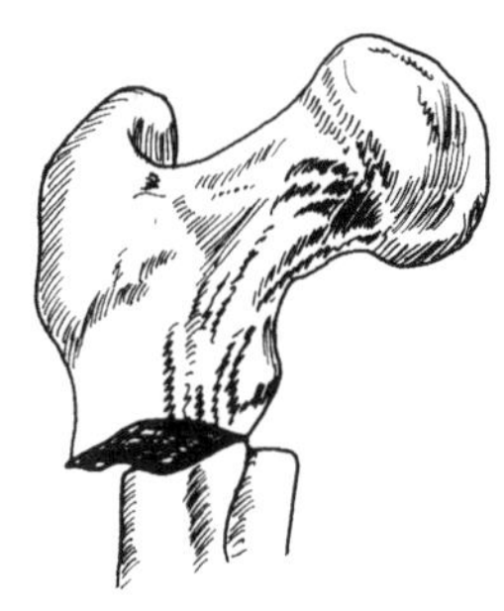
C. 转子下型

图 13-8　股骨转子间骨折的类型

如小转子保持完整，股骨上端内侧的骨支柱存在，骨的支撑作用比较好，髋内翻不严重，移位较少，属稳定型骨折；若小转子部骨折呈粉碎性，则小转子成为游离骨块，大粗隆及其内侧骨支柱亦破碎，髋内翻严重，远端明显上移、外旋，属不稳定型骨折。

(2) 反转子间型骨折

骨折线自大转子下方斜向内上，达小转子的上方，骨折线的走向与大小转子间线大致垂直。骨折近端因外展肌与外旋肌的收缩而外展、外旋，远端因内收肌与髂腰肌的牵拉而向内、向上移位。

(3) 转子下型骨折

骨折线位于大小转子的下方，多有明显的移位。反转子间型骨折和转子下型骨折均属不稳定型骨折。

13.2.2　诊断要点

股骨转子间骨折的受伤机制、临床症状与股骨颈骨折相似，局部有疼痛、肿胀和患肢功能丧失，患肢缩短。由于骨折线在关节囊和髂股韧带附着点的远侧，故远侧骨折段外旋明显，多大于 90°。X 线照片可明确骨折类型和移位情况。

13.2.3　治疗方法

治疗主要纠正肢体的缩短和髋内翻畸形。

(1) 复位与固定

无移位骨折可采用丁字鞋制动或持续牵引 6～7 周，重量为体重的 1/10。有移位的骨折着重纠正缩短和髋内翻，应采用手法整复(与股骨颈骨折同)。整复后，采用持续牵引，重量为体重的1/7，固定患肢于外展中立位 8(稳定型骨折)～10 周(不稳定型骨折)。通过临床症状、X 线照片证实骨折愈合后，可解除牵引。

(2) 功能锻炼

治疗期间，应经常做患肢股四头肌收缩活动、踝关节的伸屈活动和全身锻炼。2～3 周骨折稳定后,可坐起撑背抬臀,伸屈髋、膝关节活动。逐渐使下半身连患肢支撑上下移动,带动牵引重锤一起滑动,这样可锻炼肌力与体力。亦可手拉牵引床上之横杆,上身呈坐起状态。去牵引后,可在床上锻炼患肢各关节(如仰卧举腿、蹬空增力等)1~2 周,然后离床下地,慢慢练习患肢负重。

(3) 药物治疗

药物治疗与股骨折颈骨折相仿,但早期尤应注意采用活血祛瘀、消肿止痛之品。老人体衰,气血虚弱,不宜重用桃仁、红花,应用三七、丹参等,祛瘀而不伤新血。

(4) 其他疗法

若手法复位不理想,患者身体状况不允许长期卧床牵引,可用滑槽加压螺钉加接骨板,或自股骨内髁向上插入 2~3 根弧形钉(图13-9)。

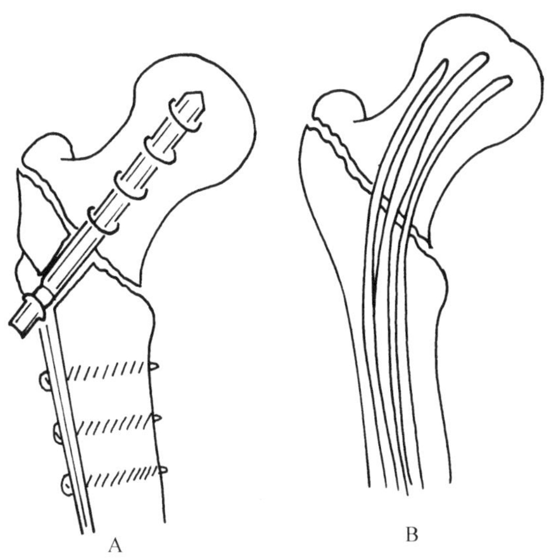

图 13-9 股骨转子间骨折的内固定法

13.3 髋关节脱位

髋关节是典型的杵臼关节,由股骨头与髋臼构成,髋臼周缘附有关节盂缘软骨,以加深关节窝,可容纳股骨头 2/3,且有坚强的关节囊和与股骨头相连的圆韧带,这构成了髋关节的稳定性。因此,髋关节一般不易发生脱位,只有在强大暴力作用下才可能发生脱位,多伴有明显的软组织挫伤。髋关节脱位多见于活动力强的青壮年男性。

根据脱位后股骨头移位情况,可分成后脱位、前脱位和中心性脱位 3 种,临床上以后脱位多见。

13.3.1 髋关节后脱位

髋关节后脱位在全部髋关节脱位中占 85%~90%。

13.3.1.1 病因病机

本病多因间接暴力引起。大部分髋关节后脱位发生于交通事故,发生事故时,病人的体位处于屈膝及髋关节屈曲内收,股骨有轻度内旋,当膝部受到暴力时,股骨头即从髋关节囊的后下部薄弱区脱出髋臼,造成后脱位,有时还合并髂臼后缘骨折、股骨头骨折或坐骨神经受到移位的股骨头压迫、牵拉而被损伤。

按有无合并骨折可分成下列 5 型:Ⅰ型为单纯性髋关节后脱位,无骨折,或只有小片骨折。Ⅱ型为髋臼后缘有单块大骨折片。Ⅲ型为髋臼后缘有粉碎性骨折,骨折块可大可小。Ⅳ型为髋臼缘及壁亦有骨折者。Ⅴ型为合并有股骨头骨折。

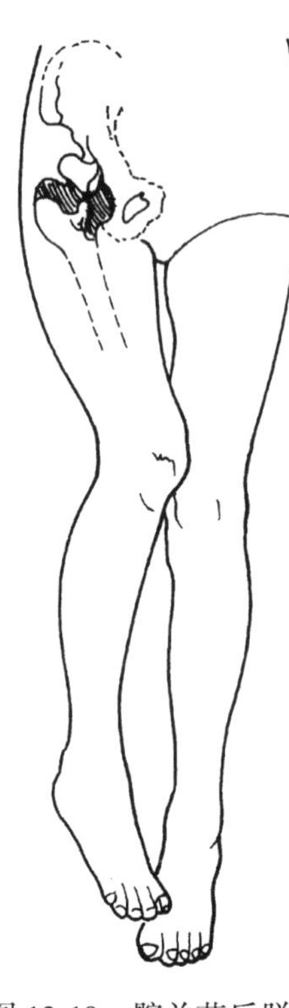
图 13-10 髋关节后脱位典型畸形

13.3.1.2 诊断要点

患者通常有明显较强暴力的外伤史,患肢呈屈曲、内收、内旋畸形,患侧膝关节亦轻度屈曲,常置于健侧膝上部(图 13-10),即黏膝征阳性(伤侧膝部靠在对侧大腿上)。患肢外形较健侧缩短,患侧臀部膨隆,股骨大转子上移凸出,在髂前上棘与坐骨结节连线后上方可触及股骨头,患肢不能主动活动,在做外展、外旋动作时呈弹性固定。X线检查可见股骨头向后上方移动及有无骨折。

13.3.1.3 治疗方法

(1) 手法复位

手法复位前应先解除患者疼痛,可先选用全身麻醉或椎管麻醉。主要用于Ⅰ型后脱位。

1) 屈髋拔伸法:患者仰卧于地上,助手蹲下按住髂嵴以固定骨盆。术者面对患者站立,先将髋关节及膝关节各屈至 90°,然后以双手握住患者的腘窝做持续牵引,也可以前臂的上段套住腘窝做牵引,待肌肉松弛后,略做外旋,便可以使股骨头还纳至髋臼内(图 13-11),可以感到有明显的弹响声,提示复位成功。复位后,畸形消失,髋关节活动亦恢复。本法简便、安全,最为常用。

2) 回旋法:患者仰卧于地上,助手从上方按住骨盆,术者一手握

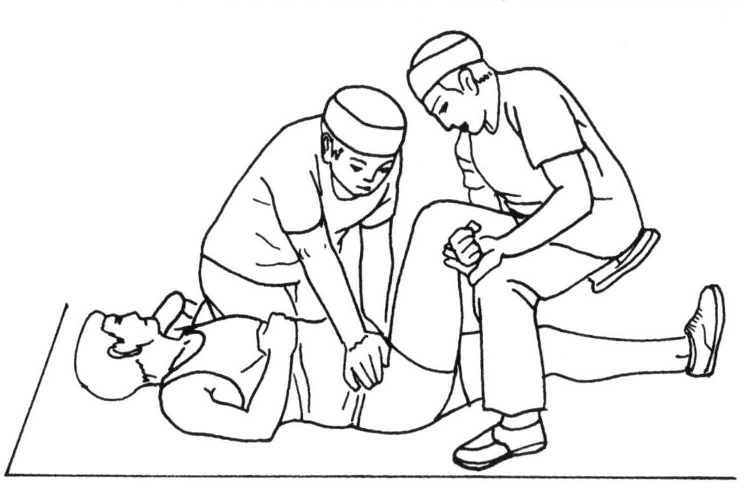
图 13-11 髋关节后脱位屈髋拔伸法

住踝部,另一侧以前臂上部托住腘窝,慢慢屈髋、屈膝,在持续牵引下内收、内旋髋关节,持续牵引不放松,做髋关节外展、外旋及伸直动作。其动作在左髋像画一个问号“?”,在右髋为反问号(图 13-12)。股骨头纳入髋臼时亦有弹响声。此法费力大,用力不当会发生股骨头骨折,需慎重。

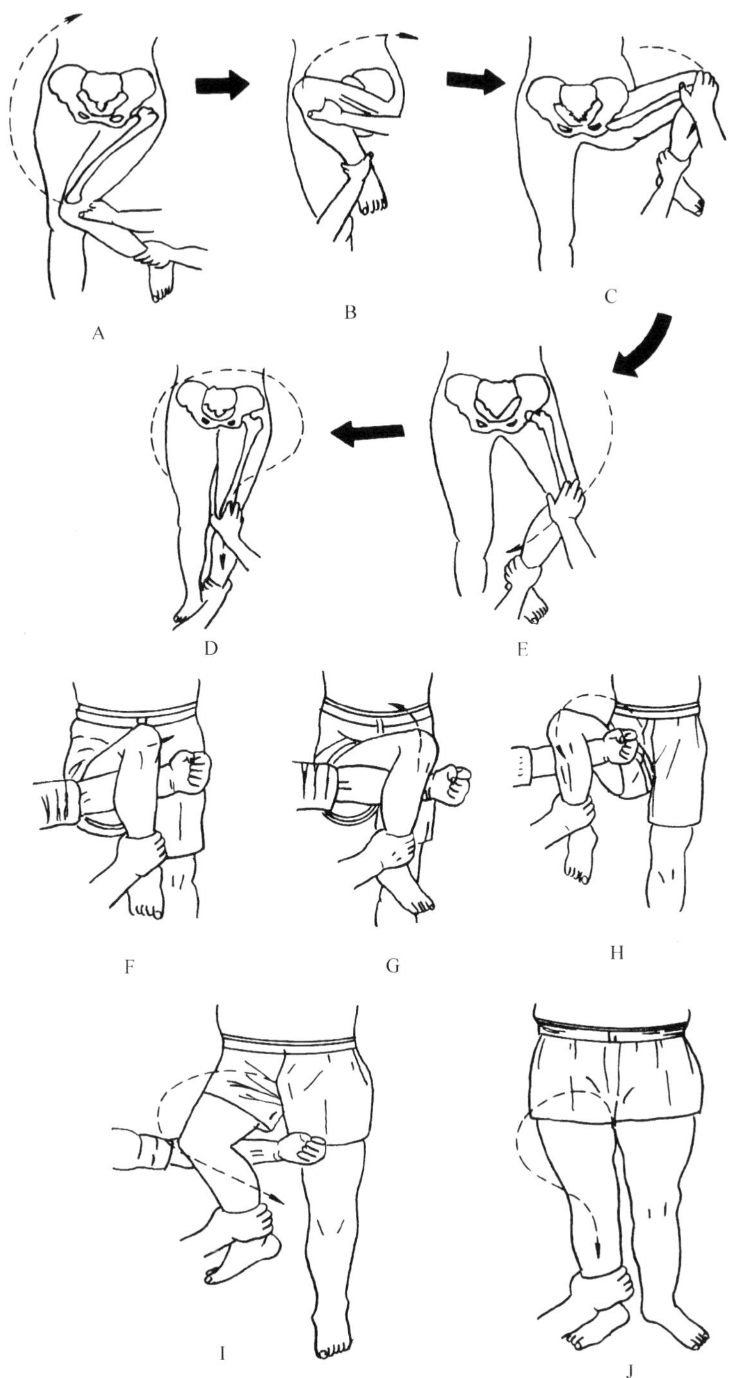

图 13-12 髋关节后脱位回旋复位法

A～E 为左侧(A～B:牵引,屈膝屈髋,内收内旋;B～C:外展、外旋;C～D:逐渐伸直;D～E:伸直下肢);F～J 为右侧

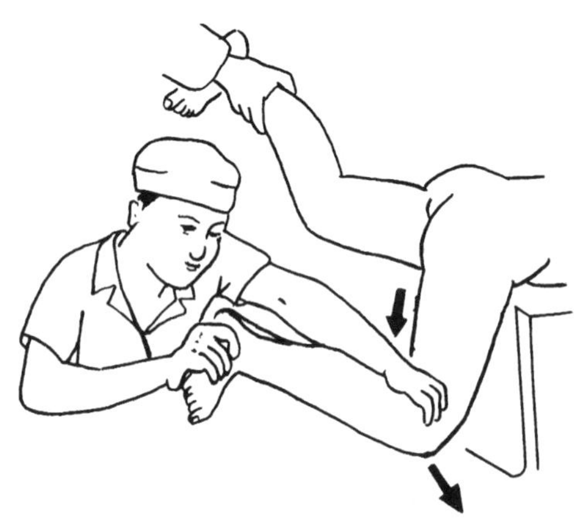

图 13-13 髋关节后脱位悬垂法

3）悬垂法：即利用肢体自身的重量帮助复位。患者俯卧于治疗床上，下肢悬垂于床沿。助手握住健侧踝部，髋、膝微屈，以保持平衡。术者一手握住伤肢踝部，使膝关节屈曲90°，因肢体下垂的重量，髋关节亦屈曲90°。10~15分钟后，肌肉松弛，术者以另一手在小腿上段加压力，即可使股骨头还纳于髋臼内（图13-13）。

4）拔伸足蹬法：唐代蔺道人在《仙授理伤续断秘方》中载："凡胯骨从臀上出者，可用三两人，挺定腿拔伸，乃用脚蹬入。"嘱患者仰卧，术者两手握患肢踝部，用一足外缘蹬于坐骨结节及腹股沟内侧（左髋脱位用左足，右髋脱位用右足），手拉足蹬，身体后仰，协同用力，持续牵引，同时可反复将患肢内外旋转，即可复位（图13-14）。

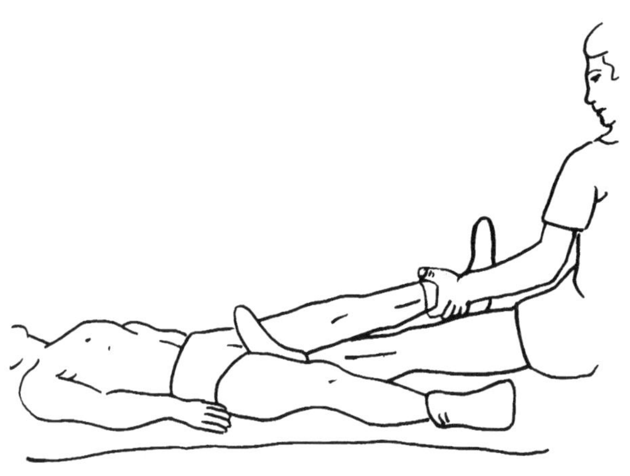

图 13-14 髋关节后脱位拔伸足蹬法

复位后检查：复位后，将患肢轻放，与健肢并齐，进行检查。①两肢体等长。②臀部高突畸形消失。③髋关节活动障碍消失。④股骨大转子的顶点处于髂前上棘与坐骨结节的连线上。⑤疼痛减轻。⑥X线摄片示股骨头已纳入髋臼中，小转子清晰可见，股骨颈内缘和闭孔上缘的弧线恢复正常。符合以上条件即表示复位成功。

（2）固定方法

复位后用绷带将双踝暂时捆在一起，于髋关节伸直位将患者搬运至病床上，患肢做皮肤牵引或穿丁字鞋以固定关节于功能位2~3周。

（3）功能锻炼

患者需卧床休息4周。卧床期间做股四头肌收缩运动及踝关节功能锻炼。2~3周后，开始活动髋关节，4周后扶双拐免负重下地活动，以减少发生股骨头缺血性坏死及创伤性关节炎。3个月后可完全负重。

(4) 药物治疗

初期以活血化瘀、止痛通经为主,可内服舒筋活血汤或活血舒肝汤;外敷消肿散、双柏散或活血散。继用补益气血、强壮筋骨、通经活络之中药,内服生血补髓汤、补肾壮筋汤、加味益气丸等;外敷接骨续筋药膏或舒筋活络膏。后期,内服补肝肾、养气血、强筋壮骨之中药。解除固定后可用海桐皮汤或下肢损伤洗方等煎汤熏洗。

(5) 其他疗法

Ⅱ~Ⅴ型后脱位治疗,考虑到合并有关节内骨折,日后产生创伤性骨关节炎较多,主张早期切开复位及内固定。

13.3.2 髋关节前脱位

髋关节前脱位较为少见,约占髋关节脱位的12%。一旦发生可损伤血管、神经。

13.3.2.1 病因病机

当髋部因外力强度外展、外旋时,大转子顶端即与髋臼上缘相接触,股骨头因受杠杆作用而被顶出髋臼,突破关节囊的前下方,而形成前脱位。如股骨头停留在耻骨上支水平,则可引起股动、静脉受压而导致血液循环障碍。髋关节前脱位可分为闭孔下、髂骨下与耻骨下脱位。

13.3.2.2 诊断要点

患肢呈外展、外旋及轻度屈曲畸形,黏膝征阴性。患肢外形较健侧增长,在腹股沟处可触及股骨头,患肢不能主动活动,在做内收、内旋动作时呈弹性固定。X线检查可见股骨头前下方移位。

13.3.2.3 治疗方法

(1) 手法复位

手法复位应在麻醉下进行。

1) 屈髋拔伸法:患者仰卧于地上,一助手按住双侧髂嵴固定骨盆,另一助手屈膝关节并握住患肢小腿,在髋外展、外旋位顺势牵引,术者站于健侧,双手重叠,压于大腿根部之脱位的股骨头上,向外后方推压,同时牵引下肢的助手内收内旋患肢,股骨头即可纳入髋臼(图13-15)。

2) 反回旋法:其操作步骤与后脱位相反,先将髋关节外展、外旋,然后屈髋屈膝,再内收、内旋,最后伸直下肢,即可复位。

3) 拔伸足蹬法:患者仰卧,术者两手握患肢踝部,用一足外缘蹬于坐骨结节及腹股沟内侧(左髋脱位用左足,右髋脱位用右足),足底抵住股骨头,手拉足蹬徐徐用力。拉松后,用双手将患腿内收,同时足向外支顶股骨头,即可复位。

(2) 固定方法

患肢外展、内旋,用皮肤牵引固定2~3周。

功能锻炼与药物治疗同髋关节后脱位。

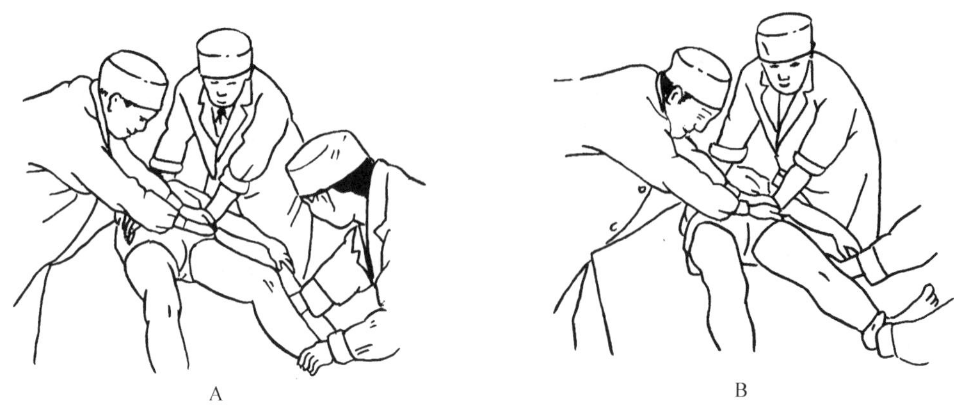

图 13-15　髋关节前脱位整复手法

13.4　股骨头骨骺炎

本病为股骨头骨骺的缺血性坏死，又名扁平髋。本病多发于 3～10 岁的儿童，男多于女，男女之比约为 6∶1。左侧多见，双侧病变者约为 10%，股骨头的骨骺骨化中心在 1 岁以后出现，18～19 岁骨化融合，这个年龄阶段均有可能发病，是全身骨软骨疾病中发病率较高且病残较重的疾病。

13.4.1　病因病机

本病的病因尚不太清楚，多数学者认为慢性损伤是引起本病发生的重要因素。外伤导致骨骺血管闭塞，从而继发缺血性坏死。从股骨头骨骺的血液供应情况来看，从新生儿到青春期，不同的阶段有明显的不同：儿童时期股骨头骨骺血液供应主要有 3 个来源，旋股内、外侧动脉起源于股动脉或股深动脉，圆韧带动脉起源于闭孔动脉。4～8 岁时圆韧带动脉基本不开放，股骨头仅由骨骺动脉供血，此时血液供应最差，即使是轻度外伤也可发生血液供应障碍。

13.4.2　诊断要点

本病好发于 3～10 岁儿童，男女之比为 6∶1，单侧发病较多，病程发展缓慢。初期症状和体征不明显，髋部疼痛逐渐加重，部分患者以患肢膝内侧上方牵涉痛为主症，随疼痛加重而出现跛行。活动期疼痛和跛行加重，大腿及臀部肌肉萎缩。检查见髋关节轻度屈曲和畸形，内收肌痉挛，活动受限。修复期症状逐渐缓解，有的治疗后关节活动大都恢复，有的遗留外展和旋转受限，患肢轻度短缩畸形。

X 线检查初期表现为关节囊阴影扩大，关节间隙增宽，股骨头中心骨质轻度致密，颈上端出现骨质疏松；活动期骨骺破裂、变扁，股骨头骨质变致密且骨质密度不匀，有囊状间隙或碎裂现象，股骨颈宽而短缩；后期骨质密度逐渐恢复正常，有的头变扁，股骨颈变宽而短缩，大转子上移。

13.4.3 治疗方法

(1) 固定及练功活动

对髋关节疼痛伴有屈曲内收畸形而X线摄片未出现明显坏死,但具有滑膜炎征象的,应完全卧床休息3~4个月,或行外展、内旋位牵引,或外展、内旋位支架,病人可扶拐下地行走,夜间去支架,但两下肢仍保持外展、内旋位,支架一般使用1~2年,其间隔3~4个月拍X线片复查,若坏死骨骺重建完全,可去除支架随意行走,重建一般需2年左右。在治疗过程中,要主动进行练功活动,收缩下肢肌肉,防止废用性萎缩。

(2) 药物治疗

治宜温经通络、补益肝肾、强壮筋骨,处方以健步虎潜丸加减。

(3) 其他疗法

1) 针灸治疗:取髀关、足三里、阿里穴,每次取2~3穴,每日1次,10次为1个疗程。

2) 理疗法:用神灯、电脑中频治疗仪进行理疗。

3) 封闭疗法:局部疼痛、功能受限者,用普鲁卡因或利多卡因加泼尼松龙行局部封闭。

4) 牵引疗法:对痉挛性疼痛,先行外展或轻度内旋位牵引,以解除肌肉痉挛,减少对股骨头局限性压力并达到最大的包容。

5) 手术疗法:可行截骨术、滑膜切除术等。

13.5 股骨头无菌性坏死

股骨头无菌性坏死是指由于股骨头的血液循环因内在或外在的因素发生障碍,使骨小梁发生萎缩、消失、股骨头变性而形成的一组综合征。

13.5.1 病因病机

本病可发生于股骨颈骨折和创伤性髋关节脱位等创伤以后。儿童股骨颈骨折后,缺血坏死率较成人为高;手术复位差,极易出现股骨头坏死;亦见于痛风、酸中毒、长期服用类固醇消炎镇痛药物的病人。发病原因似与股骨头的解剖特点易于发生血液循环障碍有关,此外尚有脂肪栓塞学说、骨质疏松学说、血管和血液动力学变化学说等。其病理变化为股骨头血液循环障碍性坏死,病理改变起于股骨头上部的前外方,病变初期,关节软骨完整,随着病变发展,关节软骨出现皱褶,一部分关节软骨剥脱与骨质分离,病变部塌陷,软骨下坏死的骨小梁被压缩,骨髓充满坏死组织,进入坏死组织的股骨头的营养动脉内膜有时肥厚并呈纤维化,终末动脉管腔狭窄。

13.5.2 诊断要点

病人大多有明显的髋部损伤史,如股骨颈骨折,髋关节脱位或髋臼严重骨折。髋关节疼痛,为间歇性或持续性或休息痛,行走活动后加重;疼痛多为针刺样,钝痛或酸痛不适,向腹股沟、臀后侧、外侧或膝内侧放射痛。检查患髋屈曲活动障碍,外展、外旋受限,进行性跛行,局部深压痛,内收肌止点处压痛,“4”字试验阳性,托马征阳性。

X线表现早期关节间隙无狭窄,头外形正常,仅于头上部前外方有斑点状致密影像,一般在前后位X线片上不易看出,侧位片上较明显。随着病情发展,坏死部界限渐明显,其周围有薄层致密带,在坏死区与致密带之间有骨质疏松区,出现阶梯状塌陷;到了晚期,全头或部分区域出现不均匀的硬化,死骨破碎,关节间隙狭窄,股骨头上方变为扁平,最后肥大如蘑菇状,由于头变扁或塌陷,股骨头外移呈半脱位影像。

本病需与以下两种疾病相鉴别:

1) 股骨头骨骺炎:多发于3~10岁儿童,男多于女,多数为单侧,少数为双侧,多有外伤史,疼痛为轻痛或钝痛,大腿及臀部肌肉明显萎缩,托马征阳性,X线表现早期可见股骨头骨骺致密及囊性改变,中期见骨骺碎裂变扁,晚期见股骨头骨骺重建完成,但有股骨头扁平、颈宽且短、半脱位和不同程度的关节退化性改变。

2) 髋关节结核:多见于青少年及学龄前儿童。临床上为多发病。因小儿体质娇嫩,易感染结核杆菌且易扩散,伴身体消瘦、精神倦怠、低热、盗汗咳嗽等症状,且伴有髋关节处疼痛,肌肉萎缩。X线摄片可见骨密度改变,骨纹理消失,有死骨形成,死骨吸收后形成空洞,有时有骨膜反应或骨周围脓肿,结核菌素试验阳性。

13.5.3 治疗方法

(1) 固定及练功活动

行患肢牵引制动3~6个月,或让患者使用双拐,患者长期不负重,可防止股骨头塌陷。固定及牵引期间要加强练功活动,主动收缩下肢的肌肉,防止出现废用性萎缩。

(2) 药物治疗

1) 内服药:以温经通络、活血化瘀、补益肝肾、强壮筋骨为治则,处方以健步虎潜丸或补肾壮阳汤加减。

2) 外用药:以疏经通络、和血定痛为治则,处方以五加皮汤水煎熏洗。

(3) 其他疗法

1) 针灸疗法:此疗法行之有效,取髀关、足三里、阳陵泉、三阴交、阿是穴,辅以灸法,每日或隔日1次,10次为1个疗程。

2) 封闭疗法:行痛点封闭,可用2%利多卡因或普鲁卡因加泼尼松龙封闭,5~7日1次,2~3次为1个疗程。

3) 高压氧疗法:可使组织细胞得到充分的氧而迅速改变组织缺氧状况,仅适用于缺血综合征的可逆期。

4) 物理疗法:可用神灯、周林频谱治疗仪、电脑中频治疗仪等行局部理疗,或行中药离子透入治疗。

5) 手术疗法:早期可行带肌蒂骨移植术,带血管的骨块移植术;中期(晚期)可行死骨组织刮除加植骨术、截骨术、假体置换术等。

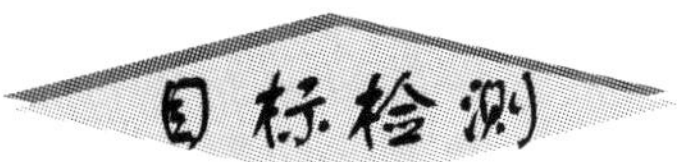

思考题

1. 按骨折线的位置不同，可将股骨颈骨折分为哪三型？与预后有何关系？
2. 叙述股骨颈骨折的诊断要点。
3. 叙述股骨转子间骨折的分型。
4. 叙述髋关节前、后脱位的畸形特点。
5. 简述髋关节后脱位的复位手法。
6. 如何诊断股骨头骨骺炎？
7. 如何诊断股骨头无菌性坏死？

（邹本贵　张玉良　刘新文）

14 大腿损伤

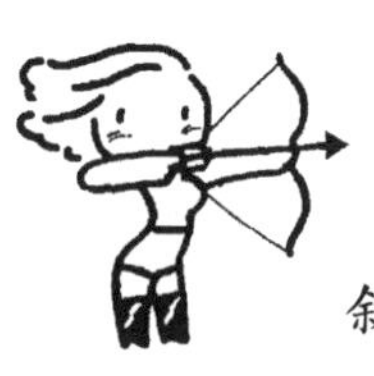

学习目标

叙述股骨干骨折的病因病理、诊断要点、复位及固定方法

14.1 股骨干骨折

股骨是下肢主要负重骨之一。股骨干骨折通常由高度暴力所致,故还可伴有其他脏器损伤。骨折早期(48~72 小时内)并发症的发生率很高,加之骨折时局部出血过多(500~1000ml),如果不给予及时、适当的治疗,容易造成长期失用或残废,甚至危及生命。

14.1.1 病因病机

股骨干骨折多见于青壮年、儿童,多由高处坠下、车祸或受重物打击、挤压等强大直接暴力或间接暴力而引起。男多于女。直接暴力引起者多为横断或粉碎性骨折,间接暴力引起的多为斜形或螺旋形骨折,均属不稳定骨折,骨折断端移位明显,软组织损伤也比较严重,尤其是直接暴力打击、绞伤或挤压伤所致者更甚。儿童多为不完全骨折,或折断一侧骨密质而对侧骨密质保持完整,即青枝骨折。骨折后,即使是闭合性损伤,内出血也很多,加之疼痛剧烈,早期可出现休克,若同时有多处骨折者更应注意。

股骨干骨折可分为上 1/3、中 1/3、下 1/3 骨折,骨折的移位受肌肉的拉力、不同的暴力以及下肢本身重力等影响而异(图 14-1)。股骨上 1/3 骨折时,近折段受髂腰肌、臀中肌、臀小肌和髋关节外旋诸肌的牵拉而产生屈曲、外旋和外展移位,远折段则受内收肌群的牵拉而向上、向后、向内移位,导致向外成角和缩短。股骨中 1/3 骨折时,两端除有重叠外,移位无一定规律,其畸形主要是按暴力的撞击方向而成角。股骨下 1/3 骨折时,远折段受膝后方关节囊及腓肠肌的牵拉而向后移位，严重时可压破或损伤腘动、静脉和胫神经、腓总神经。

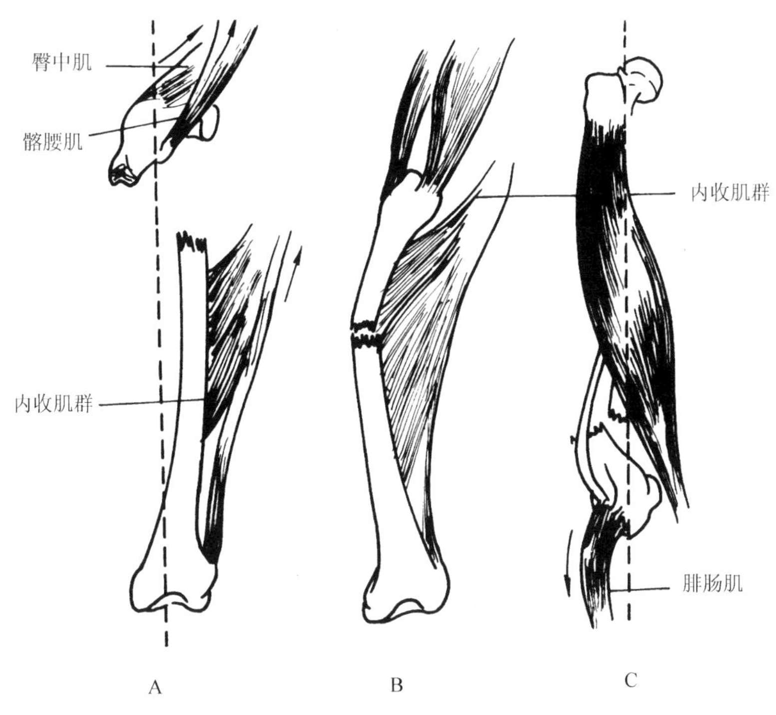

图 14-1 股骨干上 1/3、中 1/3、下 1/3 骨折的移位机制

14.1.2 诊断要点

从大腿明显的畸形很容易做出骨折的诊断。大腿有剧烈疼痛，局部肿胀，出现缩短、成角或旋转畸形，髋膝不能活动。完全骨折可出现骨擦音，但不可随意测验，特别是下 1/3 骨折，应检查足背动脉和胫后动脉，并准确记录。注意保护伤肢，以防进一步加重局部软组织损伤，特别是神经、血管损伤。X 线检查可证实和明确骨折的部位和类型以及移位情况，作为复位的依据。

根据受伤史、临床表现和 X 线检查可做出诊断。

14.1.3 治疗方法

因下肢重而长，杠杆作用大，在搬运或检查过程中，患肢应暂时夹板固定，这不但能减轻疼痛，也能防止软组织及神经、血管的进一步损伤，同时，应及时处理休克及其他并发症。

(1) 复位与固定

目前多采用持续牵引复位加夹板固定。

具体方法：采用胫骨结节牵引。置患肢于布朗(Braun)架或托马(Thoma)架上牵引(图 14-2、图 14-3)，重量为体重的 1/7，在大腿部行夹板固定，必要时可加衬垫，以矫正移位。一般需牵引 8~10 周。在早期,应反复检查患肢的长度及骨折部位的情况,定期摄 X 线片复查,以便调整牵引重量及牵引方向,如复位良好,可继续维持原固定和牵引,如仍存在重叠移位,则应加大牵引重量,争取尽早矫正畸形,达到完全复位。定期复查 X 线片直至有明确的牢固的 X 线愈合现象,才可解除牵引,扶腋杖下床逐渐负重行走。

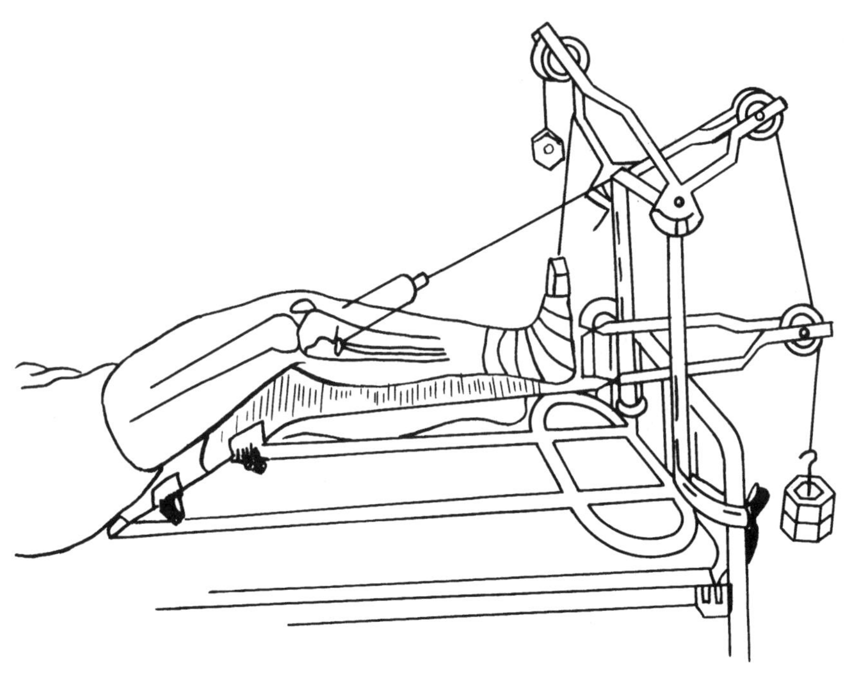

图 14-2 布朗(Braun)架的固定持续牵引

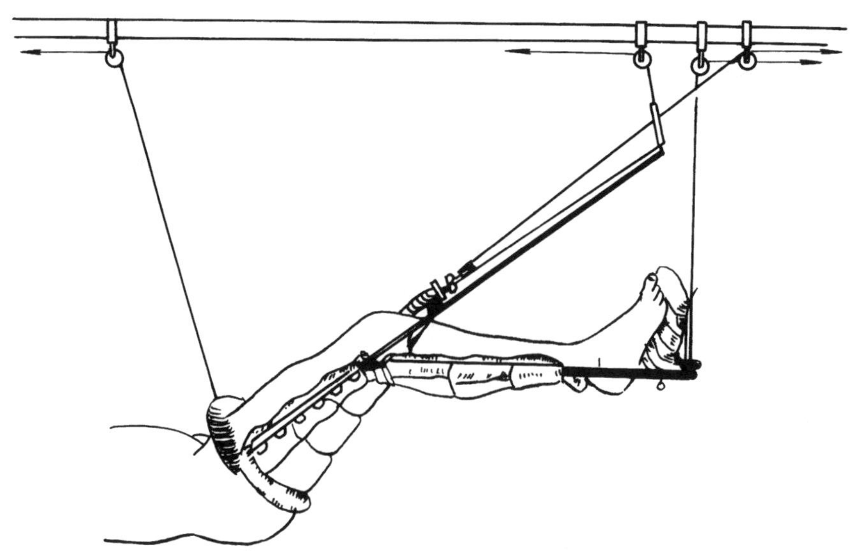

图 14-3 托马(Thoma)架的平衡持续牵引

3岁以内的儿童，一般可采用持续垂直悬吊牵引，将双下肢用皮肤牵引向上悬吊，通过滑车系统，使臀部悬离床面（图 14-4）。3~4 周后，可有良好愈合。牵引期间要注意肢体的血液循环、皮温等情况，否则可发生小腿缺血性肌挛缩，甚至坏死。

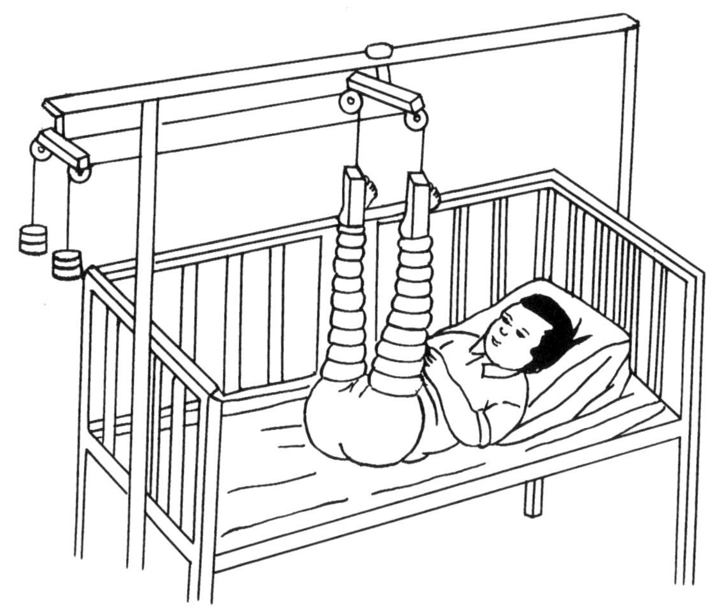

图 14-4 垂直悬吊皮肤牵引法

（2）功能锻炼

治疗期间，应早期进行股四头肌舒缩活动及踝关节、跖趾关节伸屈活动。如小腿及足出现肿胀可适当配合按摩。2~3 周骨折稳定后，即可坐起撑臂、抬臀、伸屈髋、膝关节活动，逐渐使下半身连患肢上下移动，带动牵引重锤一起滑动，这样可锻炼肌力与体力。患肢的平抬应尽量避免。8~10 周解除牵引后，仍用夹板固定，以防向外成角，在床上活动 1 周后，即可扶双拐下地做患肢不负重的步行锻炼，逐步过渡到弃拐行走。可做搓擦舒筋、蹬车活动等，使患肢尽快恢复功能。

（3）药物治疗

股骨干骨折因出血过多而出现休克时，可急用 10%生脉注射液静脉滴注，并需输血、补液，若因出血过多而发热不减、脉洪大而虚、重按全无者，乃属阴虚发热，用当归补血汤或大剂独参汤频服，待症状逐渐好转，则按骨折三期分治原则进行辨证施治。

（4）其他疗法

1）切开复位内固定：成人股骨干骨折多系不稳定骨折，股骨周围有强大的肌肉包围，能对骨块产生成角力量，很少能够整复或整复后容易发生侧方移位、成角等，且长时间的卧床牵引，易发生并发症，住院时间较长。因此对成人股骨干骨折，目前多采用切开复位内固定。此外，对股骨干中 1/3、上 1/3 骨折经持续牵引疗法失败者，骨折不愈合、畸形愈合或骨折合并神经、血管损伤者，也可选用此法。常用的方法有钢板内固定、髓内针内固定等。

2）近年来，国内有人用股骨骨折局部牵引外固定架治疗股骨干骨折，解决了牵引、复位、固定等几个问题。操作简单、适用，疗效可靠，不仅有利于骨折的愈合，而且可以互相协调、紧密配合，一般病例均可通过此方法自动复位，固定可靠。

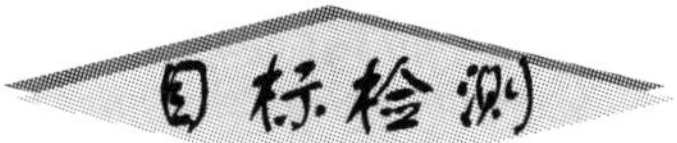

思考题

1. 不同部位的股骨干骨折(上 1/3、中 1/3、下 1/3)其移位方向有何不同？为什么？
2. 如何诊断股骨干骨折？
3. 在股骨干骨折的急救过程中，应注意什么问题？

（邹本贵　张玉良）

15 膝部损伤

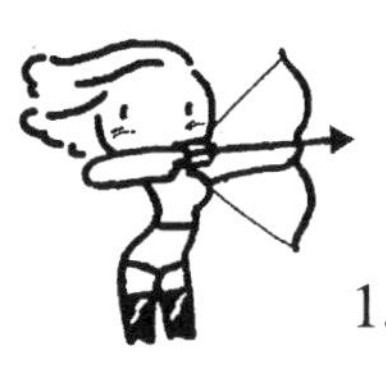

学习目标

1. 叙述股骨髁上骨折、髌骨骨折、胫骨髁骨折的病因病机、诊断要点、复位及固定方法
2. 叙述膝关节侧副韧带损伤、半月板损伤、膝关节外伤性滑膜炎的病因病机、诊断要点、治疗方法
3. 简述股骨髁间骨折、髌骨脱位、膝关节脱位的病因病机、诊断要点、复位及固定方法
4. 简述膝交叉韧带损伤的病因病机、诊断要点、治疗方法

15.1 股骨髁上骨折

股骨髁上骨折是指发生在股骨腓肠肌起始点以上4~7cm范围内的骨折，多发生于20~40岁的青壮年。

15.1.1 病因病机

股骨髁上骨折多由强大的直接暴力所致，如汽车冲撞、压砸、重物打击等，其周围软组织亦有严重损伤，间接暴力亦可造成，如从高处跌下、足部或膝部着地的传导暴力引起。

股骨髁上骨折可分为屈曲型、伸直型，以屈曲型多见。屈曲型骨折线多由后上斜向前下方，呈斜形骨折或横断骨折，远段因受腓肠肌的牵拉和关节囊的紧缩，而向后移位，容易压迫或刺伤腘动、静脉和神经；伸直型骨折线从前上斜向后下，远段向前移位。特别要注意的是，在检查股骨髁上骨折时要防止膝关节过伸，以免加大移位畸形，造成血管损伤。一旦发生血管损伤,腘窝部可短时间内出现进行性肿胀,张力极大,伤处质硬,小腿远段肢体发凉,呈缺血状态,感觉缺失,足背动脉搏动消失。

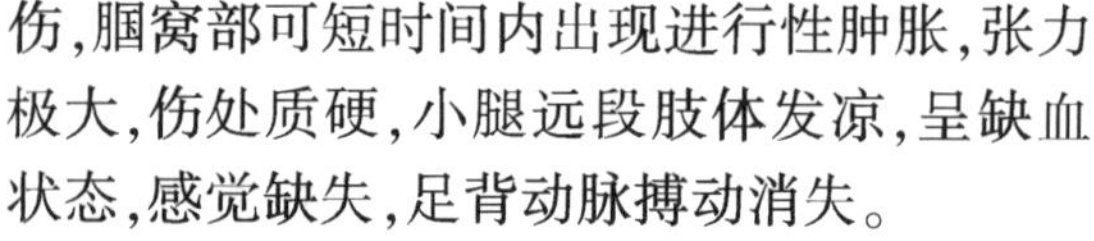

腘动、静脉

腘动脉的直径为 3~5mm,位置较深,紧贴股骨,故股骨髁上骨折向后成角时易被刺伤,其后方是腘静脉,外侧是胫神经和腓总神经。腘动脉从内上向外下方行走,进入比目鱼肌腱弓后,分为胫前与胫后动脉,腘动、静脉被同一筋膜鞘包绕。腘动脉在腘窝部分出肌支和关节支。其中关节支有膝上内、外、膝中、膝下内、外动脉等 5 个分支,绕骨而行,在关节处形成动脉网。腘静脉介于神经与动脉之间,为胫前、后动脉伴行的静脉及小隐静脉汇合而成。

链接

15.1.2 诊断要点

伤处有明显的疼痛或压痛,膝上高度肿胀,患肢短缩,功能障碍明显,有异常活动和骨擦音,若局部出现较大血肿,且胫后动脉、足背动脉搏动减弱或消失时,应考虑有腘动脉损伤的可能。拍摄包括膝关节的股骨正侧位 X 线片,可明确骨折类型及移位情况。

15.1.3 治疗方法

(1) 复位与固定

无移位或嵌插的股骨髁上骨折,易发于老年人,不需整复。若膝关节内有积血,应在无菌操作下将其抽净,然后用 4 块夹板超关节固定。其前侧板下端至髌骨上缘,后侧板下端置于腘窝中部,两侧以带轴活动夹板施行超关节小腿上端固定,放好棉纱衬垫及压垫后,用 4 条布带捆绑夹板,松紧度以布带能上下移动 1cm 为宜。也可配合皮牵引,3 周后改为石膏外固定。

有移位的骨折,因近侧骨折端尖锐的边缘常会损伤膝关节附近的股四头肌,并易致继发性瘢痕形成和活动障碍,这是造成关节僵直的主要原因。可采用胫骨结节牵引,亦可采用股骨髁上牵引(图 15-1)。将肢体置于布朗架或托马架上,可使骨折在牵引下逐渐复位,然后外加小夹板固定。4~6 周后可改用超关节夹板固定或石膏固定,直至骨折愈合。

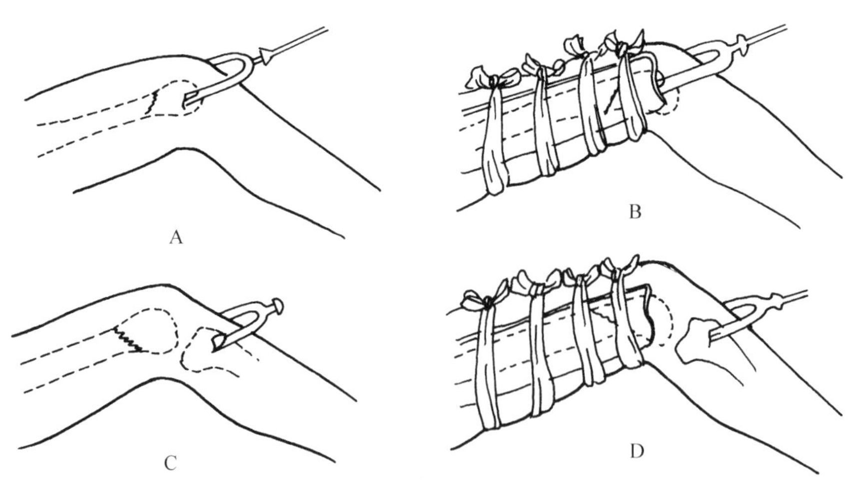

图 15-1 股骨髁上骨折及牵引法

(2) 功能锻炼

为使骨折愈合与功能恢复同时并进,应尽早进行股四头肌舒缩活动和关节屈伸功能锻炼。一般可按股骨干骨折的要求进行功能锻炼。

(3) 药物治疗

可按骨折三期辨证治疗。但因该骨折的局部出血较多,血肿严重,故初期宜加重活血化瘀药,如用活血祛瘀汤。若此期间出现瘀血发热,症见口渴、汗出者,乃经脉壅滞,阴血受伤,宜在无菌操作下,于血肿部穿刺,吸出瘀血,以通壅塞,再用清心药以调之。或不穿刺,于局部敷消肿膏也可。后期加服健步虎潜丸。解除夹板或石膏外固定后,应用中药熏洗并结合按摩,以尽快恢复膝关节的屈伸功能。

(4) 其他疗法

对于移位较重或合并血管损伤者,可考虑手术探查,切开整复、内固定。

15.2 股骨髁部骨折

根据骨折的部位,股骨髁部骨折可分为单髁和双髁(髁间)骨折,以后者为多见,好发于青壮年男性。

15.2.1 病因病机

股骨髁部骨折可由直接或间接暴力引起。直接暴力撞击大腿下端外侧或内侧,可造成股骨外髁或内髁单骨折。单髁骨折,骨折块常较完整,但移位大,手法复位不易成功,严重时伴有膝关节脱位或侧副韧带损伤。间接暴力损伤,如从高处跌下时,足先着地,体重沿股骨干向下方冲击,可将股髁劈裂为"T"或"Y"型骨折(图 15-2),因涉及到关节面,可出现不同程度的关节内积血。关节的对应关系破坏,滑膜囊、半月板损伤,伤后关节腔粘连,会严重影响膝关节功能,因此需妥善处理。

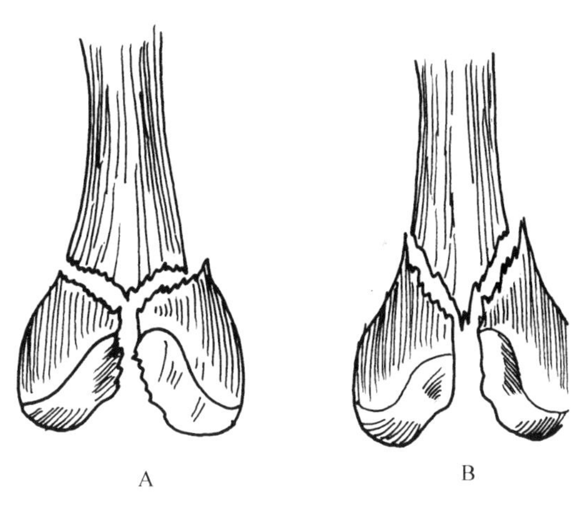

图 15-2 股骨髁间骨折类型

15.2.2 诊断要点

本病的主要症状为膝关节疼痛、肿胀及功能障碍。由于关节内积血和髁的分离,致使膝关节肿胀较为明显,膝部的横径加宽。拍摄膝关节正侧位 X 线片可显示骨折类型及移位程度。

15.2.3 治疗方法

治疗股骨髁部骨折,应达到良好的对位,保持关节面光滑完整,才能有效地恢复关节的功能和防止发生创伤性关节炎。

(1) 复位与固定

双髁骨折复位前,宜在无菌条件下,先抽出关节内积血。无明显移位的可行胫骨结节牵引。有移位的骨折,在牵引下,术者用两手掌压迫分离的股骨内外髁,以拿捏的手法,使内、外两髁的骨折块复位,最后施行夹板超关节固定(固定方法同股骨髁上骨折),将小腿放在牵引架上,膝关节保持在屈曲45°的位置,使腓肠肌处于松弛状态。6~8周解除牵引,继续用超关节夹板固定或石膏固定。根据骨折愈合情况,开始进行不负重的关节活动,骨折坚强愈合后,再负重行走。

单髁骨折的处理原则与双髁骨折相似,但需注意预防因复位不当而产生膝内、外翻及创伤性关节炎。

(2) 功能锻炼

本病的治疗过程中,在不致使骨折再移位和影响愈合的情况下,宜加强膝关节的功能锻炼,因为髁部骨折多累及关节面,而关节面常失去其固有的光滑性,若能进行合理的功能锻炼,对关节面模造和防止关节僵硬是非常有利的。在牵引期间,应舒缩股四头肌,通过肌肉的收缩或夹板的压力,可使未完全复位的骨折块逐渐复位。

(3) 药物治疗

股骨髁部骨折药物治疗与股骨髁上骨折相同,如已形成创伤性关节炎者,可服骨质增生丸,局部外用散瘀和伤汤熏洗。

(4) 其他疗法

股骨髁部骨折属不稳定性骨折,采用切开复位内固定治疗,手术比较简单,能达到解剖复位,固定可靠,可早期进行功能锻炼,从而减少关节僵直等并发症的发生。

15.3 髌骨骨折

髌骨骨折多见于青壮年男性,伤后主要引起膝关节功能障碍,如股四头肌肌力减退或外伤性膝关节炎、关节僵直等。

髌　　骨

髌骨是人体中最大的籽骨,呈不规则的三角形,为股四头肌伸膝作用的主要支点,它位于膝的前方,与股骨髁髌面形成髌股关节,起到保护膝关节的作用。在伸膝150°~180°时,髌骨能明显地增加股四头肌的力量。股四头肌的肌腱沿髌骨的前方,向下形成髌韧带,止于胫骨结节上,其两侧为髌旁腱膜,是膝关节的重要支持带。髌骨结合股四头肌腱、髌韧带和两旁的髌旁腱膜,构成完整的伸膝装置,加强行走和跑跳作用。

链接

15.3.1 病因病机

造成髌骨骨折的暴力,可分为直接暴力和间接暴力。

直接暴力系外力直接撞击髌骨。多由于失足跌倒,跪姿着地,髌骨前面与硬地面或硬物体直接碰撞,后面受股骨髁的夹击而骨折,多呈粉碎性。骨折后,由于股四头肌的保护性反应而继续收缩,进而造成髌旁腱膜与关节囊的撕裂,同时骨折块互相分离。此种病人常可发现髌骨前方有皮肤擦伤或挫伤。单纯由外力冲撞或打击髌骨而造成的骨折较少见,骨折块无移位,髌旁腱膜与关节囊一般保持完整,对伸膝功能影响较少。

间接暴力指并无外力撞击髌骨,乃股四头肌强力引缩所致的牵拉性损伤。多由于膝关节处于半屈位时,股骨髁滑车顶点与髌骨密切接触成为支点,股四头肌猛力收缩造成骨折(图 15-3)。骨折多为横断型,两骨折块相分离,伴有髌旁腱膜与关节囊撕裂。

根据骨折部位与骨折线的走向,可分为横断骨折与粉碎性骨折,后者又可分为星状骨折、上极粉碎性骨折与下极粉碎性骨折。此外,尚有较少见的纵行骨折或斜行骨折(图 15-4)。为了治疗方法选择的需要,还可分为无移位的髌骨骨折与有移位的髌骨骨折。

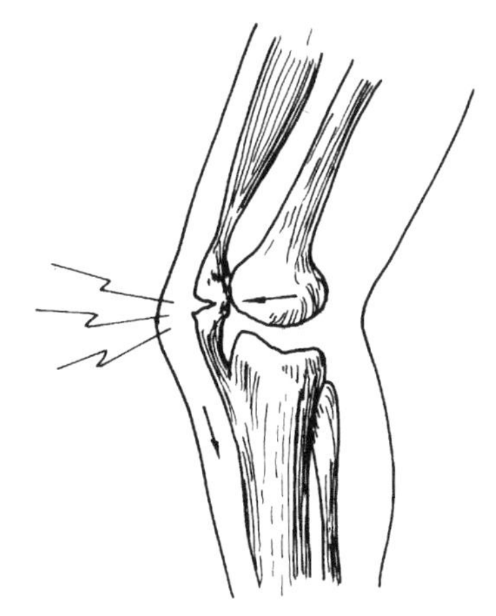

图 15-3 股四头肌收缩所致之髌骨骨折

15.3.2 诊断要点

髌骨位置表浅,骨折后,除局部剧痛及伸膝功能障碍

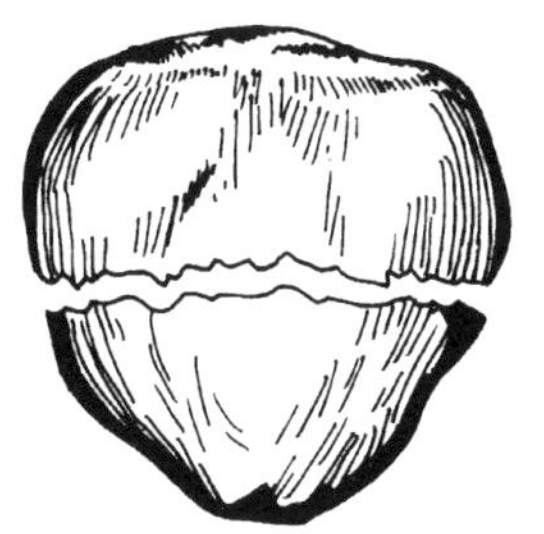

A. 髌骨横断骨折

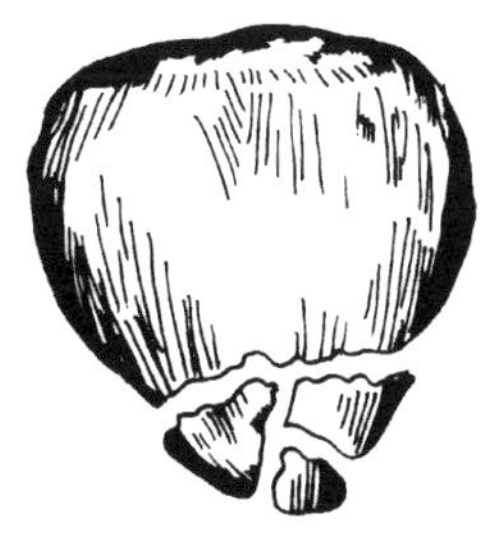

B. 髌骨下极骨折

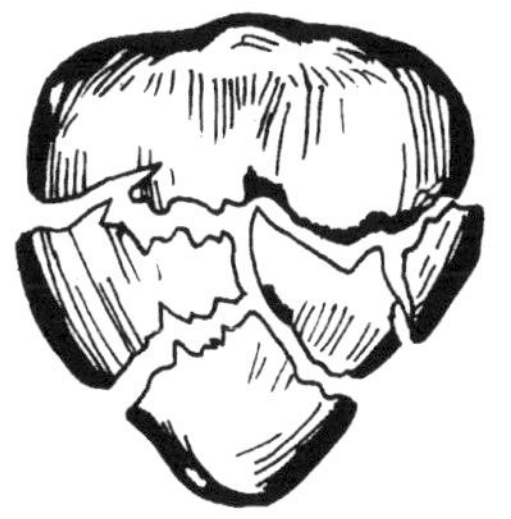

C. 髌骨粉碎骨折

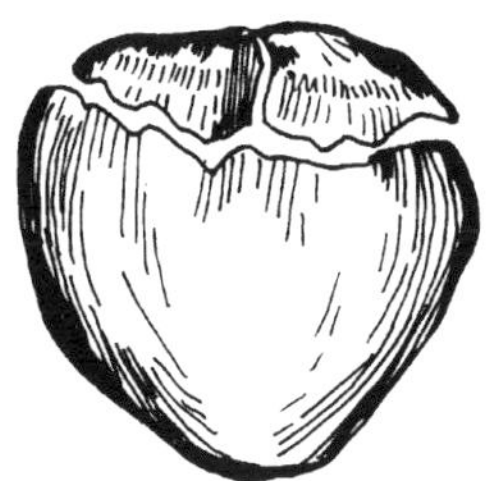

D. 髌骨上极骨折

图 15-4 髌骨骨折的类型

外,皮下瘀血,关节内积血,膝关节前面甚至两侧明显肿胀。有移位的髌骨骨折,骨折间隙很容易扪到;移位较远者,在伤后不久,可以看到骨折的横形凹陷。X 线摄片检查可显示出骨折类型和移位的情况,如为纵裂骨折,需自髌骨的纵轴方向投照方能查出。

15.3.3 治疗方法

（1）复位与固定

手法复位适用于髌骨骨折无移位或两骨断端分离小于 0.5cm，其关节软骨面光滑完整，髌旁腱膜与关节囊无明显撕裂者。

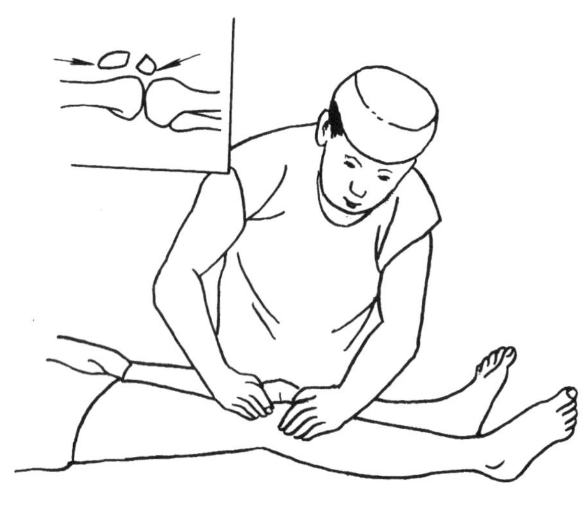

图 15-5 髌骨骨折手法复位推挤两骨折段矫正分离

复位前应在无菌操作下，将膝关节内积血抽净，否则会影响复位和固定效果。

髌骨骨折的骨折端多为上下分离，复位时因骨折远端只有较短的髌韧带附着，伸展性不大，而骨折近端则附着有股四头肌腱，伸展性较大，故需用近侧断端对远侧断端，才能获得复位。

复位时膝关节应取伸直位或微屈呈20°~30°（中立位为 0°）。术者站于患侧，一手拇指及食、中指捏挤远端向上推，并固定之；另一手拇指及食、中指捏挤近端上缘的内外两角向下推挤，使骨折断端接近（图 15-5）。

整复后，骨折远、近端对位良好，即可用“抱膝圈”固定。患肢用石膏或夹板固定于伸直位（图 15-6）。X 线透视检查，若有残余的前后移位，手指触摸不平时，以一手拇、食指固定下陷的一端，另手拇、食指挤按向前突出的另一端，使之对齐，最后将骨折远近端挤紧。

术后抬高患肢，注意观察固定的松紧度，以不影响血液循环为准，注意有无腓总神经压迫情况，最初 1 周内应透视 1~2 次，如有移位，需及时矫正。

（2）功能锻炼

固定 2 周后，开始股四头肌收缩锻炼。3~4 周后，可在石膏或夹板及抱膝装置的保护下锻炼步行。6 周后，根据 X 线显示骨折愈合情况，去除抱膝装置开始不负重的膝关节伸屈活动。逐步增加活动范围，每天增加的程度，以患者自己不感觉疼痛为度。

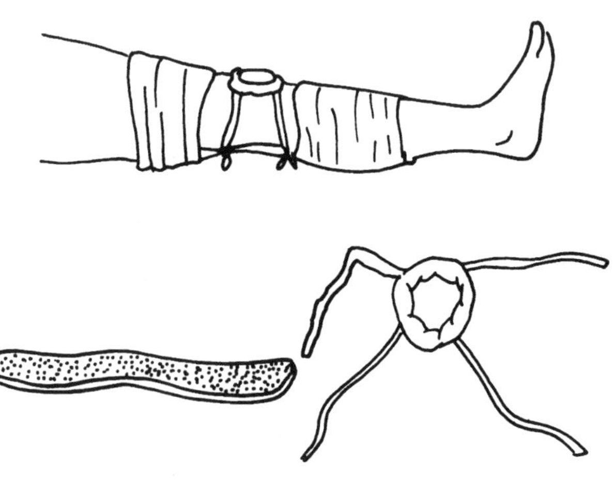

图 15-6 抱膝圈固定法

（3）药物治疗

髌骨骨折后，关节内积血较严重，故初期宜投大量活血化瘀药，并加渗湿药，如活血祛瘀汤加薏苡仁、汉防己、车前子、白通草等药，待肿胀渐消后，再在活血化瘀的基础上，和营止痛，接骨续筋，如和营止痛汤、接骨丹等药，后期对年老肾气虚弱者，应着重服用补肝壮筋骨的药物。若功能受限者，可用海桐皮汤薰洗，内服补筋丸。

(4) 其他疗法

对于骨折块有翻转的,或移位1cm以上者,不易手法复位,且外固定有困难,可采用切开复位及内固定术。手术时间最好于伤后24小时内进行,否则因髌骨前的软组织菲薄,很快即有水泡发生,妨碍手术进行。具体方法有丝线荷包缝合法、前“8”字张力带钢丝固定法、抓髌器固定法等。

15.4 胫骨髁骨折

胫骨上端的扩大部分为胫骨内髁和外髁,其平坦的关节面称胫骨平台,故胫骨髁骨折又称胫骨平台骨折。

15.4.1 病因病机

多由间接暴力所致,患者从高处跌下,足先着地,膝关节过度内翻或外翻,外力沿胫骨纵轴向上传导,而股骨髁的凸面像被重锤一样将胫骨内外髁劈裂,若两髁受力不相等,则受力较大一侧髁发生骨折,称为胫骨单髁骨折,包括胫骨内侧髁骨折或外侧髁骨折。若内外两髁所受外力相等,即垂直冲击力,则两髁同时发生骨折,形成倒“T”形或“Y”形骨折,并向下移位,而胫骨体则向上移位,甚至可进入膝关节与股骨髁间接近,称为胫骨双髁(髁间)骨折。骨折后多有不同程度的关节面破坏,因此在处理时应力求解剖复位,以恢复关节面的完整性。

胫骨单髁骨折亦可由直接暴力所致,胫骨外髁骨折时往往合并内侧副韧带和半月板损伤,而胫骨内髁骨折则合并外侧副韧带损伤(图15-7)。

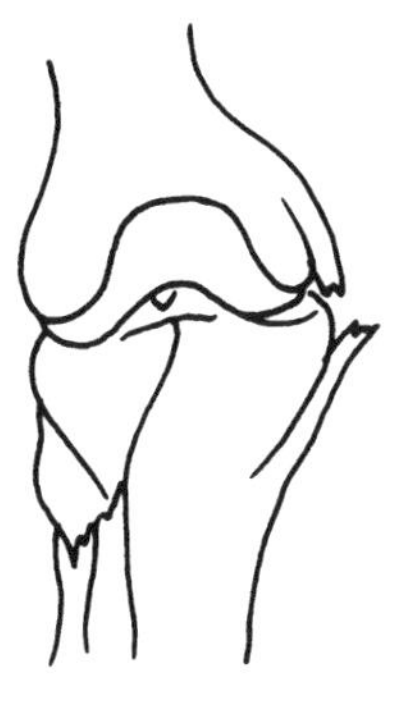

A. 外翻骨折

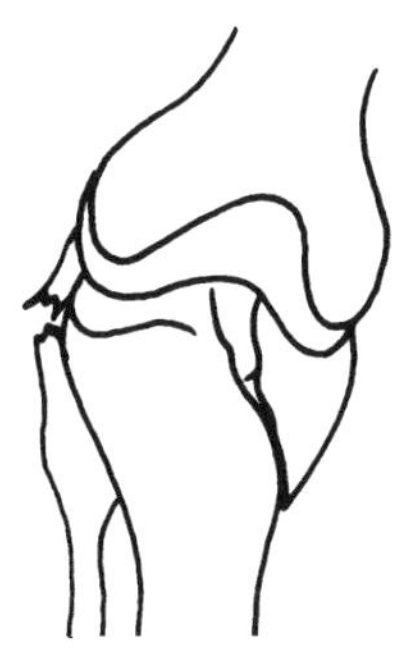

B. 内翻骨折

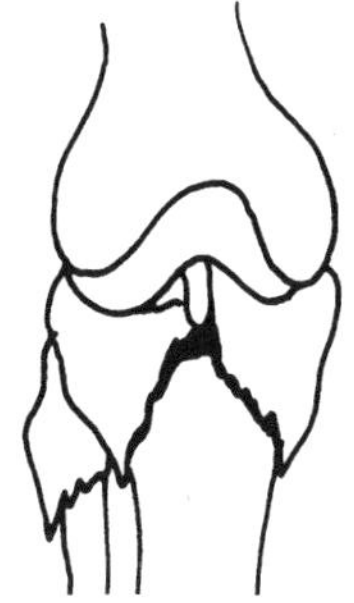

C. 垂直冲击骨折

图15-7 胫骨髁骨折的类型

15.4.2 诊断要点

患者多为青壮年,伤后出现明显的膝关节疼痛、肿胀、功能障碍,可有膝内翻、外翻畸形。若胫骨髁劈裂,形成双髁骨折,往往有明显的关节内积血,其关节周径增大,“浮髌”现象显著。膝关节X线正侧位片可显示骨折类型和移位情况。

15.4.3 治疗方法

因骨折累及关节面，故治疗时应力求解剖复位，恢复关节面的完整性，并行妥善固定，使软组织完全修复。

（1）复位与固定

首先采用局部麻醉，若有明显关节内积血，应在严格无菌操作下，将关节内积血抽出，以利于复位。

1）无移位的骨折：可固定膝关节于伸直位4~5周。

2）有移位的外髁骨折：在充分牵引下，并向内侧牵拉，尽量使膝关节内翻。术者用手将骨折块向内上方推送，借膝外侧副韧带的张力，骨折块即可被推压而复位。一般采用超关节夹板或石膏外固定，但需特别注意避免膝外翻。

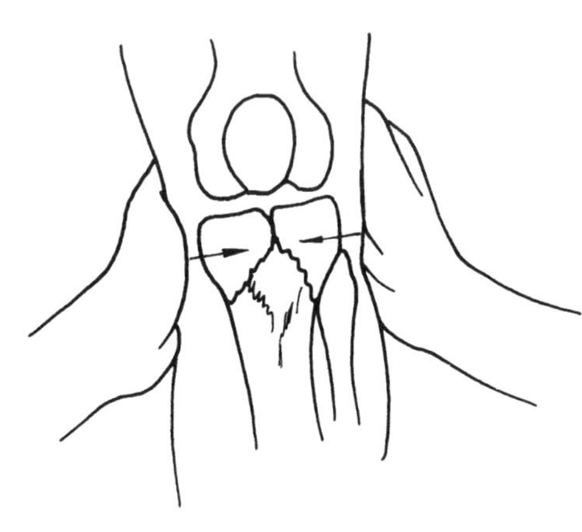

图15-8 胫骨双髁骨折手法加压复位法

3）胫骨髁凹陷骨折：可采用针拨复位法（在X线透视下进行），术者站在患侧，在无菌操作下，以手持骨圆针，插入凹陷骨折的下部，利用杠杆作用，将骨块撬起，用另一手拇、食、中、环指，推顶移位的胫骨外髁或内髁，令骨块与之紧密靠拢，然后拔出骨圆针，无菌敷料包扎，超膝夹板固定。

4）胫骨双髁骨折：应在充分牵引下，术者运用抱髁挤按手法，两手掌放在胫骨髁部的内外侧向中线挤压（图15-8），使之复位。可在内、外髁放置棉纱压垫，超膝夹板外固定，在维持牵引的情况下，将小腿放在牵引架上，进行持续牵引，可采用小腿皮牵引或跟骨牵引，牵引重量为4~5kg。

（2）功能锻炼

胫骨髁骨折容易愈合，但膝关节功能不易完全恢复，常发生程度不同的创伤性关节炎或功能限制，故早期有计划地进行股四头肌锻炼甚为重要。解除外固定后（固定常需4~6周），即开始膝关节屈伸活动，如仰卧举腿、蹬空增力等。6~8周后骨折已基本愈合，可离床扶拐活动，但患肢仍不可负重，直至骨折坚强愈合后，方可负重行走。

（3）药物治疗

药物治疗同髌骨骨折。局部可配合按摩和用散瘀和伤汤熏洗。

（4）其他疗法

对严重的胫骨髁间劈裂粉碎性骨折、单髁凹陷性骨折，特别是合并韧带断裂者，手法复位难以达到解剖复位，可采用切开复位内固定，骨折凹陷明显者，可行植骨，以利恢复关节面，并进行韧带修补，以稳定膝关节。

15.5 膝关节脱位

膝关节是人体最大的关节，其骨性结构稳定性差，但其周围有坚强的韧带和关节囊维持，故其脱位较少见。一旦发生脱位,即有广泛的关节囊及韧带的撕裂,常合并关节内骨折,腘窝部血管损伤或断裂,腓总神经也常常累及,因此对膝关节脱位患者要特别注意检查有否血管、神经损伤的合并症。若有血液循环的障碍,应及时抢救肢体,否则将产生严重后果。

膝关节脱位多见于青壮年,根据脱位的程度,可分为完全脱位和不完全脱位两种。其中不完全脱位较多见。根据脱位的方向,可分为膝关节前脱位、膝关节后脱位、膝关节内脱位、膝关节外脱位(图 15-9~图 15-11)。其中以前脱位与内侧脱位较为多见。

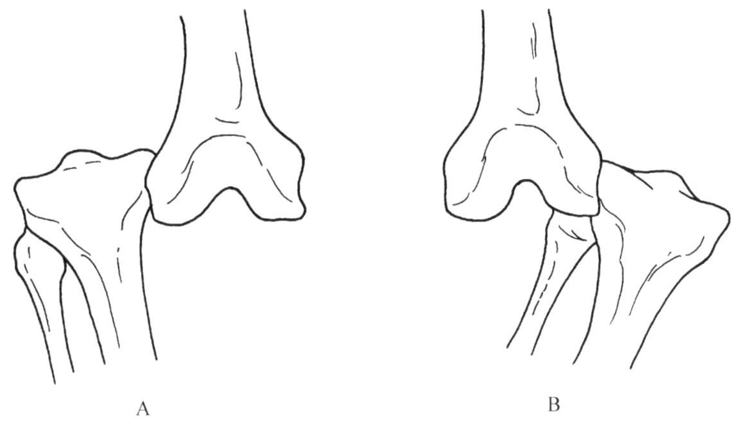

图 15-9　膝关节侧方脱位

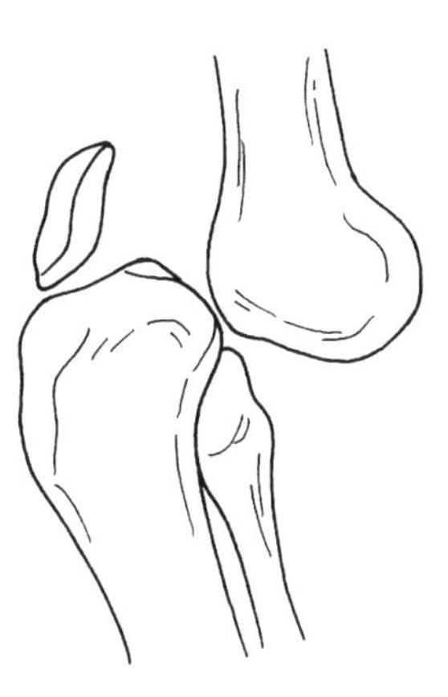

图 15-10　膝关节前脱位

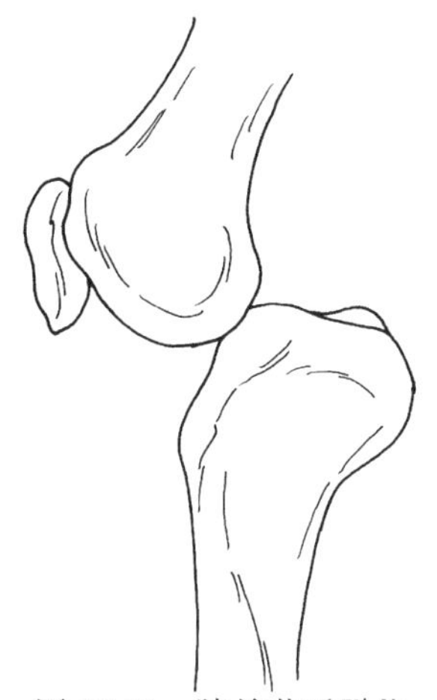

图 15-11　膝关节后脱位

15.5.1　病因病机

膝关节脱位多因强大的暴力作用于股骨的下端或胫骨上端,引起膝关节强力过伸,侧屈或扭转所致的胫股关节分离,并发膝内、外韧带和关节囊的广泛损伤而造成脱位。如外力直接由前方作用在股骨下端,可造成胫骨向前脱位;作用在胫骨上端,可造成胫骨向后脱位。如外力直接由外侧作用在股骨下端,可造成胫骨向外侧脱位;作用在胫腓骨上端,可造成胫骨内侧脱位。间接扭转暴力可引起旋转脱位。外力大者,可产生全脱位;外力较小者,则产生不全脱位。

完全脱位者，不但关节囊破裂，关节内十字韧带与内、外侧副韧带亦撕裂，有时还会合并半月板破裂、胫骨隆突或胫骨结节撕脱骨折、腓总神经或胫神经损伤、腘窝内血管被压迫或撕裂等。

15.5.2 诊断要点

伤后膝关节肿胀严重，疼痛剧烈，功能障碍。不完全脱位者常自行复位而没有畸形。完全脱位者，患膝明显畸形，下肢缩短，筋肉在膝部松软堆积，可出现侧方活动与弹性固定，在患膝的前后或侧方可摸到脱出的胫骨上端与股骨下端。合并血管、神经损伤时，则出现相应的症状，严重时可合并创伤性休克，患者有心率快、面色苍白、出冷汗、血压下降等表现。

X 线摄片可明确脱位的方向及程度。

15.5.3 治疗方法

（1）手法复位

在麻醉下，患者仰卧，一助手握大腿根部，一助手牵足踝部，上下牵引，术者两手四指托腘窝向前，保持膝关节半屈曲位。两拇指按脱位的相反方向推挤或提托股骨下端或胫骨上端。若有入臼声，畸形消失，即表示复位(图 15-12)。当复位后，助手放松牵引，术者一手持膝，一手持足踝，将膝关节屈曲，再伸直至 165°左右，然后仔细检查关节是否完全吻合，同时检查足背动脉搏动情况。若整复前无搏动或搏动较弱，整复后恢复，则提示脱位时血管受压解除，如整复后仍无搏动，可能是腘动脉断裂，或血栓阻塞，应紧急做血管探查手术。如血管有搏动而患肢不能运动，且有麻木感，多数是神经受损所致。

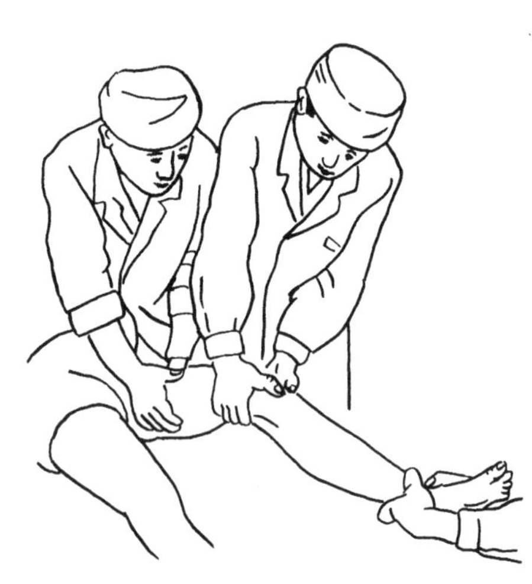

图 15-12 膝关节前脱位整复手法

（2）固定方法

复位后用夹板或用石膏托固定患膝于屈曲 15°~30°位置 6~8 周。有血液循环障碍者，采用轻量(1~2kg)的皮肤牵引，密切观察患肢，直至血液供应稳定后，再做固定。

（3）功能锻炼

在固定期间，应积极锻炼股四头肌、踝关节与髋关节。2~3 周后，在固定下做扶拐不负重步行锻炼。6~8 周解除固定后，做膝关节伸屈运动。待股四头肌肌力恢复后及膝关节屈伸活动较稳定的情况下，才能负重行走。

（4）药物治疗

膝关节脱位常伴有严重的筋肉损伤，故早期应加强活血祛瘀、通经消肿中药，用活血舒肝汤加木瓜、川牛膝。继服通经活络舒筋中药，方用丹栀逍遥散加独活、川木瓜、川牛膝、丝瓜络、桑寄生。若有神经损伤症状者，加䗪虫、白芷。后期内服补肾壮筋汤加川断、五加皮，以强壮筋骨。

早期外贴活血止痛膏,以消肿止痛;中期可用消肿活血汤外洗,以活血舒筋;后期可用下肢损伤方熏洗,以强筋利节。

15.6 膝关节侧副韧带损伤

膝关节是人体行走、站立的主要负重和活动较多的关节,膝关节内侧副韧带、外侧副韧带在维持、保护膝关节的稳定性及膝关节的屈伸活动中有着重要的作用。膝关节侧副韧带损伤是膝部多见的损伤,尤以内侧副韧带损伤为最多。

15.6.1 病因病机

内侧副韧带起于股骨内髁结节,上窄下宽呈扇状,与内侧半月板相连,下止于胫骨内髁的侧面,防止膝外翻;外侧副韧带起于股骨外髁结节,呈条索状,下止于腓骨小头,防止膝内翻。屈膝时侧副韧带松弛,使膝关节有轻度内收、外展活动,伸膝时侧副韧带紧张,膝关节无侧向运动。当膝关节轻度屈曲位身体侧倒时,由于身体重力作用,使小腿骤然外展,或足部固定位胫骨忽然向外旋转,可使膝内侧间隙拉宽,导致内侧副韧带损伤,在临床上较为多见;而外力迫使膝关节过度内翻,发生外侧副韧带损伤或断裂则少见,但一旦发生损伤,则伴外侧关节囊、股二头肌、腓总神经同时损伤。其病理变化表现为韧带损伤,部分或完全断裂,局部血肿,影响关节屈伸活动。

15.6.2 诊断要点

患者有明显外伤史,局部疼痛、肿胀,皮下有瘀斑,压痛明显,内侧副韧带损伤时,压痛点在股骨内上髁;外侧副韧带损伤时,压痛点在腓骨小头或股骨外上髁。膝关节侧向试验阳性。

15.6.3 治疗方法

(1) 理筋手法

理筋手法主要用于韧带损伤或撕裂伤之晚期康复,早期应屈伸 1 次膝关节,以恢复轻微之错位或有筋挛之结节者,使其散开舒展并促进消肿;而晚期手法,主要改变局部血液循环,解除粘连,恢复关节功能。

1) 内侧副韧带损伤手法:患者坐床边,一助手坐伤侧固定,医者一手握距小腿关节,一手握膝关节,拇指按在伤处,在拔伸下摇转 6~7 次,同时,用拇指揉散内侧疼痛处;屈患膝于健侧膝上,在伤处推捋揉捻;将患肢伸直,医者双手掌在膝关节两侧做捋顺手法。

2) 外侧副韧带损伤手法:患者侧卧于床上,伤肢在上,助手固定大腿勿使晃动,医者一手拿膝,拇指按伤处,另一手拿踝,做小腿摇法,晃动膝部,再与助手相对用力牵引,然后将膝髋关节屈曲,拿膝之手的拇指用力向膝内侧归挤按压,再将患肢伸直,医者拇指在伤处进行捋顺、捻散。

(2) 固定及练功活动

对于侧副韧带断裂,关节呈现不稳定状态者,要尽量将膝关节内血肿抽吸干净,用弹力绷带将膝关节屈曲 20°~30°的功能位固定,4~5 周后解除固定,进行功能锻炼。

练功活动在膝关节韧带损伤治疗中尤为重要,可防止肌肉萎缩和关节内外粘连,同时可加强膝关节动力性和静力性稳定,对保守治疗患者在固定后即加强股四头肌收缩配合足踝部关节活动;在外固定解除后,逐渐进行膝关节屈伸的功能锻炼。应以主动锻炼为主,避免被动的强力牵拉治疗。

(3) 药物治疗

1) 内服药:早期治疗以活血化瘀、疏经通络、消肿止痛为原则,处方以复元活血汤加减;后期以温经活血、强壮筋骨为主,方以健步虎潜丸加减。

2) 外用药:早期可用活血止痛散醋调外敷,后期治以活血化瘀、舒筋通络为原则,方以四肢损伤洗方或海桐皮汤熏洗。

(4) 其他疗法

1) 针灸疗法:取足三里、阳陵泉、阿是穴,用泻法,每日 1 次,10 次为 1 个疗程。

2) 梅花针疗法:用七星梅花针叩打痛处,至局部皮肤发红有出血点为度。

3) 封闭疗法:用普鲁卡因或利多卡因加泼尼松龙行局部封闭,5~7 天 1 次,3~4 次为 1 个疗程。

4) 物理治疗:后期可用电脑中频治疗仪、神灯行物理治疗。

5) 手术治疗:适用于韧带断裂或合并交叉韧带损伤、或半月板损伤、或陈旧性损伤、膝关节失稳者。早期以修补为主,合并半月板损伤则将半月板切除;合并胫骨棘撕脱骨折,要做固定术。

15.7 半月板损伤

膝关节有内、外侧 2 个半月板,是一种纤维软骨组织,本身血液供应差,故损伤后一般不易愈合。

15.7.1 病 因 病 机

一般情况下半月板是紧紧粘合在胫骨平台的关节面上,膝关节在运动过程中是不移动的,只有在膝关节曲屈 135°位时,关节做内旋或外旋运动,半月板才有轻微的移动,即膝关节在屈曲 135°左右做强力外翻或内翻、内旋或外旋,半月板向后方移位,此时半月板易损伤。

引起半月板破裂的外力因素有撕裂性外力和研磨性外力两种。撕裂性外力发生在膝关节半屈曲状态下的旋转运动,股骨牵动侧副韧带,韧带牵引半月板的边缘部发生撕裂;研磨性外力多发生在外侧半月板,因膝关节在 3°~5°自然外翻,半月板负重大,若为先天性盘状半月板,长期受关节面的研磨,可产生外侧半月板慢性损伤,本病多见于球类运动员、铁饼运动员、矿工、搬运工等。

15.7.2 诊断要点

患者有明显膝关节扭伤史。疼痛局限于膝关节内外侧,影响膝关节的屈伸活动,损伤当时出现清脆的关节响声,如指弹墙声。约1/4患者出现交锁症(即在行走情况下突发剧痛,膝关节不能屈伸,状如交锁,将患膝稍做晃动或按摩2~3分钟,即可缓解并恢复行走)。此现象可以反复发作,每次发作,膝关节都在同一体位上。

慢性期检查时患膝不肿或稍肿,股四头肌较健侧萎缩,膝关节屈伸受限,如有关节积液可有浮髌试验阳性,半月板回旋挤压试验阳性。研磨试验阳性。膝关节镜检查对关节内结构可提供直观印象。

本病需与关节内游离体鉴别:关节内游离体也可引起关节活动的突然交锁和响声,但游离体在关节内随意活动,故关节受阻位置也随意变动,X线摄片更可明确显示。

半月板

股骨两髁与胫骨平台之间,两侧各有一个月牙形软骨,即半月板。它们附着胫骨两髁的边缘。因周边部较厚而中央部较薄,故其作用是加深胫骨髁的凹度,以适应股骨髁的凸度,加强膝关节的稳定;同时与交叉韧带协同,控制和引导膝关节的轻度螺旋运动。它属纤维软骨,无血液供应,其营养主要来自关节滑液,因此,半月板一旦破裂就难以自行修复,多需手术切除。内侧半月板较大,呈"C"形,前窄后宽,有前、后两角。前角附着于前交叉韧带前方的髁间窝,而后角附着于后交叉韧带前方的髁间窝。中部外缘与内侧副韧带相连,所以内侧半月板活动度较小。外侧半月板小而厚,近似"O"形,前角附着于前交叉韧带前方的髁间窝,而后角附着于胫骨隆突和内侧半月板后角之前。两半月板前方,于胫骨平台边缘有一膝横韧带相连,外缘不与外侧副韧带相连,所以外侧半月板的活动度较内侧大(图15-1)。外侧半月板常有先天性盘状畸形,称为盘状半月板。其外形椭圆,可因轻微外伤而破裂,需手术切除。

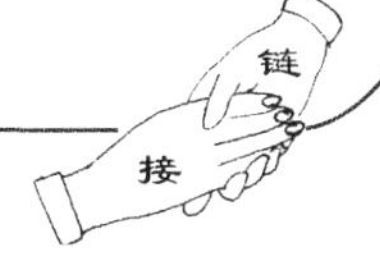

15.7.3 治疗方法

(1) 理筋手法

本手法主要目的在于发生关节交锁时,以手法解除之。患者坐于床边,医者先在膝关节周围按摩揉散,后将膝关节牵引,以扩大其间隙,同时进行小腿轻度的旋转即可。

(2) 固定及练功活动

急性损伤期固定患肢屈膝10°于功能位,以限制膝部活动,并禁止负重,3~5天后,疼痛、肿胀减轻后,嘱患者进行股四头肌的收缩锻炼,防止肌肉萎缩。一般3周后解除外固定,加强股四头肌收缩和膝关节屈伸活动及步行活动锻炼,注意采取主动练功,不可被动蛮力屈伸膝关节。

(3) 药物治疗

损伤初期,关节腔积血,肿胀明显,应将积血抽出,内服活血化瘀、理气止痛之剂,如舒筋活血汤加减;如晚期有滑膜炎,或术后膝关节出现创伤性滑膜炎、关节积液者,则选取健脾利湿、活血化瘀理气之品,方以健脾除湿汤加减;若膝软弱无力者,内服补肾壮筋汤加减,并可用海桐皮汤熏洗。

(4) 其他疗法

1) 针灸治疗：后期关节僵硬、屈伸不利者，取合谷、足三里、阳陵泉、膝眼、阿是穴。

2) 手术治疗：产生疼痛、交锁的半月板损伤，一经确诊而无法自行修复者应早期手术切除。

15.8 膝交叉韧带损伤

膝交叉韧带在膝关节结构上十分重要，对膝关节的稳定有重要作用。它包括前交叉韧带和后交叉韧带两条，相当于中医骨骱的"内连筋"，即组成关节的上、下两端的连接之筋。

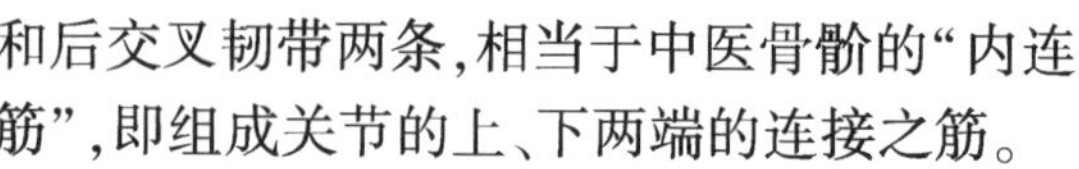

膝交叉韧带

膝交叉韧带位于股骨内、外髁的陷凹内，分前、后两条。前交叉韧带起始于胫骨髁间隆突的前部，向上后外止于股骨外侧髁内侧面的后部；后交叉韧带起始于胫骨髁间隆突的后部，向前下内止于股骨内侧髁的内侧面。在膝关节活动时，两韧带各有一部分纤维处在紧张状态，前交叉韧带限制胫骨向前移，后交叉韧带限制胫骨后移，并防止过度的伸、屈及内、外旋转。

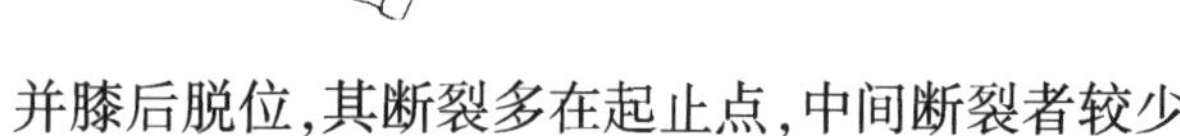

15.8.1 病因病机

膝交叉韧带因深居于关节内，周围有其他韧带与肌腱保护，故单独损伤比较少见，常合并其他损伤，如膝关节脱位、侧副韧带损伤等。前交叉韧带损伤在临床上远多于后交叉韧带损伤。如膝部受外展力引起内侧韧带断裂合并前交叉韧带断裂，或腿处于伸直位，暴力使胫骨向前滑脱和股骨向后滑脱的损伤，均可引起前交叉韧带断裂；若屈膝位胫骨被猛力向后推时，易致后交叉韧带损伤，有时合并膝后脱位，其断裂多在起止点，中间断裂者较少。

15.8.2 诊断要点

一般有明显外伤史，单纯交叉韧带损伤少见，往往合并侧副韧带、半月板、膝关节脱位损伤等。伤后即觉有错动感、组织撕裂感及剧烈疼痛，关节内积血，功能丧失，膝关节呈半屈曲状态。抽屉试验阳性。X线检查，侧位需在膝屈曲90°，用手法推拉下进行拍照，并与健侧作对照；膝正位相，常发生胫骨棘撕脱骨折；侧位由于交叉韧带松弛，而胫骨移位过多。

15.8.3 治疗方法

(1) 理筋手法

急性期不宜行手法治疗，着重用于膝关节功能恢复期，常用手法如下：

1) 放松法：患者取仰卧位，医者摩、擦、拿、揉、捏膝关节周围。

2) 搓法：医者以双手大小鱼际搓、揉膝关节两侧，力量逐渐加重。

3) 膝关节屈伸法：医者一手握膝上，另一手握小腿远端，使膝关节腘窝放置在床边或架在医者大腿上，然后逐渐用力屈膝；患者取俯卧位，医者站于患侧，一手握患肢小腿远端，另一手按压患肢腘窝上缘或按压足底,徐徐加大患肢膝关节屈曲度。

4) 摇膝法:医者一手固定患膝,一手握住患者踝部,使膝关节屈曲而后由内向外、向侧向后旋转达摇动,范围由小到大。

(2) 固定和练功活动

一般怀疑有交叉韧带断裂时,必须先进行保守治疗,即以石膏托固定膝关节于140°~150°位4~6周,使韧带处于松弛状态,便于早日修复。固定期间宜进行股四头肌收缩锻炼,防止肌肉废用性萎缩及膝关节强直。解除外固定后,可自行在膝关节周围做按摩、揉、散、点、按等手法,同时进行膝关节屈曲、伸直功能锻炼,并逐步练习扶拐行走。

(3) 药物治疗

早期以活血化瘀、理气消肿止痛中药口服,方用桃红四物汤、血府逐瘀汤加减,对于消肿止痛、防止关节粘连有重要意义。

晚期以补益肝肾、温经通络、舒筋和血为治则,出现滑膜炎时,方选三妙丸加减;肌力软弱者可用补肾壮筋汤或健步虎潜丸加减,同时可用舒筋汤水煎熏洗。

(4) 其他疗法

1) 针灸治疗:取足三里、阳陵泉、血海、膝眼、阿是穴,用泻法。每次3~5穴,每日1次,10次为1个疗程。

2) 封闭治疗:局部疼痛或屈伸受限者,用普鲁卡因或利多卡因加泼尼松龙行局部封闭,5~7日1次,3~4次为1个疗程。

3) 手术治疗:单纯交叉韧带断裂者,患者系一般的工种或职业,可以保守治疗,不会影响正常工作和生活;晚期通过股四头肌锻炼,关节稳定性仍然不佳,影响工作和生活者,可行韧带修补手术。若合并胫骨棘撕脱骨折时,则行骨折的缝合固定术,以增强膝关节稳定性,帮助恢复关节的正常功能。

15.9 膝关节创伤性滑膜炎

膝关节滑膜分布各处角落,构成多个滑囊,主要有髌前滑囊、髌上滑囊、髌下滑囊。滑膜有丰富血管,其细胞分泌滑液,营养无血管的关节软骨,使关节面润滑,散发关节活动时所产生的热,同时滑液为黏蛋白碱性液体,可防止酸性代谢产物的有害作用。正常情况下,各滑囊无明显积液,但有外伤、炎症、风湿等各种病理情况时,可形成滑膜炎,产生积液。

15.9.1 病因病机

滑膜炎是滑膜受到刺激后的反应,滑膜分泌液的失调可导致滑膜腔积液。膝关节外伤、骨折、脱位、韧带断裂、软骨脱位等,均可使膝关节滑膜同时破裂损伤,产生大量渗出液,使膝关节肿胀、疼痛、活动受限,为急性滑膜炎;若受伤较轻,或多次轻伤,或慢性劳损,加上风寒湿邪侵袭致膝部渐肿,病程较长者为慢性滑膜炎。

膝关节滑膜炎不仅影响关节功能,而且易致关节进行性器质损伤,严重者滑膜发生粘连,使关节功能丧失。临床上属中医痹证范畴,急性者为损伤经脉、气滞血瘀而引起,慢性者多由风寒湿三气合而为痹,一般以挟湿者为多。

15.9.2 诊断要点

本病大多有明显外伤史,可单独发病,但大多在膝部其他损伤的情况下伴发,如膝关节骨折、髌骨脱位、韧带断裂、软骨损伤等,而致滑膜损伤引起外伤性滑膜炎。急性单发者,膝关节肿胀,膝部胀痛不适,屈伸受限;若为髌前滑囊炎,则髌韧带两侧的正常凹陷消失;若为髌上滑囊炎,则肿胀范围广,浮髌试验阳性。

本病急性处理不当易转为慢性,多见于体质多湿者,或伴膝内翻、外翻或骨质增生者,症见双下肢沉重不适,肿胀持续不退,休息后减轻,过劳后加重,皮温正常,局部不红不肿,股四头肌轻度萎缩。久则滑膜壁增厚,摸之有韧厚感,伴有关节腔积液者,行膝关节抽液检查。

15.9.3 治疗方法

(1) 理筋手法

急性期损伤后,应将膝关节屈伸一次,先伸直膝关节,然后充分屈曲,再自然伸直,可使局限的血肿消散,疼痛减轻,晚期行手法治疗。

1) 摩法:患者仰卧,医者站立其侧,以手掌从患肢大腿部至小腿反复摩动 3~5 遍。

2) 推法:体位同上,医者双手沿小腿经膝关节推至大腿中段,然后两手交叉,推力由小渐大,反复数次,促使膝关节消肿。

3) 点按法:医者一手将患肢拿定,略抬高于床面,另一手拇指点按委中、血海、阳陵泉、风市穴。

4) 捏法:患者仰卧,医者拇指与四指分开沿患者大腿依次向下捏拿患肢软组织,其中重点拿捏大腿内侧肌周围。

5) 揉法:医者以掌根依次将患者大腿及小腿软组织广泛揉动,然后双掌相对于膝关节两侧缓缓按摩 3~5 分钟。

6) 膝关节屈伸法:医者一手按住患肢髌骨上缘,另一手握小腿远端,将膝关节屈伸活动,幅度由小逐渐加大。

(2) 固定和练功活动

急性期以静为主,膝部固定于微屈位,伤肢抬高,禁止负重,注意加强股四头肌收缩运动。后期加强膝关节屈伸锻炼。

(3) 药物治疗

急性期以瘀血为主症,证属血瘀气滞、气机不畅,素体湿重、脉象多弦者,宜先用祛瘀止痛汤,外敷消瘀止痛膏;以肿胀为主者,方选消肿一号,重在活血利湿。

慢性者,多用痹证挟湿的治疗原则进行辨证施治:水湿稽留,肌筋弛弱,治宜祛风燥湿、强壮肌筋,方取羌活胜湿汤加减;风邪盛者,治以祛风除湿、消除肿胀,方用蠲痹汤加减;若寒盛化热者宜桂枝芍药知母汤加减。

(4) 其他疗法

1) 针灸治疗:取足三里、阳陵泉、膝眼、阿是穴、血海,每次取 2~3 穴,每日 1 次。

2) 封闭治疗:用普鲁卡因或利多卡因加泼尼松龙行局部封闭。

3）手术治疗：膝关节有畸形、负重线不适当者，要做关节矫形，对滑膜也是一种积极有效的治疗。对于一些顽固性滑膜炎，行滑膜切除术有一定效果，但对膝的功能有一定的障碍。

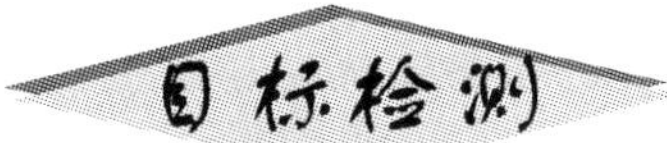

一、思考题

1. 股骨髁上骨折分哪两型？其移位情况如何？
2. 股骨髁上骨折的常见并发症是什么？
3. 简述股骨髁部骨折的病因、病机。
4. 直接暴力与间接暴力造成的髌骨骨折损伤机制有何不同？
5. 手法整复髌骨骨折应注意什么？
6. 简述胫骨髁骨折的损伤机制。
7. 膝关节脱位常合并哪些严重损伤？
8. 叙述膝关节脱位的整复方法及注意事项。
9. 如何诊断膝关节侧副韧带损伤？
10. 如何诊断半月板损伤？
11. 如何诊断膝交叉韧带损伤？
12. 叙述膝关节创伤性滑膜炎的中医辨证治疗。

二、名词解释

1. 股骨髁上骨折　2. 胫骨平台　3. 膝关节侧向试验
4. 膝关节抽屉试验　5. 半月板回旋挤压试验　6. 半月板研磨试验

（邹本贵　张玉良　刘新文）

16 小腿损伤

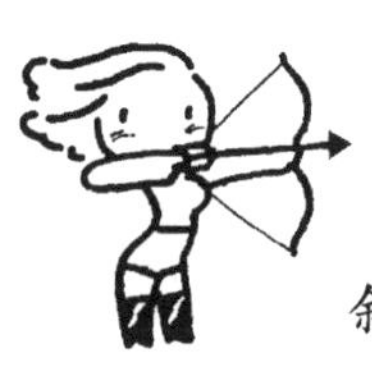

学习目标

叙述胫腓骨骨干骨折的病因病机、诊断要点、复位及固定方法

16.1 胫腓骨干骨折

胫腓骨干骨折临床上较多见，10 岁以下儿童尤多见。其中以胫骨干骨折为最多，胫腓骨双骨折次之。腓骨因四周有较多肌肉附着，且不负担体重（仅有支持胫骨的作用），故单纯腓骨骨折很少。

16.1.1 病因病机

胫腓骨干骨折可因直接暴力造成，如重物直接撞击或车轮辗轧，可引起横骨折、短斜骨折或粉碎性骨折，两骨折往往均在同一水平，在暴力作用侧常见有一三角形碎骨块（图 16-1 A、B、C）。因胫骨位于皮下，穿破皮肤的可能性很大，软组织挫伤较多。也可因间接暴力造成，如高处跌下，强烈的扭转或滑跌，可引起长斜骨折或螺旋骨折（图 16-1 D、E）。两骨均骨折时，腓骨的骨折面往往高于胫骨的骨折面，软组织损伤较轻。直接或间接暴力均可造成两骨折段重叠、成角或旋转畸形，但中、上 1/3 骨折，近段有股四头肌，内侧有腘绳肌附着，易使近段向前、向内移位。

胫骨上 1/3 骨折时，由于下骨折段向上移位，腘动脉分叉处受压，可造成小腿下段的严重缺血或肢体坏死，如不及时处理，将造成严重危害。

胫骨中 1/3 骨折时，如严重挤压伤，瘀血可关闭在小腿的骨筋膜室内，增加室内的压力，造成缺血性肌挛缩或肢体坏死。必须尽早切开深筋膜，减除压力，才能挽救肢体。

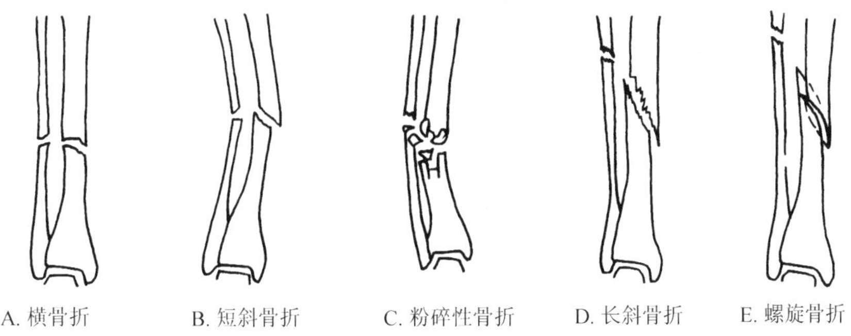

图 16-1　不同伤力引起的不同类型的小腿骨折

胫骨下 1/3 骨折时,由于无肌肉附着,血液供应差,很容易发生骨折延迟愈合,甚至不愈合,骨折固定时间要长。

腓骨四周有较多的肌肉附着,不易骨折,骨折时,容易愈合。

16.1.2　诊断要点

损伤后局部疼痛、肿胀、骨擦音、畸形较为明显,多有成角或重叠移位。严重移位或腓骨上端骨折时,应注意是否伴有腓总神经损伤及血管损伤,应该注意的是骨折引起的并发症,往往比骨折本身产生的后果更为严重。

X 线正侧位片可明确骨折的部位与移位情况。

16.1.3　治疗方法

(1) 手法复位

复位的主要目的是恢复小腿的长度、对位、对线及持重功能,对于严重移位的胫腓骨骨折,由于多伴有肌肉及神经、血管的损伤,应早期复位,以免引起严重的并发症。

1) 小儿青枝骨折及成人无移位骨折,无需整复。可用双层纱布包裹小腿后,小夹板或石膏固定即可。

2) 有移位的骨折,可在适当麻醉下,手法复位。

具体方法:助手 2 人,一人握小腿上端近膝关节处,固定勿动。另一人握足踝部,行相对拔伸。术者立于中间,待骨折断端充分拉开后,一手握上段断端,另一手拿住下段断端,以"下端找上端"的方法,去凑合上段断端,同时加用端、提、挤、按手法矫正前、后、左、右移位(图 16-2)。骨折复位后,嘱助手将远端做轻微摇晃触碰动作,使骨折断端紧密接触。术者于患处再进行触摸检查,如已满意,方可制动固定。

胫腓骨双骨折时,腓骨的复位也同样重要。但一般应首先满足对胫骨的复位。若能同时较好地复位,稳定性好,愈合快,功能良好。凡只强调胫骨而忽略腓骨的辅助支撑力、不予腓骨复位者,则稳定性差,愈合亦慢,应予以注意。

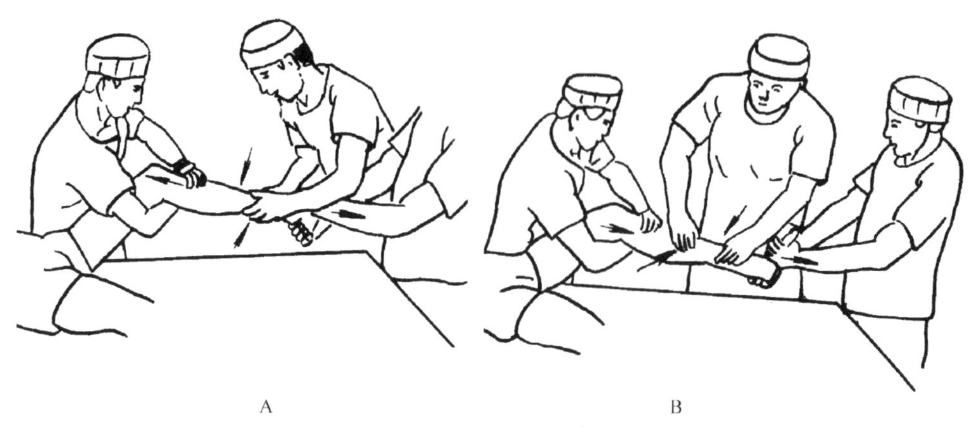

图 16-2 胫腓骨干骨折整复方法

（2）固定方法

1）小夹板固定：选用 5 块小夹板，排列的方法是小腿内侧、外侧、后侧、前内侧和前外侧各 1 块。由于小腿的前侧有一长条隆起的胫骨前嵴，此外软组织极少，不能直接承受夹板的压力，又因胫骨前嵴较隆凸，夹板不能附贴地盖在小腿的前侧，所以采用 2 块较窄的夹板，一块贴附于胫骨的前内侧，名为“前内侧夹板”，一块贴附在相当于胫前肌的地方，名“前外侧夹板”。夹板的长度要适当，除中、上 1/3 骨折的 3 块夹板超膝（股骨段 10～15cm）和中、下 1/3 骨折超距小腿关节外，一般每块夹板的上端不超过膝关节，以腓骨头部为界（夹板不宜压迫腓骨头）。夹板的下端，内侧夹板和外侧夹板以及前外侧夹板和前内侧夹板，均应在距小腿关节之上，以不阻碍距小腿关节之背屈活动为标准。后侧夹板的下端与足跟平齐。

此外，可根据骨折对位程度及侧方移位、成角畸形的大小，选用厚度不同、大小不等的平形、塔形、梯形棉纱或纸制压垫，以促使骨折的残留移位持续复位。压垫的大小、厚薄要适当，位置要正确。压垫放好后，用石膏固定，再放置夹板。

将夹板按部位放妥当后，用 4 条布带捆扎，先捆扎中间 2 道，后捆扎两端。每日应调整布带的松紧度。以上下能移动 1cm 为宜。检查夹板有无移位，并及时矫正。

2）石膏固定：可选用长腿管型石膏或石膏上下托固定，范围包括膝关节及踝足关节。但应注意末梢血液循环，以防肢体坏死。

（3）功能锻炼

固定稳妥后，即刻指导患者距小腿关节的背伸、跖屈活动及股四头肌收缩锻炼。稳定型骨折固定 2 周后，在指导下进行抬腿练习，如仰卧举腿、蹬空增力等。3 周后，在夹板继续固定下，可以离床扶双拐不负重步行。后期拆除固定后，可做搓、滚、舒筋及蹬车活动。

（4）药物治疗

按骨折三期分治原则，辨证施治。初期应着重活血化瘀、和营生新；后期则重用固本培元、补益肝肾、强筋壮骨等药物。若开放性骨折，24 小时内应注射破伤风抗毒素（TAT），初期即应控制感染，可用仙方活命饮、玉真散等。后期则着重补气血、健脾胃，宜服人参紫金丹或补损续筋丸。骨折愈合迟缓可加用骨质增生丸。

（5）其他疗法

1）骨折伴有严重软组织损伤而造成不稳定的，特别是开放性骨折。清创缝合后，可先用跟骨牵引，使骨折段的对线改善，并在近端另插一根钢针作对抗牵引，复位后，用石膏包住两针固定。6 周后，拔出钢针，更换石膏，应注意不可牵引过度。

2) 不稳定的长斜骨折和螺旋骨折，手法复位后，若仍有成角或短缩，可选用螺丝钉或加压接骨板内固定。中 1/3 骨折，可选用髓骨钉固定。

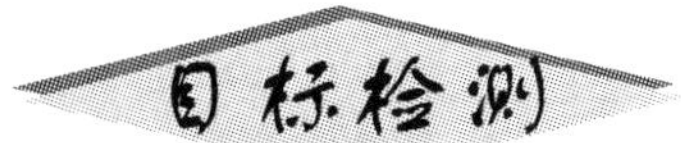

思考题

1. 直接暴力、间接暴力造成的胫腓骨干骨折各有何特点？
2. 为什么胫骨中、下 1/3 处骨折愈合困难？
3. 胫腓骨干骨折的常见并发症有哪些？

（邹本贵　张玉良）

17 踝及足部的损伤

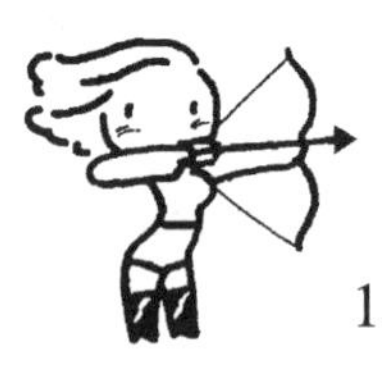

学习目标

1. 叙述踝部骨折脱位、距骨骨折、跟骨骨折的病因病机、诊断要点、复位及固定方法
2. 简述踝部扭挫伤的病因病机、诊断要点、治疗方法

17.1 踝部骨折

距小腿关节的关节面较髋关节及膝关节的关节面小,但所负重量及活动量却很大,故易受损伤。踝部骨折为关节内骨折,如治疗不当,易发生创伤性关节炎,故要求尽量达到解剖复位,并较早地进行功能锻炼,才能收到满意的疗效。

17.1.1 病因病机

距小腿关节骨折不仅是骨性结构的紊乱,同时合并韧带和周围软组织损伤,因此常与脱位合并存在。

踝部骨折脱位多由间接暴力引起,根据暴力的大小、方向和受伤时足所处的位置,可产生不同类型。

距小腿关节

距小腿关节由胫骨远端、腓骨远端和距骨体构成。内踝是胫骨远端内侧的突出部分,而外踝则是腓骨远端的突出部分。胫骨远端后缘呈唇状突出,称为“后踝”。踝穴由胫骨远端关节面、内踝、外踝和“后踝”组成。在外踝尖端上方约 2.5cm 处的横向水平面,即为距小腿关节位置。外踝比内踝略偏后,且稍长。距骨体紧凑于踝穴内,使足略呈外展位。

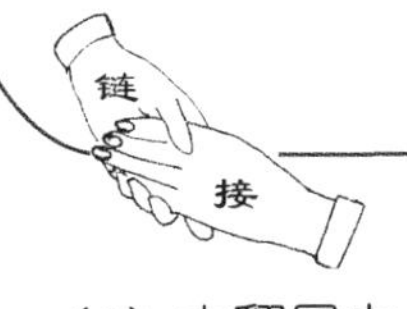

(1) 内翻暴力

由于足踝强烈的内翻,首先外侧副韧带牵拉外踝,使腓骨下端在韧带联合水平以下被撕脱,造成外踝骨折。若暴力持续下去,距骨向内踝撞击,致使内踝发生斜骨折,伴距骨轻度向内

脱位。若暴力继续加大,距骨向后旋转,冲击后踝而发生后踝骨折,其骨折线从前下方向后上方斜行,骨折块向后上方移位,严重时可造成距骨向后脱位,即三踝骨折合并距骨后脱位(图17-1)。

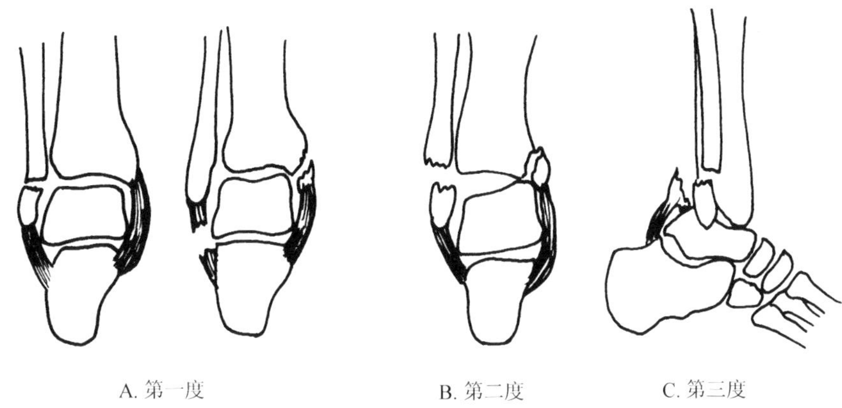

图 17-1 踝部内翻型骨折

(2) 外翻暴力

受伤时,距小腿关节极度外翻,坚强的内侧副韧带不易被撕断,而产生内踝撕脱骨折,骨折线多为横形。若暴力持续下去,腓骨将在韧带联合的水平发生斜形骨折,若距小腿关节处于跖屈位,距骨可向后撞击出现后踝骨折,伴距骨后脱位,造成三踝骨折。若伴有外旋力,可造成下胫腓关节分离,腓骨在韧带联合以上发生腓骨斜行骨折或粉碎性骨折,有时可造成腓骨高位骨折,如腓骨颈骨折(图 17-2)。

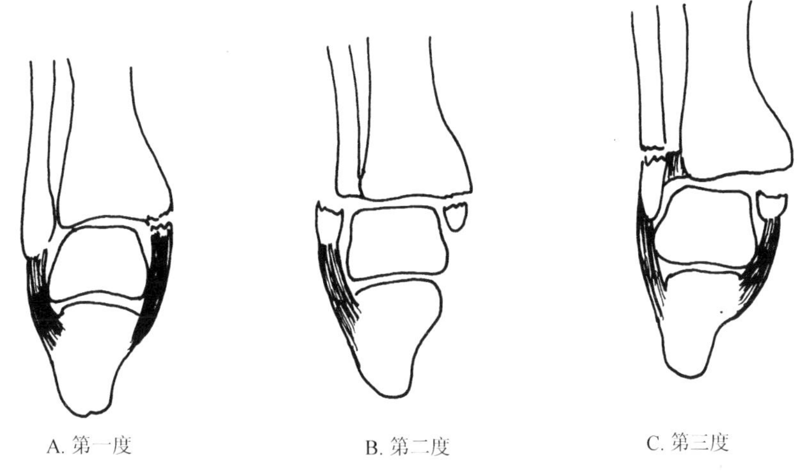

图 17-2 踝部外翻型骨折

(3) 垂直压缩暴力

患者从高处跌下,足底着地,暴力向上传导至踝部,若距小腿关节处于 90°左右位置,可造成胫骨下端的垂直压缩性骨折。严重时,可为粉碎性骨折及外踝骨折。若距小腿关节处于背伸位,可造成胫骨下端前缘骨折,伴有距骨向前脱位。若距小腿关节处于跖屈位,则可引起后踝骨折及距骨向后脱位。

（4）直接暴力

距小腿关节受到直接暴力打击，可造成粉碎性骨折或横行骨折。骨折移位不大，但常为开放性骨折。

根据骨折脱位的程度，可分为3度：单踝骨折为一度；双踝骨折，距骨轻度脱位为二度；三踝骨折，距骨脱位为三度。

17.1.2 诊断要点

患者踝部肿胀，有内翻或外翻畸形，局部有明显的瘀斑和功能障碍。根据暴力及受伤姿势的不同，可出现各种类型的骨折。X线正侧位片可显示骨折部位及移位情况。

17.1.3 治疗方法

踝部骨折脱位常伴有严重的韧带及软组织损伤，因此治疗要尽早，复位要求严格，固定要确切。复位后，X线摄片要达到以下要求：①必须恢复踝穴的正常关系。②距小腿关节的负重线必须与小腿纵轴呈直角，与膝关节面平行。③关节面的轮廓应尽可能的光滑，最好的结果是关节面要取得解剖复位。

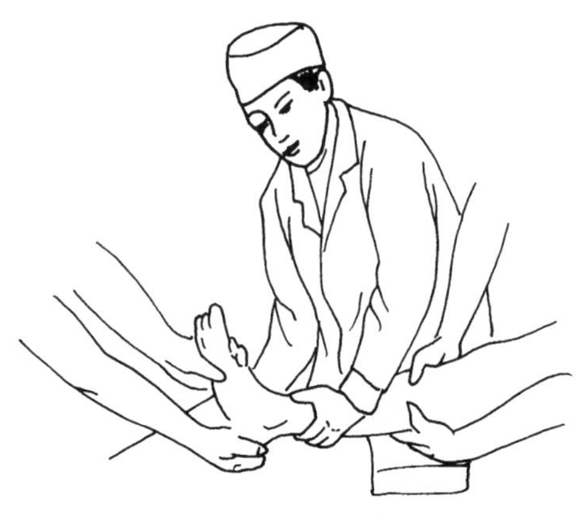

图17-3 踝部外旋骨折手法整复

（1）手法复位

在局部麻醉或腰麻下进行整复，不同类型用不同的方法，原则上按暴力的相反方向进行整复。例如内翻暴力造成的骨折要用外翻力整复。

具体方法：患者平卧、屈膝，一助手抱住其膝部，另一助手握其足跟、足背顺势牵引，牵引方向与暴力方向相反。术者握其踝部进行整复(图17-3)。若单纯内、外踝骨折，可行推压复位。若后踝骨折合并距骨后脱位，可用双手拇指压胫骨下端向后推，双四指握足跟向前提，并逐渐将距小腿关节背伸，利用紧张的关节囊将后踝拉下。对于严重移位的患者，也可使用跟骨牵引，使其逐渐复位。

（2）固定方法

手法复位后，可用小腿超距小腿关节夹板将距小腿关节固定于暴力方向相反的位置上，也可采用小腿管型石膏固定。抬高患肢以利消肿。3周后，改为距小腿关节中立位固定，外固定时间不宜过长，一般4~6周即可，否则可妨碍关节功能的恢复。

（3）功能锻炼

距小腿关节骨折为关节内骨折，故应早期进行功能锻炼，不但可促进功能恢复，而且对关节面骨折端有塑形作用。

整复固定后，鼓励患者主动背伸踝部和足趾。2周后，在维持固定的情况下，逐步加大距小腿关节的主动活动范围，并辅以被动活动。拆除固定后，加强距小腿关节的功能锻炼，如搓搽舒筋、蹬车活动,逐步负重行走。功能锻炼应在无痛条件下进行,否则易造成新的损伤。

(4) 药物治疗

按骨折三期分治原则,早期瘀滞较重,以活血化瘀为主;中期应注意舒筋活络、通利关节;后期宜行气活血、健脾利湿、补肾壮骨。

(5) 其他疗法

对下列情况可采用切开复位内固定:

1) 开放性骨折,在清创的同时,可将骨折整复,进行内固定。

2) 手法复位不能达到解剖复位者。

3) 单踝骨折,若累计胫骨下关节面超过 1/2 以上者。

4) 合并胫腓关节严重分离者,因韧带损伤严重,内固定后,疗效好。

陈旧性距小腿关节骨折、脱位患者,多有较严重的创伤性关节炎,患肢肿胀、疼痛明显,可考虑做距小腿关节融合术。

17.2 踝部扭挫伤

踝部扭挫伤是日常生活中最易发生的损伤,治疗不当可后遗关节不稳定,容易反复扭伤,久之,可继发创伤性关节炎,造成功能障碍,因此对其治疗应高度重视。

17.2.1 病因病机

患者在高低不平的路上行走,或下台阶不慎,或腾空后落地不稳,而致使距小腿关节过度内翻或外翻,造成踝部扭挫伤。多见突然使足处于跖屈、内翻,致外侧副韧带过度牵拉,引起踝部扭挫伤。轻则拉松或部分撕裂,重则完全断裂;伴有距小腿关节半脱位、脱位或并发内、外踝骨折。由于内侧副韧带坚韧,外翻暴力引起的踝部扭挫伤少见。

17.2.2 诊断要点

患者有典型的外伤史,外踝前下方或下方有明显的疼痛、肿胀,皮下瘀斑,跛行。检查时,足内翻将加重疼痛。韧带部分撕裂时,内翻角度不增加,但有剧痛。完全撕裂时,内翻角度明显。半脱位时,在极度内翻位可在外踝下摸到空隙。外踝骨突处有明显的压痛。X 线正位片可见外侧关节间隙增宽或骨折块。

17.2.3 治疗方法

(1) 手法治疗

踝部扭挫伤早期,宜用距小腿关节的摇法、拔法、捋顺法和按法 4 个手法。

患者侧卧,伤肢在上,助手双手握住患者伤侧小腿下端,固定肢体,术者双手相对,拿住足部轻轻拔伸,做距小腿关节摇法。在牵引下,将足背伸、外翻,同时一手拇指在韧带损伤处用捋顺法。然后患者正坐,术者一手由外侧握住足跟,在拔伸力量下将足跖屈,再背伸,同时按在韧带损伤部位的拇指向内下用按法。

以上施法的目的，是使损伤的距小腿关节较轻微的错缝得以复位，使嵌入关节内的滑膜等软组织得以解脱，使部分断裂的韧带在松弛时理顺接续，使撕裂的骨膜或出血点在按压之后止血。

(2) 固定方法

将距小腿关节固定于损伤韧带的松弛位置上。

1) 韧带部分挫伤：24 小时内，可做冷敷，减少血肿形成，不需固定。

2) 韧带挫伤较重者：可选用软绷带固定或石膏托，固定距小腿关节于轻度外翻位 3 周。

3) 韧带完全断裂伴有脱位或骨折者：经手法复位后，用小腿超距小腿关节夹板或石膏托固定 4~6 周。

4) 对于反复扭伤的患者：多因关节松弛所致，可穿包帮鞋，保护踝部，并将鞋跟外侧加高 1~1.5cm，维持足于外翻位，防止足内翻。

(3) 功能锻炼

踝部挫伤早期，在疼痛减轻后，应尽早做趾跖关节屈伸活动，以利肿胀消退。解除固定后，逐渐做距小腿关节背伸、跖屈及内翻、外翻功能锻炼，以防韧带粘连，并可增加各韧带的力量。

(4) 药物治疗

扭挫伤早期，可内服活血化瘀药，外敷消肿化瘀散，后期内服药以舒筋活络为主，也可用活血舒筋药进行熏洗。

(5) 其他疗法

踝部挫伤后期，仍有疼痛，压痛局限者，可用醋酸泼尼松龙 2ml 加 2%利多卡因 2ml，做局部痛点封闭，5~7 天 1 次，3~4 次为 1 个疗程。

17.3 距骨骨折

距骨骨折由于血液供应的解剖特殊性，很容易发生距骨缺血性坏死。

17.3.1 病因病机

距骨骨折较少见，多由间接暴力造成，患者常因高处跌下，足部着地，由跟骨向上的暴力与胫骨向下的冲击力同时作用于距骨所致(图 17-4)，根据暴力作用的方向和患者的体位不同，可引起距骨颈及体部的不同类型骨折，其中以颈部骨折为多见。若暴力持续作用可合并跟距关节脱位，跟骨及距骨头连同足向前上方移位。

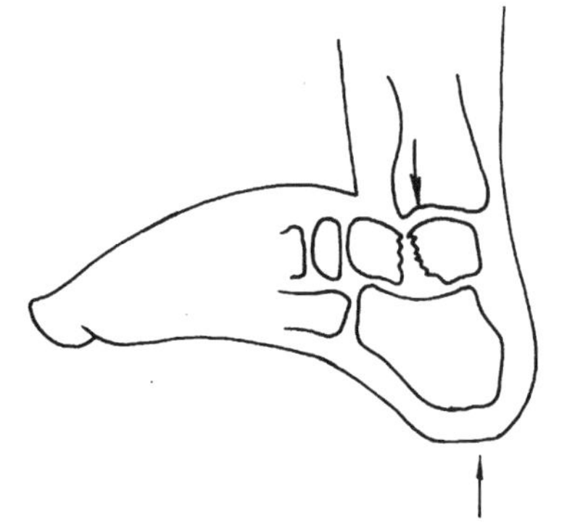
图 17-4 距骨颈骨折发生机制

17.3.2 诊断要点

患者有明确的外伤史，踝下部位肿胀明显，局部瘀斑，由于骨折多有明显移位，可出现踝部畸形，在踝前侧或后侧，可触及向前、后移位的骨折块，关节功能障碍。踝部及跗骨X线正侧位片可明确骨折的移位、类型及有无合并脱位。

17.3.3 治疗方法

（1）手法复位

距骨骨折多数可经过手法整复达到解剖复位。

具体方法：在局部麻醉或腰椎麻醉下，患者取仰卧位，膝关节稍屈，一助手双手握患者小腿，一助手一手握足背部，一手握跟骨，做对抗牵引，待骨折周围软组织松弛，踝部各关节间隙被拉开后，术者可根据骨折移位情况采用相应的方法整复。

（2）固定方法

无移位及整复后的距骨骨折，可选用5块超距小腿关节夹板固定于功能位5～6周。需要强调的是，前侧2块夹板下端，超距小腿关节到足背部，在该夹板的下端，靠近距小腿关节处加一平垫，以加强固定力，防止距骨再脱出，如合并距骨体后脱位，则在后侧夹板相当于距骨体向后的移位处放一固定垫。

距　骨

距骨为足部较大的块状骨，居诸跗骨之上，可分为头、颈、体三部。前端呈圆形隆起，名为头部；头部之后变细如颈，名颈部；颈后有较大的体部。体部前宽后窄，当足背伸时，距骨体前部进入踝穴，与踝穴紧密接触，关节稳固。在跖屈时，距骨体后部进入踝穴，距骨可向两侧轻微活动，因此距小腿关节在跖屈位易扭伤。距骨有6个关节面，在体部上有距骨滑车关节面，接胫骨下关节面，构成距小腿关节的上部。内侧有半月形关节面，接内踝。外侧有三角形关节面，接外踝。体部有前、中、后三个关节面，分别与跟骨上部相应的关节面相接。距骨表面绝大部分为软骨关节面所包绕，有足背动脉关节支，由距骨颈部前外侧进入距骨，其他血液供应来自胫距关节和距跟骨间韧带。距骨之血液供应以前者为主，故距骨颈部骨折时，距骨易发生缺血性坏死。此外，距骨体明显的缺血性变化与周围软组织损伤及距骨骨折移位有关。

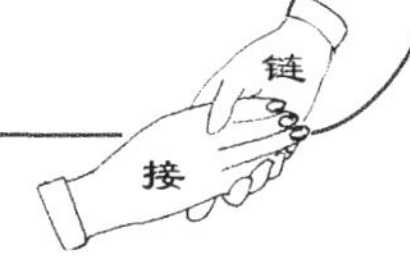

（3）功能锻炼

固定期间，患足不能负重，以免影响骨折愈合，但鼓励非固定关节做适当的屈伸活动，以利消除肿胀，促进血液循环。6周后解除固定，可施行局部按摩，如搓擦、舒筋等，做距小腿关节屈伸功能锻炼。

（4）药物治疗

距骨骨折因血液供应差，易发生缺血性坏死，应注重药物治疗。早期瘀肿较重者，应活血化瘀，可服复元活血汤加木瓜、牛膝、骨碎补。中后期应重用补血、养肝肾、壮筋骨的药物，以促进骨折愈合。

（5）其他疗法

下列距骨骨折可选用切开复位内固定或关节融合术：

1）经手法复位不能达到解剖复位者。

2）严重的距骨体粉碎性骨折，移位较大者。

3）陈旧性距骨骨折畸形愈合，合并创伤性关节炎者。

4）距骨骨折发生距骨体坏死者。

17.4 跟骨骨折

跟骨为弓形骨，其后部着地，是足部主要承重骨，跟骨和距骨组成足纵弓的后臂，通过跟距关节可使足内收、内翻或外展、外翻，以适应在凸凹不平的道路上行走。跟骨结节关节角的正常是维持足纵弓及足部功能的重要因素，跟骨骨折时，移位较重，此角可变小，如不矫正，会影响足部功能。

跟　骨

跟骨是一块长而带弓的骨体，其后端为着地点，跟腱附着于国骨结节的中线，有强大的跖屈作用。跟骨上关节面与距骨形成距骨下关节，前面与骰骨形成跟骰关节。跟骨的载距突承受距骨头，承担体重。跟骨结节与后关节突的连线与前后关节突的连线交叉成角，形成跟骨结节关节角约40°为跟距关节的重要标志。

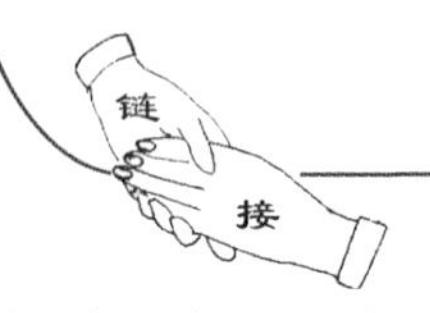

17.4.1 病因病机

跟骨骨折多因传导暴力造成，患者从高处坠下，足跟先着地，身体重力从距骨下传至跟骨，可使跟骨造成压缩形骨折，多呈粉碎性塌陷骨折。若足跟呈内翻位或外翻位着地，可造成跟骨载距突骨折或跟骨纵形劈裂骨折，常形成前内侧和后外侧两骨折块。若踝部遭受距小腿关节突然背伸的暴力或急骤的起跳动作，使腓肠肌强力收缩，可造成跟骨结节撕脱骨折。

根据骨折线的走向，可分为不波及跟距关节面的骨折和波及跟距关节面的骨折两类(图17-5)。前者预后较好，后者预后较差。

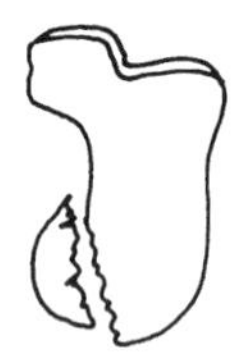
A. 跟骨结节纵形骨折

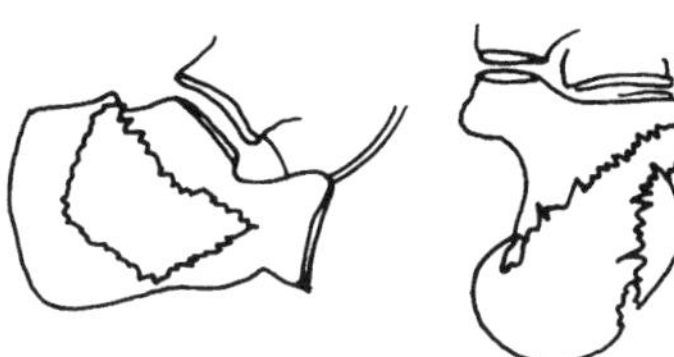
B. 跟骨结节横断骨折

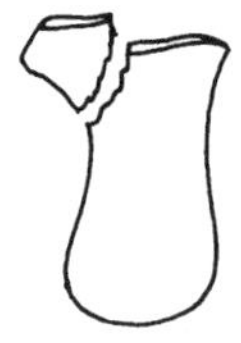
C. 载距突骨折

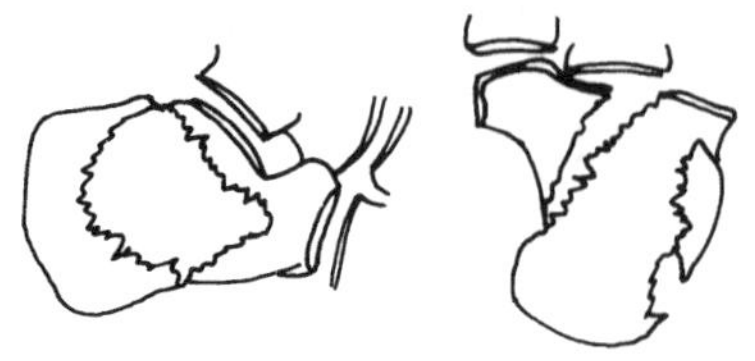
D. 跟骨外侧跟距关节面塌陷骨折

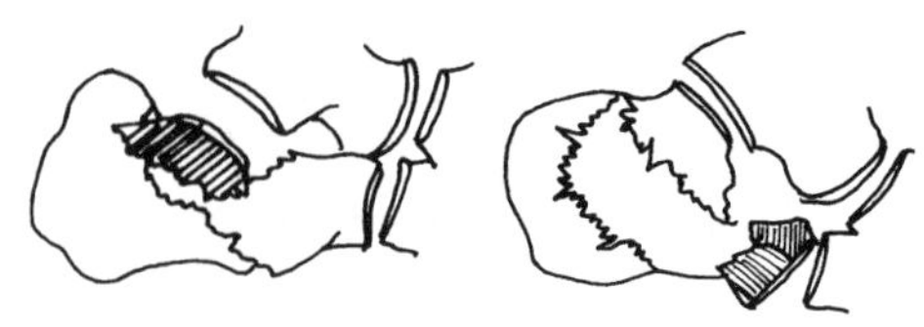
E. 跟骨全部关节塌陷骨折

图 17-5　跟骨骨折

A、B、C. 不波及跟距关节面骨折；D、E. 波及跟距关节面骨折

17.4.2 诊断要点

患者有典型的外伤史,如患者从高处坠下,伤后跟骨部位肿胀、瘀斑、疼痛、压痛明显,足部不能负重,足跟部横径增宽,足弓变平。X线侧位像及轴位像可明确骨折类型、程度及移位情况,轴位像还可显示距下关节和载距突。

17.4.3 治疗方法

跟骨骨折多波及距下关节面,良好的复位对功能的恢复十分重要,应特别注意跟骨结节关节角的恢复。

(1) 复位手法

未波及距下关节的骨折,移位一般不大,不需复位。如有移位者或波及距下关节的骨折,着重注意恢复跟骨结节关节角。

具体方法:在局部麻醉下,患者仰卧位,屈膝90°,一助手固定其小腿,术者两手指相叉于足底,手掌紧叩跟骨两侧,矫正骨折的侧方移位和跟骨体的增宽,同时尽量向下牵引以恢复正常的结节关节角(图17-6)。

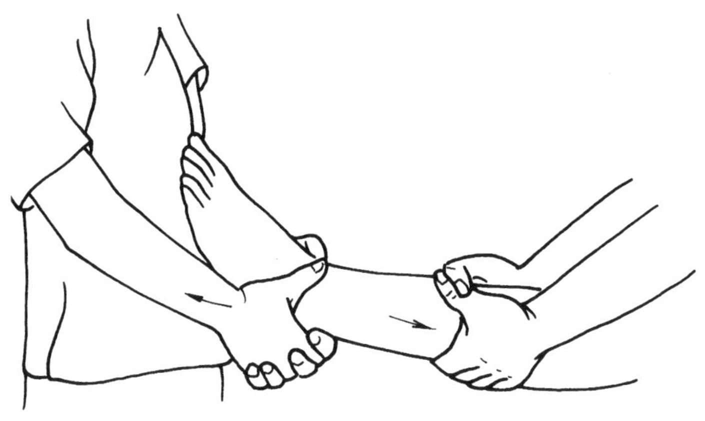

图17-6 跟骨骨折整复法

(2) 固定方法

整复后,目前多采用小腿石膏靴固定6~8周。

(3) 功能锻炼

骨折经整复固定后,应早期行未被固定的各关节功能锻炼,去除外固定后,循序渐进地做力所能及的功能锻炼。对于轻度移位或严重的粉碎性骨折均使用如蹬车活动、搓擦舒筋等练功活动,可使距下关节得到模造塑型,还可防止肌腱、韧带、小关节僵硬,以利关节恢复。

(4) 药物治疗

早期瘀肿较重,疼痛较剧,应以活血祛瘀、消肿止痛为主,可内服复元活血汤加木瓜、牛膝、

三七、泽兰。中期内服健步虎潜丸,可外敷接骨膏。后期若有关节僵直、酸胀、疼痛不适者,可用舒筋汤或海桐皮汤熏洗。

(5) 其他疗法

1) 手法复位不能恢复正常的跟骨结节关节角时,可采用跟骨牵引的方法,逐渐复位,3 周后改用小腿石膏靴固定。

2) 跟骨撕脱骨折,可选用针拨复位法。复位后,可拔除针,也可留于皮外。

3) 陈旧性骨折畸形愈合者,严重影响足踝部功能、疼痛肿胀明显者,可做跟距关节融合术,合并前关节面骨折和距舟关节半脱位者,做三关节融合术。

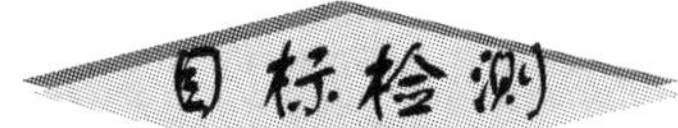

思考题

1. 叙述踝关节骨折的受伤机制。
2. 踝关节骨折手法复位的原则是什么?
3. 如何诊断踝部扭伤?
4. 距骨骨折为什么容易发生缺血性骨坏死?
5. 叙述距骨骨折的病因病机。

(邹本贵　张玉良)

18 躯干损伤

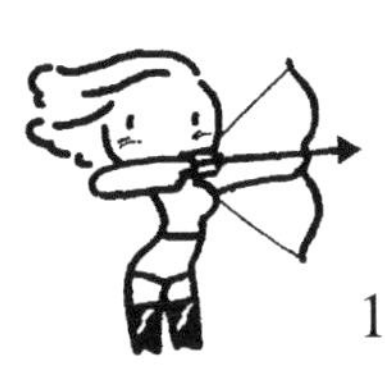

学习目标

1. 叙述颈椎骨折脱位、肋骨骨折、胸腰椎骨折脱位、骨盆骨折的病因病机、诊断要点、复位及固定方法
2. 叙述颈椎病、急性腰扭伤、腰椎间盘突出症的病因病机、诊断要点、治疗方法
3. 简述胸骨骨折的病因病机、诊断要点、复位及固定方法
4. 简述颈部扭挫伤、落枕、外伤性截瘫、腰肌劳损、腰椎管狭窄症的病因病机、诊断要点、治疗方法

18.1 颈椎骨折与脱位

颈椎骨折与脱位,多属不稳定性骨折,是脊柱损伤中较严重的一种,往往骨折、脱位的同时伴有脊髓损伤而危及生命。

18.1.1 病因病机

由于脊柱不同阶段的形态、功能不同,损伤发生后出现不同的后果和表现。

(1) 寰、枢椎骨折、脱位

不同体位、不同外力方向所造成的损伤不同。

头在中立位、头顶受到垂直外力冲击,外力通过枕骨直接作用在寰椎两侧的侧块上,可使寰椎的环形在其脆弱部折裂,分为左右两块或多块,一般不损伤脊髓,故无神经症状(图 18-1)。

头低位,头后受到外力冲击,或暴力冲击头顶或枕部,使颈部过度屈曲,可造成两种损伤:一是造成枢椎齿状突基底部骨折,寰椎向前脱位,使脊髓受到牵拉或轻度压迫,出现神经症状,待骨折与脱位复位后，解除牵拉和压迫，神经症状多能恢复，故为轻型。二是同样体位和外力造成寰椎横韧带断裂引起寰椎向前脱位，由于枢椎齿状突相对后移，与寰椎后缘接近，挤压脊髓，

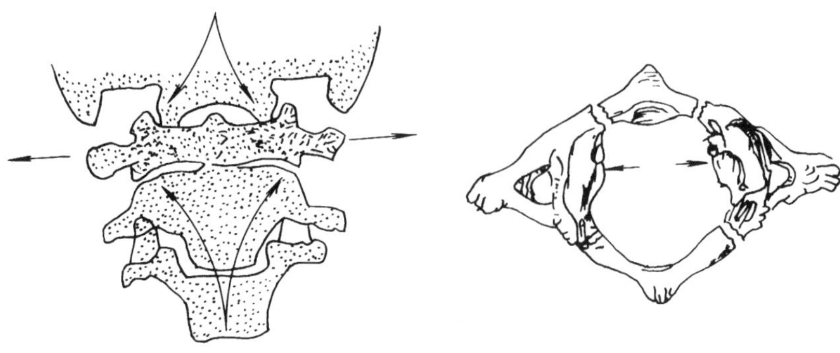

A. 暴力通过枕骨直达寰椎侧块，使其向两侧分裂　　B. 寰椎骨折示意图

图 18-1　寰椎侧块骨折

寰、枢椎

第 1 颈椎名为寰椎，呈环状，无椎体和棘突，横突的基底部骨质坚固增厚，名为侧块，侧块的上下有关节软骨面，上与枕骨相关节，称为寰枕关节，下与第 2 颈椎相连接。第 2 颈椎称为枢椎，椎体小而棘突粗大，椎体前上方有一骨突，名齿状突，伸入寰椎前弓内侧，与寰椎前结节内侧关节面形成关节，由寰椎的横韧带来稳定齿状突，防止齿状突向后移位以挤压椎管。

链接

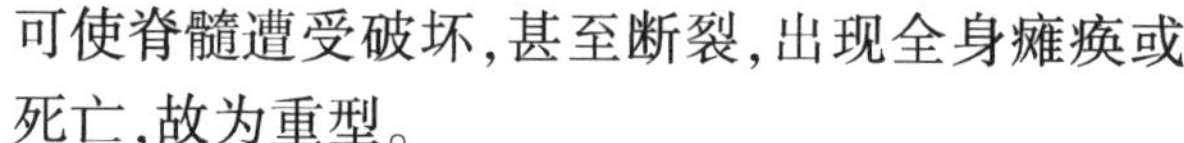

可使脊髓遭受破坏，甚至断裂，出现全身瘫痪或死亡，故为重型。

（2）第 3~7 颈椎骨折、脱位

外力作用与颈椎的方向不同，其损伤的机制、损伤的结果及表现均不同。

1）屈曲型损伤：暴力从颈椎的后上方作用于颈椎，如头低位，重物从高处落下砸于头后部；或由高处坠下，头后部着地；或重物由后向前砸于枕部或颈部。此时颈椎承受椎体之间的挤压分力和向前的脱位分力，若向前的脱位分力占绝对优势，由于颈椎后关节与椎体相比近于水平位，使上一椎体前移，发生颈椎脱位。脱位可为半脱位或全脱位，多伴有脊髓损伤。脱位已经挤压或切断神经，由于搬挪活动而又依复原位者，摄 X 线片不见颈椎脱位，但可以有神经损伤表现，亦应按脱位处理。若椎体间的挤压分力占绝对优势，椎体前缘可因挤压而变扁，发生颈椎前缘压缩性骨折。若暴力过大，则上述两种损伤可同时发生，出现颈椎骨折合并脱位，并可伴有韧带断裂、脊髓损伤。颈椎屈曲型损伤严重时，可将椎间盘组织向后挤出，造成脊髓受压，发生神经症状，是临床较多见的一种损伤。

2）伸直型损伤：暴力由前向后作用，如跌倒时面部着地，跳水运动员、体操运动员、杂技运动员动作失误而导致面部触地等，外力使颈椎向后侧屈曲，首先造成椎体后缘压缩，可合并椎板及关节突骨折；暴力继续作用可造成椎体前下缘撕脱骨折；当暴力足够大时，可造成椎间盘软骨板与椎体松质骨之间分离，并发生椎体脱位，合并关节突骨折、椎间盘破裂、前纵韧带断裂，颈椎的稳定性遭到严重破坏。

3) 侧屈型损伤:暴力来自侧方,可造成侧屈骨折,即椎体侧方压缩变扁。当暴力较大时,可合并横突骨折、横突间韧带断裂,严重时可合并脊髓或臂丛神经损伤。

4) 纵向挤压损伤:头中立位,暴力来自头顶,可造成整个椎体变扁变宽,或把髓核挤进椎体内或使其向椎管内脱出,出现椎间盘突出症状。

18.1.2 诊断要点

(1) 寰、枢椎骨折、脱位

寰、枢椎骨折与脱位后,首先出现头的旋转功能和低头功能障碍,患者在转动身体时,必须用双手捧头,保持头与躯干同时转动,寰椎侧块骨折时,如被动低头可出现杂音(没有摄 X 线片确诊之前不能做此活动)。轻型者,可仅有上肢的运动功能和感觉障碍,下肢与二便正常。重型者,则伤后立即出现全身瘫痪、二便失禁等严重脊髓断裂症状。局部肿胀、压痛,其痛可反射至头、颊部,影响饮食和睡眠,必须拍正(开口位)侧位 X 线片检查确诊。

(2) 第 3~7 颈椎骨折、脱位

伤后出现颈部疼痛,颈部旋转活动不便,活动时疼痛加剧。屈曲型损伤所致颈椎骨折、脱位,受伤椎体棘突向后突出,局部肿胀,压痛明显,头屈而不能伸,患者常以双手捧头以防止因颈部活动而引起的疼痛;伸直型损伤,除肿胀、疼痛及功能障碍外,头向后仰,颈椎前凸加大;侧屈型损伤,头颈向伤侧倾斜;纵向挤压损伤,头颈处于中立位,各方向活动受限。

如合并脊髓、神经根损伤,则可出现不同程度的临床症状。轻者仅出现神经根刺激症状,重者可出现不全截瘫甚至完全截瘫。

摄 X 线片,一般需拍颈椎正、侧位片,必要时加拍斜位片,明确骨折部位、脱位方向及椎管内占位情况,以推断脊髓、神经根的损伤程度。必要时行 CT 或磁共振检查。

18.1.3 治疗方法

在充分了解病情后,方可治疗。一般不用麻醉。

(1) 手法复位

1) 寰、枢椎骨折与脱位的复位:患者仰卧位,头探出床头,助手两手扳住两肩固定身体,医生用一手托枕部(头后),一手托下颌,使头处于仰位,进行拔伸。拔伸力要逐渐加大,在拔伸情况下缓慢地进行头的轻度前后(即俯仰)活动和试探进行旋转活动,活动范围不能太大,以达到骨折和脱位复位与舒理筋络为目的。

2) 第 3~第 7 颈椎骨折、脱位的复位:应首先选好手法复位适应证,如已出现全瘫,则不必复位;若尚有部分功能存在或无瘫者,摄 X 线片显示颈椎骨折、脱位,应及时复位,越早越好。

卧位复位法:患者最好是俯卧位,如伤重翻身不便,亦可仰卧。在给患者翻身活动时,务必保持头身一致转动,勿在活动时扭动患处,以免出现意外。患者放好后,一助手用两手分别托在枕部与下颏,缓缓用力拔牵,使头呈过伸位(屈曲型),另一助手用两手攀患者两肩向下,做对抗牵引,用力持续稳定,待患者肌肉放松时,术者用两手拇指按压后凸棘突,牵头助手配合轻轻旋动头部以助复位,有的可听到复位音。复位后仍保持牵引,将患者置仰卧位,颈部放在特制的枕头上,使头处于过伸位(图 18-2)。

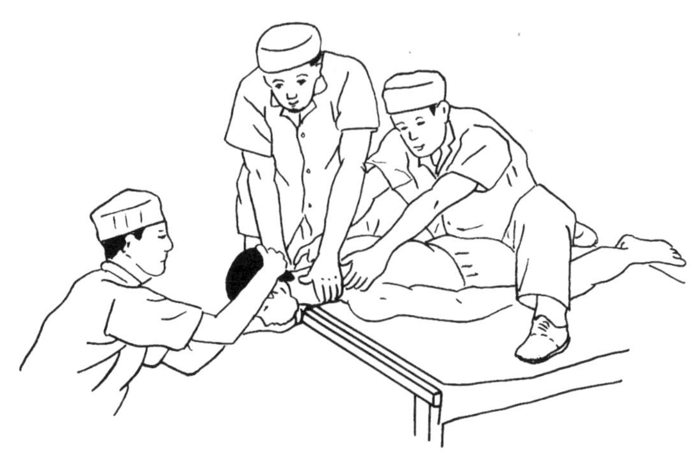

图 18-2 颈椎骨折、脱位卧位复位法

坐位复位法:患者端坐,医生立于其后,用两手交叉捧住患者下颈,患者头后顶在医生的前胸。以头后为支点,上提下颌骨,此时头呈仰位向上牵引,待患者肌肉放松,则颈椎间隙必因牵提而增宽,加之头向后仰可将向前脱位的椎体拉回原位,必要时在牵提头部的同时,向侧方旋头,边旋转边观察患者表情,适可而止,不要勉强。复位后一手托住下颈,一手检查颈棘突是否平复,如还未完全平复,可用拇指顶在突起的棘突上向前推之,边推边提边左右轻轻旋头,即可完全复位(图 18-3)。

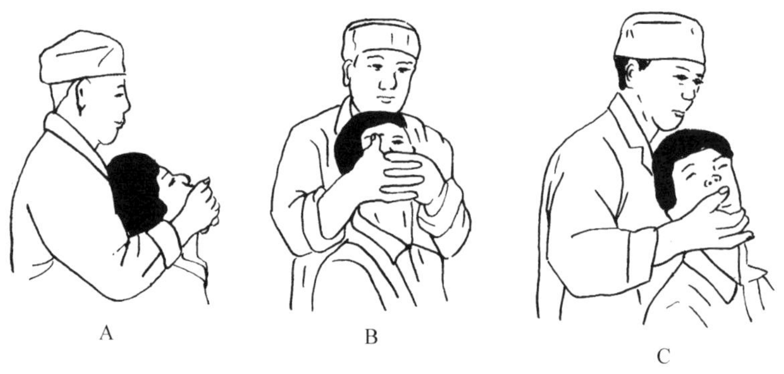

图 18-3 颈椎骨折、脱位坐位复位法

(2) 牵引复位

让患者仰卧床上,医者坐于患者头前,用双手牵头,用双足踏在患者双肩上并用力向下推,形成相对牵引以复其位。复位后可采用枕颌带牵引,牵引重量 2~3kg,牵引体位要使头过伸位,牵引时间 3~4 周,撤除牵引后,可用颈托固定,下床活动。

(3) 固定方法

病情较轻者,复位后不用牵引,可特制一高约 12cm、宽约 8cm、长约 20cm 的枕头,放在患者颈后,使头呈过伸位仰卧休养即可。2~3 周后可以离床,换颈托固定之。病情较重者,应牵引 4~6 周,然后换颈托至少制动 3 个月。

(4) 药物治疗

1) 外用药:后期如有症状者,可用骨伤洗药热敷局部。

2) 内服药:初期内服活血丸、跌打丸、正骨紫金丹等;中期(伤后2周)内服接骨5号、补筋丸等,每日2次,每次1丸,3周症状基本消失停药;后期如有疼痛不适者,可内服舒络丸、五加皮汤等,日2次。

18.2 颈部扭挫伤

多种暴力作用于颈部时,可引起颈部软组织损伤,它包括肌肉,筋膜扭挫,小关节面的磨损,小关节错缝等病理改变,还包括个别神经根的损害。脊髓的损害及摄X线片上可见的骨折不在讨论范围之内。

18.2.1 病因病机

日常生活、体育运动中,颈部可因跌仆、扭斗造成肌肉、筋膜的扭挫,同时也可引起小关节挤压、错缝。

人体在高速运动中,动作不协调,也可发生颈部损伤。如在高速前进的车辆中,因突然刹车可使躯干向后,头部向前冲,引起所谓的“挥鞭式”损伤。

钝器直接打击颈部时,可引起颈部软组织的挫伤,但较少见。

颈部软组织损伤后,瘀血积聚,筋膜扭挫、撕裂,小关节面挤压、错缝,造成损伤处软组织充血、水肿。充血、水肿组织刺激、压迫神经,可出现神经症状。

18.2.2 诊断要点

诊断颈部扭挫伤,必须有明确的外伤史。

颈部软组织扭伤后,轻者仅出现疼痛,重者除疼痛较剧烈外,还可见局部肿胀、瘀斑。颈部损伤较重者,颈部呈僵直状,或向两侧偏斜,僵凝不能转动,或强直于低头位,轻度屈曲,不能抬头,或强直于轻度后仰状。在颈部可触及肿块或条索状硬结,并可见瘀斑。若个别神经根受压者可出现手臂麻木、疼痛,该神经分布区痛觉减退或过敏,肌力减弱等。

X线摄片:对于疼痛剧烈、畸形严重者,要拍X线片检查,目的是除外骨折、脱位及其他疾病。

18.2.3 治疗方法

(1) 手法治疗

1) 理筋手法:是治疗颈部扭挫伤的重要方法之一,通过理筋手法达到消散瘀血、理顺筋络、松弛肌肉、减轻疼痛等功效。

具体方法是患者正坐,术者立于背后,左手扶住患者额部,右手以拇指或中指轮换,点压痛点、风池、天柱、大椎等穴。继点压之后,用右手拇指、示指、中指在痛处做由下而上的按摩,反复进行几次。然后以拇指、示指、中指对握疼痛的颈项部肌筋,做拿捏法。最后用小鱼际与掌尺背侧在肿痛处做该法2~3min,先在周围后向痛点滚动。

手法结束后,可嘱患者缓慢转动颈项部,观察手法效果。

2）拔伸法:是古代伤科治疗颈项外伤的常用手法,比较安全有效,适用于重型颈部扭挫伤及有明显畸形者,有调整小关节微细错缝、疏通筋络、滑利关节、减轻疼痛的功效。

具体方法是使患者平卧,尽量放松颈项部肌肉,术者将患者头部放平正,不使有旋转或侧弯,然后术者站于患者头顶侧,用双手扶住患者下颌部及枕部,徐徐用力,尽力将头部向头顶方向拔伸。嘱患者放松颈部肌肉,如患者由于疼痛而颈肌紧张,可由助手双手握住足踝部做对抗拔伸。在拔伸过程中,如患者合作良好,颈部肌肉松弛,当时即可有舒适感。个别患者有神经根刺激症状者,甚至可立即感到肩臂部疼、麻得到缓解。每次拔伸 2～3min 即可。但对拔伸效果明显、停止拔伸后症状又加重者,可做颌枕牵引,重症可配用纸革及塑料围领或石膏围领固定。

（2）药物治疗

1）外用药:轻型但痛不肿者,可贴伤湿止痛膏等胶布膏药,重型有畸形者及局部肿痛较重者,可敷三色敷药,肿胀消退后再贴伤湿止痛膏。

2）内服药:轻型以散瘀生新、止痛活络为主,如舒筋汤;重型及有畸形者,如合并头痛、头昏、肩臂麻痛等症状,治以散瘀生新,佐以疏风活络,可用防风芎归汤加减;症状好转的恢复期,可服小活络丹等。

（3）功能锻炼

嘱患者做轻微和缓慢的前俯、后仰、侧弯、旋转等动作,以舒通筋络、流畅气血。症状进一步好转时,可加大动作范围,以滑利关节,促进症状的消除。

（4）其他疗法

针灸治疗:常用穴有大椎、风池等,宜双侧进针用泻法,不留针,不宜灸。后期可用补法,留针 10min,恢复期可用当归注射液 1ml 做痛点注射。兼有头痛、头昏者,可针刺印堂、太阳、合谷等穴。

18.3 落　枕

落枕又称“失枕”,好发于青壮年,以冬春季多见。落枕的常见发病经过是入睡前并无任何症状,晨起后感到项背明显疼痛,活动受限。落枕病程较短,1 周左右即可痊愈,及时治疗可缩短病程。

18.3.1 病因病机

夜间睡眠姿势不良,头颈长时间处于过度偏转的位置,或因睡眠时枕头过高、过低或过硬,使头颈处于过伸或过屈状态,均可引起颈部一侧肌肉紧张,使颈椎小关节明显扭转,时间较长即可发生静力性损伤,使伤处肌筋牵扯,气血运行受限。

盛夏贪凉,睡眠时受寒,使颈背部气血凝滞,筋络痹阻,以致僵硬疼痛,动作不利。

18.3.2 诊断要点

多数患者有睡眠位置欠佳或受凉等病史。

晨起突感颈后部、上背部疼痛不适,以一侧为多,或有两侧俱痛者,疼痛甚则向同侧肩部及上臂放散。由于疼痛,使颈项活动不利,不能自由旋转,向后转头时,必须整个躯干向后旋转。

风寒外束、颈痛项强者,有时兼有恶风怕冷等症状。

颈部肌肉有触痛,在肩中俞、曲垣、天宗、附分、肺俞等穴的周围常有明显的压痛。浅层肌肉如斜方肌、胸锁乳突肌等有明显痉挛、僵凝改变,即所谓“条索状”的改变。

病程延续不缓解,治疗效果不明显,达1星期以上者,需拍颈椎X线片,观察颈椎生理弧度有无改变,有无半脱位,骨骼有无破坏等,以除外其他疾病。

18.3.3 治疗方法

理筋手法、针灸治疗、药物治疗等均对落枕有良好效果,尤以理筋手法效果为佳。

(1) 手法治疗

1) 理筋手法:患者正坐,术者立于背后,左手托住患者额头,右手以拇、中指按压痛点及其邻近穴位如肩中俞、肩井、肺俞、风池等穴。按压时以不引起疼痛、有酸胀感为宜。继以拿捏法、按摩法、滚法、弹拨法处理颈部僵凝的肌肉。手法结束时,多数患者有明显的轻松好转感。然后,根据病情需要、患者合作程度,可加做摇晃法或旋扳法。摇晃法为术者手扶住患者后头部,另一手托住下颌部,左右缓缓摇摆,然后乘患者不备,骤然将头部向右侧旋转,动作较为迅速,用力要适中,不可过猛,以听见关节响声为度。如患者无明显不适,可再做一次向左侧旋转,如有关节弹响声,可增加患者的舒适感。旋扳法实际上是在拔伸的同时,作左右旋转摇晃。

2) 牵引手法:患者坐低凳上,术者一手托住患者下颌,一手托住患者枕部,两手同时用力向上提。嘱患者尽量放松颈部肌肉,然后缓缓向上拔伸提拉,此种牵引拔伸手法有理顺筋络、活动关节的作用。牵引约1~2min一次,可重复做3~5次,每次手法牵引时,可将头部缓缓向左右、前后摆动并旋转2~3次。

(2) 药物治疗

治疗以活血舒筋为主,佐以疏风活络,外贴伤湿止痛膏,内服独活寄生丸。如低热、恶风者,可用疏风散寒方剂,如羌活胜湿汤、麻桂温络汤等。

(3) 功能锻炼

可做头颈的俯仰、旋转活动,以舒筋活络。

(4) 其他疗法

针灸治疗:取穴风池、大椎、风门、曲垣、外关、痛点等,用泻法,留针5~10min,每日1次。耳针取穴可选神门、皮质下、压痛点等,用强力捻转泻法。

18.4 颈椎病

颈椎病亦称颈部综合征,是指颈椎间盘退行性变,及其继发性椎间关节退行性变所致脊髓、神经、血管损害而表现的相应症状和体征,可以引起肩臂痛或眩晕、瘫痪等各种症状,但以肩臂病占大多数,故又称为颈臂综合征。

18.4.1 病因病机

(1) 病因

急性颈椎外伤:颈椎的急性损伤可造成颈椎和椎间盘的损害,诱发颈椎病。

慢性劳损：这是与长期从事某种职业有关的因素。例如刺绣、缝纫、誊写等长期低头工作时，可引起颈部关节囊、韧带等松弛，从而加速颈椎的退行性变化而逐步发生症状。

风寒湿邪：人过中年，肾精渐衰，筋骨失于濡养，风寒湿邪易于侵袭，痹阻经络，气滞血瘀，引起酸痛不仁等症。

先天不足：先天不足，骨骼发育不良，椎管先天性狭窄，成为颈椎病的易发基础。

(2) 病理

椎间盘退化：30 岁以后纤维环弹力降低可产生裂隙，软骨板也有变性，特别是髓核的含水量减少，弹性也逐步减小，最后可导致椎间盘的退化，使颈椎的力学性质发生改变，成为其退行性变的基础。

肌肉、韧带损害：肌肉、韧带的损害既是疾病的结果，又是疾病进一步发展的原因。损伤早期病变多在肌肉、韧带，肌肉、韧带的损伤造成颈椎稳定性的改变，加速了颈椎的其他病变。

小关节改变：椎间盘退变，椎间隙狭窄，小关节所承受的压力因而增加，日久引起损害，发生增生性肥大，使椎间孔相应变小。

骨质增生：椎间隙狭窄，韧带损伤引起血肿钙化，小关节过度磨损等，均可引起骨质增生。骨质增生以颈 5、颈 6 为好发部位。

颈椎病的证型很多，目前比较通行的分型有：颈型、神经根型、脊髓型、椎动脉型、交感神经型。上述各型以颈型、神经根型多见。

18.4.2 诊断要点

(1) 症状

颈型颈椎病：发作时颈项疼痛，延及上背部，不能俯仰旋转，个别患者合并有眩晕或偏头痛，每次发作三五天后，可有一段时间的缓解。

神经根型颈椎病：以一侧肩臂疼痛、麻木或肌肉萎缩为多，间有两臂麻痛者。根据其症状的轻重不同，又可分为疼痛、麻木和萎缩三型。疼痛型：发病较急，颈、肩、臂、手均觉疼痛、酸胀，肌力和肌张力也有所减弱，大多为一侧发病，患者头部可微向患侧偏，以减轻症状。咳嗽可有震动痛，夜间症状加重，睡眠时常选择较合适的卧位，如侧卧时患侧在上等。麻木型：发病较缓，肩臂部麻木不仁或兼有轻度疼痛，麻木以前臂及手为主，夜间症状较明显，白天可无症状。萎缩型：患侧上肢肌力减弱，大、小鱼际肌肌肉萎缩松弛，肌力明显减退，但无疼痛、酸麻感觉。

脊髓型颈椎病：渐觉肢体沉重，步履不稳，肢冷不温，肌肉萎缩，症状逐步加重，可致肢体萎废，步履蹒跚，易跌倒，最后无力行走，形成瘫痪，可兼有二便失控。

椎动脉型颈椎病：头目眩晕，尤以位置性眩晕为特点；偶有突然晕厥、跌倒者；头痛，呈胀痛或跳痛，与眩晕同时出现或交替发作；可合并有耳鸣、听力下降、短暂视力障碍等症状。

交感神经型颈椎病：较少见，症状多不典型，或眼睑无力，眼胀痛，易流泪；或耳鸣，听力下降；或感咽部不适，有异物感，易恶心；或皮肤多汗或少汗，血压忽高忽低，心跳加速等。

(2) 体征

下段颈椎棘突或患侧肩胛骨内上角处常有压痛，部分患者可摸到条索状硬结，颈部活动受限、僵硬。

(3) 特殊检查

牵拉试验:检查者一手扶患者头的患侧,另一手握患侧上肢,并将其外展90°,两手做反向牵拉,若出现患肢放射痛或麻木则为阳性。

压头试验:患者端坐,颈后伸、偏向患侧,检查者以左手托其下颌,右手从头顶逐渐下压,若出现颈部疼痛或患肢放射痛则为阳性。

(4) 颈椎X线照片检查

对于颈椎的骨质增生、椎间盘的退变钙化、颈部各韧带的钙化等,通过X线照片能得到较具体的印象,观察颈椎X线片时要注意:①颈椎生理弧度的改变:正常颈椎呈向前弧形曲度,颈椎病患者的生理弧度可减小、消失甚至出现反张的弧形弯曲等。②椎体边缘骨质增生:多见于颈5、颈6、颈7椎体的前、后缘之上、下角,后缘的骨质增生较前缘的骨刺更易引起症状。③椎间隙变窄:多数是一个椎间隙变窄,也有2个以上椎间隙同时变狭窄的,可与相邻的无明显狭窄的椎间隙相比较。④椎间孔的变化:椎间孔狭窄。⑤韧带钙化:项韧带可出现条状或片状钙化,前纵韧带及后纵韧带亦可出现点状钙化。

必要时可行颈椎CT检查。

18.4.3 治疗方法

(1) 手法治疗

患者低坐位,术者站于患者背后,以㨰、揉、点压、拿捏、弹拨等手法按摩颈肩部肌肉,治疗20min,以患者肌肉松弛、有舒适感为度。然后,术者一手托住患者下颌,一手托住后枕部,嘱患者放松颈部肌肉。术者两手徐徐用力,将患者头部向头顶方向尽量上提,然后使头部向一侧旋转,当旋转至接近限度时,术者用适当力量使头部继续向该侧旋转5°~10°。此时多数患者可听到小关节弹响声,如无不良反应,可再做向对侧旋转。如患者无不良反应,可隔日治疗1次。如旋转时患者感觉不适或合作差者,应停止。

(2) 牵引治疗

此治疗可分坐位牵引及卧位牵引两种。对多数颈椎患者有效,但也有少数反应不佳者。牵引时应使颈部轻度前屈,牵引重量可以从小重量开始,坐位牵引可用2~3kg,如无反应可逐渐增加至5kg,卧位牵引可从5kg开始,最重不宜超过10kg。

(3) 药物治疗

颈型:舒筋活络,散风止痛,方用舒筋汤加味。成药常用疏风定痛丸、散风活络丸等。若在慢性期又体质虚弱、肝肾不足者,则应补肝肾、强筋骨,常用补肾壮筋丸。

神经根型:①麻木型:养血活血,益气通络,方用黄芪桂枝五物汤加味。成药常用活络丹等。②疼痛型:祛风散寒,舒筋通络,方用桂枝附子汤加减。

椎动脉型:①痰湿中阻:化痰利湿,舒筋通络,方用温胆汤加减。②气血两虚:益气养血,舒筋活络,方用归脾汤加味。

脊髓型:滋补肝肾,强筋壮骨。方用强筋壮骨汤、补阳还五汤。成药用健步虎潜丸等。

(4) 功能锻炼

颈椎病既可通过太极拳、广播操等做全身性的锻炼,也可通过颈项功能的锻炼,增强局部肌力,滑利颈椎关节,缓解症状,使病变逐步好转。

(5) 其他疗法

针灸治疗:颈型及神经根型可取风池、夹脊、曲池、合谷、手三里等穴。椎动脉型耳针效果较好,耳针取穴皮质下、肾上腺、交感、神门等。

保守治疗效果不明显,且症状逐渐加重,神经压迫症状严重者,宜采取手术治疗。

18.5 胸骨骨折

胸骨骨折临床少见,一旦发生,往往压迫或刺伤临近器官,发生严重的并发症。

胸　骨

胸骨是一块扁骨,位于胸前部正中。胸骨上部较宽,称为胸骨柄,其上缘有3个切迹,正中为颈静脉切迹,两侧为锁骨切迹,与锁骨连接。胸骨的中部呈长方形,称胸骨体,其与胸骨柄相接处形成突向前方的横行突起,称为胸骨角。胸骨的下端为一形状不定的薄骨片,称为剑突。胸骨两侧缘各有7个肋骨切迹,与第1~第7肋软骨相连接。

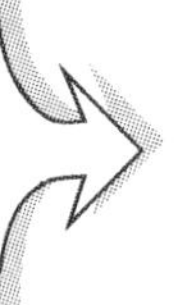

18.5.1 病因病机

本病多由直接暴力作用于胸骨而致,如汽车撞击,拳击,重物砸伤等。亦可因间接暴力造成,如脊柱过度前屈、后伸。

骨折多发生于胸骨体部,或接近体和柄的交界处,亦可造成体柄分离。骨折以横断为多,因胸骨后面的骨膜由胸内韧带加强,不易发生断裂,所以骨折后移位者少见,如暴力较重,或因肋间肌的收缩亦可发生移位,下骨折段多重叠于上骨折段的前面。

18.5.2 诊断要点

患者有明显外伤史。

胸骨区疼痛剧烈、肿胀,不能直立挺胸,咳嗽、深呼吸和抬头时局部疼痛加重。局部压痛明显,骨折重叠者畸形明显,可触及骨折裂隙或骨折断端随呼吸而移动。严重者可合并胸内器官损伤,多根、多处肋骨骨折。

胸部侧、斜位X线照片可显示骨折部位和移位方向。

18.5.3 治疗方法

无移位骨折,不需整复,仅在患处外敷祛瘀消肿药物,仰卧于硬板床上,背后垫一薄枕即可。有移位骨折,应及早整复,尽快解除骨折对胸腔脏器的压迫。

(1) 手法复位

患者仰卧于硬板床上,双手上举过头,使两肩向后伸,背部垫一薄枕,使胸部尽量向前突。术者双手重叠下压向前移位的下骨折端,使之平复。操作时不可使用暴力,以防损伤胸腔脏器。

(2) 固定方法

骨折整复后,患者仰卧硬板床上,背部垫一薄枕,胸前骨折处压一小沙袋,以宽胶布固定于胸壁。2~3 周后,骨折处以毡垫加压、胶布交叉固定,肩部“8”字绷带固定,6 周后可解除固定。

(3) 药物治疗

早期应活血祛瘀、消肿止痛,方用复元活血汤、和营止血汤,外敷祛瘀消肿膏、消肿止痛膏;中期应和营生新、续筋接骨,方用接骨丹,外敷接骨膏;后期宜补肝肾、养气血,方用续骨活血汤、八珍汤,外敷狗皮膏。

(4) 功能锻炼

早期卧床时,可做四肢关节活动,并逐渐进行深呼吸练习。2~3 周后可在固定下起床活动。6 周后解除外固定。

(5) 其他疗法

胸骨体、柄分离,或胸骨严重塌陷,压迫胸腔脏器,手法难以整复者,可行切开复位、内固定。

18.6 肋骨骨折

肋骨骨折是临床常见骨折之一,好发于成人和老年人,青少年少见。一肋一处骨折者多见,多肋或多处骨折者少见。

由于肋间内肌和肋间外肌交叉固定,将肋骨连成一体,故一般肋骨骨折很少发生移位。若损伤严重,骨折断端可刺破胸膜、肺脏,发生血气胸,严重者可危及生命。

> **肋　　骨**
>
> 肋骨有 12 对,一个典型的肋骨分为体及两端,后端称为肋骨小头,小头顶端有关节面,该关节面分为上大、下小两部分,分别与相邻的两个胸椎体的上下肋凹相关节。肋骨小头的后外侧有肋结节,肋结节上也有关节面,与胸椎横突肋凹相关节。肋骨体扁而薄,一般可分为内、外两面和上、下两缘。在内面近下缘处有一浅沟,称为肋沟,肋间血管和神经沿此沟通过。在肋结节后外侧,肋骨急剧转向前下,形成肋角。肋骨的前端接肋软骨,其中第 1~第 7 肋软骨与胸骨前缘的肋骨切迹相连;第 8~第 10 肋软骨依次附着于上位肋软骨,形成肋弓。第 11、第 12 肋软骨完全游离于腹壁肌层中,称为浮肋。
>
> 链接

18.6.1 病因病机

直接暴力损伤:外力直接打击,挫撞胸廓,迫使肋骨向内过度弯屈,常可造成肋骨下陷骨折,此类骨折易损伤胸膜和肺脏,形成血胸、气胸的机会较多(图 18-4)。

间接暴力损伤:外力由胸廓前后挤压,如车祸、房屋倒塌、塌方等,可在两侧腋中线发生骨折,此类骨折断端向外突出,可刺破皮肤,形成开放性骨折(图 18-5)。

年老、体弱者骨质疏松,可因长期咳嗽或打喷嚏时引起骨折。

肋骨骨折多为闭合性骨折,因暴力的性质、程度不同,可发生单根单处骨折,称为单骨骨折;可发生单根两处骨折,称为双骨折;若发生多根双处骨折,可造成两处骨折之间的胸壁浮动,产生反常呼吸,使肺的通气功能障碍,影响呼吸和循环功能。若骨折断端刺破肺脏则可形成气胸。若骨折断端刺破血管则可形成血胸。

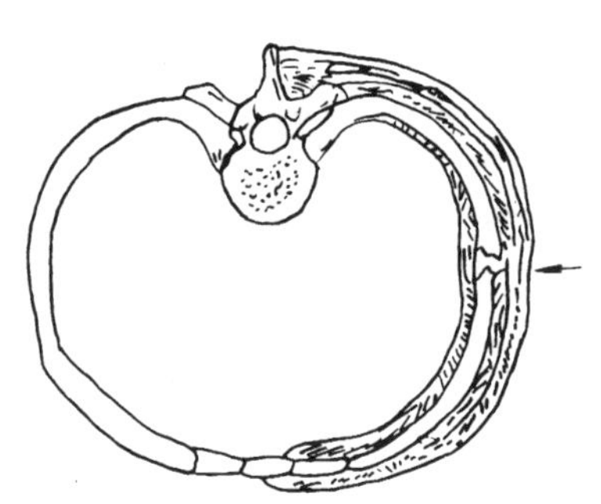
图 18-4 直接暴力肋骨骨折

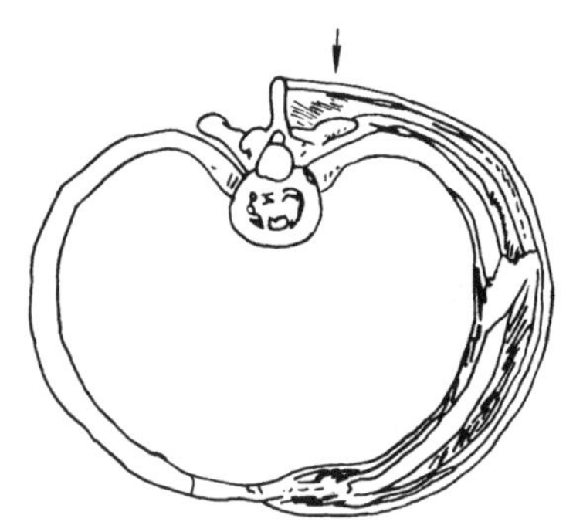
图 18-5 间接暴力肋骨骨折

18.6.2 诊断要点

患者有胸部外伤史。

伤后局部肿胀、疼痛,或有瘀斑,深呼吸或咳嗽时疼痛加重,翻身活动或咳嗽时,自己偶可听到骨擦音。

局部压痛,或有凸起和凹陷畸形,做胸廓的挤压试验,可引起局部疼痛。如骨折折端刺伤胸膜,可出现皮下气肿,以手摸之有捻发音。

如并发气胸、血胸、血气胸,则可并见呼吸、循环障碍症状和体征。

X 线拍片,可明确骨折部位、移位情况,对早期无移位骨折和软骨交界处骨折均不显像,待 10 日后拍片,因折端钙质吸收可见骨折线。X 线拍片除可以了解骨折情况外,对气胸、血胸的检查更为必要。

18.6.3 治疗方法

对单一肋骨骨折、无明显移位者,不需复位。若骨折超过两根以上,且有明显移位者,应做手法复位。对多根双处肋骨骨折,应按急症处理。

(1) 手法整复

患者坐位,患侧上肢举起,使胸部肌肉拉紧。嘱患者做深吸气或咳嗽,同时令助手用力挤压患者上腹部,对于外突骨折,术者以拇指下压突起之骨端,即可复位;对于凹陷性骨折,可借气力将下陷肋骨膨起。

(2) 固定方法

1) 绷带固定法:在患者两肩上各放纱布绷带一条,两端垂于胸廓前后,用一方块硬纸壳,内衬棉垫,放于骨折部位,外用绷带环胸包扎 5~6 圈。然后将患者肩部两带的四头,反折向上,左右前后交叉打结,以防固定带脱落,3 周后解除固定。

2) 胶布固定法:适用于 5~9 肋骨折。准备宽约 7cm 的胶布,以比患者胸廓半周长 10cm 为宜。患者坐位,两臂上举,在呼气末胸廓最小时,自骨折肋骨下两肋开始,前后超过中线 5cm,贴第一条胶布,然后以叠瓦状向上贴(后一条盖住前一条的 1/3~1/2),以超过骨折肋骨两肋为度。皮肤过敏者慎用。

(3) 药物治疗

初期应活血化瘀、理气止痛,可选用复元活血汤、血府逐瘀汤、理气止痛汤等,外敷消肿散、定痛膏、消肿止痛膏。中期应益气养血、接骨续损,可选用接骨紫金丹、接骨丹等,外敷接骨续筋药膏或接骨膏。后期胸胁隐痛者,用三棱和伤汤;气血虚者,用八珍汤和柴胡舒肝散,外敷狗皮膏、万应膏。

(4) 功能锻炼

固定后,轻者可自由活动。重者需卧床,取半卧位,并锻炼腹式呼吸,待症状减轻,可下床活动。

(5) 其他疗法

肋骨牵引术:对于多根双处骨折,应迅速固定胸壁,纠正反常呼吸。选择 1~2 根塌陷严重的肋骨,患处常规消毒,局部麻醉下在骨折中部做一切口,剥离骨膜,穿过一不锈钢丝,与牵引装置相连,亦可以巾钳代替钢丝牵引。

18.7 胸腰椎骨折与脱位

胸椎和腰椎结构大致相同,只是关节突的关节面方向有所差异。第 1~10 胸椎两侧有肋骨支撑,故活动度较小,受伤机会也较少。脊柱除颈椎外,从胸 11~腰 5 因活动范围大,负重量大,故容易受伤。

18.7.1 病因病机

根据暴力性质、受伤时的体位,本病分为屈曲型损伤和伸直型损伤。

1) 屈曲型损伤:较多见。多由间接暴力引起。如由高坠下,足或臀部着地,或弯腰工作,重物从高处落下,砸于患者的肩、背部,脊柱极度屈曲,作用在脊柱活动幅度最大部位的传导暴力,在此处分为自上而下或自下而上使椎体相互挤压的挤压分力和使椎体向前移动的脱位分力。暴力与脊柱的夹角越小,则挤压分力越大,发生椎体压缩性骨折的倾向越大。暴力与脊柱的夹角越大,则脱位分力越大,发生椎体脱位的倾向越大。若暴力过大,则可同时发生骨折与脱位。

2) 伸直型损伤:较少见。可由间接暴力所致,如跳水、举重运动员的腰过度后伸;也可由直接暴力所致,如外力直接撞击腰部,均可发生胸腰椎骨折与脱位,常伴有前纵韧带撕裂、椎板或关节突骨折,甚至发生椎体中部或椎间盘处撕裂。

胸腰椎骨折、脱位严重时,可并发下肢截瘫和二便失禁,其程度有轻有重,轻者脊髓是受到血肿或骨块、韧带等暂时挤压而引起的症状,一旦解除这些压迫脊髓的因素,功能亦能逐渐恢复。重者多属脊髓断裂,如观察 3~6 周症状未改善者,可能会导致终身残废。

18.7.2 诊断要点

本病一般有明显外伤史。

损伤部位疼痛、肿胀、瘀斑,坐起或站立时疼痛加重,伴腹胀,纳呆,恶心呕吐,二便不通等。

损伤椎体棘突压痛、叩击痛明显,椎旁肌可有保护性肌痉挛。屈曲型损伤棘突间距离可增宽,胸椎骨折脱位可见明显后突畸形,腰椎骨折脱位由于腰椎的生理前凸,后突畸形不明显。

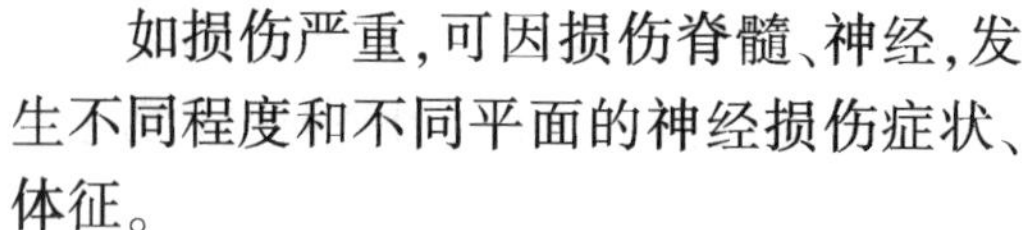

如损伤严重,可因损伤脊髓、神经,发生不同程度和不同平面的神经损伤症状、体征。

X 线正侧位片,可显示骨折、脱位的性质和移位情况。应注意椎体的压缩及压缩程度,椎板、椎弓根、关节突、横突、棘突等附件是否骨折,有无脱位,椎管、椎间孔是否变形或有骨片进入。

脊神经

脊髓比脊椎生长速度慢,故成人的脊髓仅达第 1 腰椎下缘,从第 2 腰椎起为马尾神经,故每节脊髓所表现在体表的感觉区与脊柱的节数不符,都不等地低于脊柱平面。一般按这样的规律来计算:在颈椎部位,脊髓分节平面等于颈椎的数目加 1,例如颈椎第 4 平面的脊髓分节应该是 4 十 1=5。胸椎1~胸 6 部位应加 2,胸 7~胸 11 部位应加 3,腰脊髓位于胸 10~胸 12 椎之间,骶脊髓位于胸 12 下半部至腰 1 之间。脊髓有两个膨大部分,一个在颈 3~颈 7 椎之间,是上肢运动和感觉的中枢;一个在胸 10 至腰 1 椎之间,是下肢运动、感觉和膀胱排尿的中枢。

链 接

18.7.3 治疗方法

胸腰椎骨折、脱位的现场急救,对患者的预后有重大关系。对于任何可疑胸腰椎骨折、脱位者,不得随意搬动;在搬动过程中,应使脊柱保持伸直位置,避免屈曲和扭转,如搬运不当,可引起或加重脊髓损伤,造成不可挽回的后果。

18.7.3.1 单纯胸腰椎骨折的治疗

(1) 手法整复

单纯压缩性骨折、横突骨折、棘突骨折不影响脊柱稳定性,一般来说是不用复位的,惟压缩性骨折超过 1/2 以上者,脊柱后凸严重,有不稳定趋向,必须复位。

目前常用的复位法是:患者俯卧床上,两手攀住床头。一助手立于床上足侧,用两手握患者两踝上方,向高提起将患者身体悬离床面,使脊柱呈过伸位,得到充分的牵拉和后伸,肌肉松弛,关节间隙增大。医生用两手重叠按压在脊柱骨折后凸部位,用力向下反复按压前推,借前纵韧带的张力向后挤压,使后凸得以平复,使压缩得以复位。

(2) 固定方法

复位后,见脊柱后凸畸形已平复,用 3cm 厚的纱布平垫放在原凸起部位,用胶布粘牢,勿使移动,再慢慢将患者放回仰卧位。最初在放垫处患者会有不适感,待适应后便可持久使用。

(3) 药物治疗

早期应行气活血、消肿止痛,内服复元活血汤、桃仁承气汤。局部有肿胀者,外敷消瘀膏。中期应续筋接骨,用接骨紫金丹,外敷接骨膏。后期应补肝肾、养气血,用六味地黄丸、八珍汤、壮腰健肾汤,外贴镇江膏、狗皮膏。

(4)功能锻炼

疼痛缓解后即鼓励患者开始做腰背肌的锻炼,如仰卧架桥、飞燕点水等,如系年老体弱患者,不能自做腰背肌锻炼者,可将背后的纱布垫渐渐加高并做深呼吸运动,亦可收到较好效果。

18.7.3.2 胸腰椎骨折、脱位的治疗

本病包括脊柱压缩性骨折后并发后关节突骨折和脱位，椎弓根骨折，或关节因外力作用，瞬间脱位又立即复原者，这些骨折和脱位，首先表现有轻重不等的骨折平面以下的完全或不完全瘫痪，因此在治疗时就应格外慎重，无论搬挪患者或用手法治疗，都应在X线检查明确诊断后，再确定治疗方案。

(1) 整复治疗

1) 手法整复：是减轻脊髓压迫的必要步骤，但也可能出现因黄韧带或骨块挤入椎管内未能发现，手法复位反增加椎管内压力，而加重脊髓损伤。因此，对脊柱骨折、脱位的手法复位，应有较充分的把握。对此种病例的复位，重拔伸手法，推按手法不可轻易使用。手法复位对脊髓或马尾受压者是完全适合的，但对脊髓完全断裂者，虽经手法复位，亦无济于事。

2) 牵引复位：X线照片确定屈曲或伸直型骨折后可进行牵引复位。

暂时牵引复位法：屈曲型者，患者俯卧床上，一人持患者腋下，向上牵引，一人持患者踝上，向下牵引，先做平牵，待肌肉放松后，慢慢提高下肢使腰背过伸，持续30min后慢慢放下，可见后凸畸形消失。然后在局部放纱布平垫，如单纯性骨折。在放垫前要排除椎板骨折，如伴有椎板骨折则严禁放垫，因椎板骨折在X线照片上可能未被发现，只要因外力直接作用而致伤者，均不宜放垫。伸直型者，患者仰卧位牵引，逐渐抬高下肢，使脊柱屈曲，椎间隙后缘加大，借后纵韧带的张力，向前推挤椎体后缘骨块或脱出的椎间盘，使其复位。复位后将头及臀足部垫高，使脊柱呈轻度屈曲位。

持续牵引复位法：患者仰卧，上用胸廓带，下用骨盆带相对持续牵引，牵引重量因人而异，以能将椎间隙拉开为准。牵引时间：完全瘫痪者，牵引4周没有任何好转，恢复的希望不大，应撤去牵引；不全瘫痪，经过牵引2周，病情渐渐加重者，亦可撤去牵引做手术探查，若经牵引病情逐渐恢复，可牵引4~6周撤去牵引，等待神经逐渐恢复，此类病人，有完全恢复的可能。

(2) 固定方法

牵引即是复位方法之一，又是固定方法。可在牵引的同时，在脊柱后凸的部位(指屈曲型骨折与脱位和不并发椎板骨折者)放一平垫，约2cm厚，用胶布粘牢，勿令移动，并应经常检查放垫位置，以防移动而起反作用。

(3) 药物治疗

药物治疗同单纯性骨折。

(4) 功能锻炼

无脊髓损伤者，其练功方法同单纯性骨折；不全瘫痪者，用意识支配尚能活动的肢体进行活动，虽肢体不能自举，经常刻苦锻炼，亦能为神经恢复创造条件；对低位截瘫者，可做上肢体操。

(5) 其他疗法

经牵引症状加重或无效者，应及时行手术治疗。

18.8 外伤性截瘫

外伤性截瘫皆因脊髓损伤所致。脊髓损伤是脊椎骨折与脱位的最严重并发症，脊柱的各

部位骨折与脱位均可并发脊髓损伤,但以胸腰段多见,约占半数以上。

18.8.1 病因病机

脊髓损伤分开放性损伤与闭合性损伤。开放性损伤多由火器伤害所致;闭合性损伤多由高处坠下、重物砸伤、交通事故所造成。本病是脊柱骨折、脱位的严重并发症,脊柱骨折时,椎体或椎弓、椎板的骨折片可能压迫或刺伤脊髓;椎体移位时,脊髓可能被移位的椎体挤压。

根据脊髓损伤的情况,可将外伤性截瘫分为脊髓震荡、脊髓受压和脊髓断裂。根据其功能障碍程度分为暂时性瘫痪、不完全性瘫痪、完全性瘫痪三种。根据脊髓损伤平面的高低分为高位截瘫、低位截瘫两种,损伤在颈膨大及颈膨大以上者,则出现高位截瘫,上下肢均瘫痪;损伤在颈膨大以下者,出现低位截瘫,仅出现下肢瘫痪。

脊髓震荡:脊髓本身没有明显器质性损害,脊髓功能处于暂时性停滞状态,表现为损伤平面以下的弛缓性瘫痪。一般经过数日至2~3周即可逐渐恢复,不遗留任何神经系统的后遗症。

脊髓受压:移位的椎体、骨折片、突入椎管的软组织压迫脊髓,或椎管内组织受挫,出血形成血肿,血肿压迫脊髓。脊髓受压后,组织水肿、出血,使脊髓受压更甚。及时解除压迫脊髓功能可全部或部分恢复;若压迫时间过长,脊髓组织变性、坏死,则可导致永久性损害。

脊髓断裂:脊髓本身被移位的椎体、骨折片刺伤或挫压,发生神经细胞破坏、神经束断裂,甚至脊髓完全断裂。

马尾神经损伤:第2腰椎以下骨折、脱位可引起马尾神经损伤。

18.8.2 诊断要点

患者有明显外伤史。

主要表现为损伤平面以下的感觉、运动及自主神经功能障碍。

脊髓震荡及脊髓器质性损伤早期,表现为弛缓性瘫痪。脊髓器质性损伤则逐渐变为痉挛性瘫痪。马尾神经损伤表现为弛缓性瘫痪,无痉挛性转变。

颈髓损伤表现为四肢瘫痪,可伴有膈肌、肋间肌和腹肌瘫痪,发生呼吸困难,损伤平面越低,上肢瘫痪越不完全。颈髓横断后,大部分交感神经作用消失,表现为损伤平面以下无汗,体温失调。

胸腰髓损伤表现为下肢瘫痪,伴有大、小便功能障碍(早期不通,而后失禁),膝、踝腱反射亢进。

马尾神经损伤表现为下肢瘫痪,其损伤平面以下感觉、运动、反射减弱或消失,膀胱功能障碍,无力排尿,大量尿液潴留,出现满溢性尿失禁。

脊神经支配的肢体运动与皮肤感觉是按节段分布的(图18-6),脊髓损伤后,损伤平面以下运动及感觉部分或完全消失,据此可以推断损伤部位及病情的发展。

X线照片可以判断脊柱损伤的部位、类型、程度及移位方向。必要时行CT或磁共振检查,以明确椎间盘、黄韧带对脊髓的压迫及脊髓的损害情况。

肌电图检查可以推测神经损伤的部位和性质。

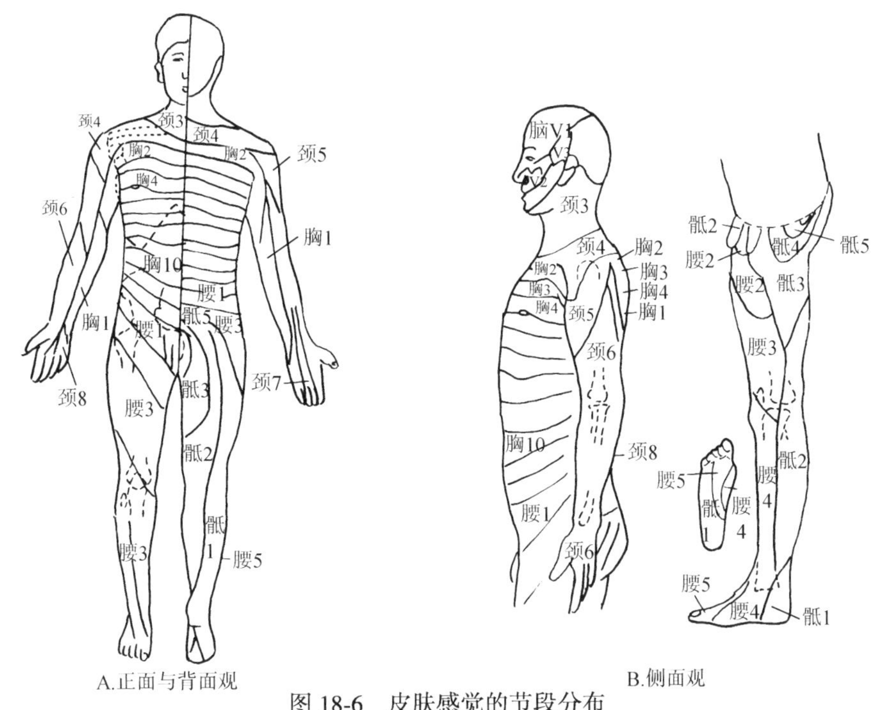

图 18-6 皮肤感觉的节段分布

18.8.3 治疗方法

(1) 防治并发症

外伤性截瘫的急性期治疗,在椎体骨折、脱位中已有论述。对于截瘫治疗的中心是针对并发症的防治。

1) 褥疮:瘫痪病人,肢体长期不动,受压部位因气血流通不畅,瘀血凝结,经络不通,皮肉破溃而成褥疮。常出现在骶骨、肩胛骨、跟骨、外踝、腓骨小头、股骨大转子、尺骨茎突、肱骨外髁等骨骼突起部位。因此,对这些骨突部位除加放气垫予以保护外,还应经常给予按摩或变换体位,防止瘀血停滞。按摩时,手法应深透,推动皮肤与皮下组织活动,以达到活血逐瘀的目的。不要因按摩而将表皮擦破,否则即可引起褥疮发生。一般 1 小时变换一次肢体位置,4 小时做一次局部按摩。

如已出现褥疮,初期用香蜡膏外敷,每日换药 1 次;如有腐肉不脱,可用七三丹祛腐;每日换药一次;如腐肉已脱,久不收口,可用生肌玉红膏或白药膏外敷,每日或隔日换药 1 次。

2) 坠积性肺炎:截瘫患者,特别是高位截瘫患者,长期卧床,由于呼吸不深,可使支气管处停留的积痰不出,日益加重,影响呼吸,就会引起坠积性肺炎。

预防方法:一要经常变换体位,拍打背部,以促进积痰排出。二要鼓励患者咳嗽,做深呼吸运动,使气达肺末,引痰外出,同时可配合化痰药物。如已发生肺炎,则应积极抗感染治疗。

3) 泌尿系统感染:长期卧床病人,尿内碱性残渣沉积膀胱底部,不易随尿排出体外,久之可引起膀胱功能失调,或因神经性膀胱排尿功能障碍,尿液排出不畅,发生逆行性感染。

预防方法:经常变换患者体位,使尿内残渣不致堆聚凝结,而随尿排出。另外,多饮水和酸性饮料,以利中和尿液及冲洗膀胱,如残渣不出,可用导尿管导尿后,再用 1∶10000 的苯扎溴铵冲洗膀胱。对长期尿失禁患者,采用插管导尿办法,引尿外出,长期留置尿管易引发逆行性感染,应鼓励患者在每次排尿时利用腹压或按摩下腹部,逐步建立反射性排尿。

若已发生泌尿系统感染,应及时给予抗生素治疗,并鼓励患者大量饮水,增加排尿次数。

(2) 药物治疗

中医学认为,脊髓损伤主要损伤督脉,而督脉是阳经之会,督脉损伤,出现肢体瘫痪及一系列并发症。久病阳损及阴,阴阳俱虚。故临床应根据病情进展辨证施治。

早期:治以活血化瘀、疏通督脉,可用活血祛瘀汤加地龙、丹参、穿山甲、王不留行、元胡等药,外敷祛瘀消肿膏。如腹胀作痛,大便不通,可用顺气活血汤加大黄、芒硝等。

中期:治以补养气血、续筋接骨,内服壮筋续骨丹。

后期:出现痉挛性瘫痪,治以养血柔肝、镇惊息风,可用四物汤加蜈蚣、全蝎、土鳖虫、钩藤、伸筋草等。

(3) 功能锻炼

功能锻炼是调动患者主观能动性克服困难、提高生活质量的重要措施。功能锻炼应采取主动锻炼与被动锻炼相结合的方式。

早期,在保护脊柱稳定性的同时,主动进行未累及肢体的功能锻炼,并在医护人员的帮助下,进行瘫痪肢体的被动活动,以增进肌力,防止肌肉萎缩、关节挛缩。3 个月后,可练习抓住床上支架坐起,或坐轮椅活动,继而练习站立,可采用靠墙手推双膝法,或用下肢支架保护,站稳后,再练习前进和后退步行动作。最后练习扶双拐行走,以便生活自理。

18.9 急性腰扭伤

急性腰扭伤,包括急性腰肌筋膜扭伤、急性腰部韧带损伤和急性腰后关节扭伤(滑膜嵌顿)等等。腰部脊柱承担着人体 1/3 以上的重量,从事着复杂的运动,但其前方只为松软的腹腔,其附近只有一些肌肉、筋膜和韧带,再无骨性结构保护,故在持重和运动中,本身和周围软组织极易受到损伤。本病多见于青壮年体力劳动者,20~30 岁者发病率为 50%以上,儿童及老人较少见。

18.9.1 病因病机

急性腰扭伤,多由间接外力所致。如过度的后伸、前屈、扭转,超过腰部正常的活动范围即可产生损伤。例如:

1) 腰部用力时姿势不当。在膝部伸直、弯腰搬取重物时,重心距离躯干活动轴过远,因杠杆作用,增加了肌肉所承担的力,容易引起腰部扭伤。如工人弯腰搬重物,妇女端洗衣盆等。

2) 在平滑的地面上行走失足或下楼梯时不慎滑倒,臀部着地,腰部前屈,下肢伸直,亦易造成腰肌筋膜、韧带的扭伤和撕裂。

3) 两人抬重物时动作不协调,或肩担重物途中失足,使身体失去了平衡,重心突然转移,致使腰肌无准备地强力收缩,引起扭伤。

4) 举、推、拉重物时,特别是用双手举起重物时,均需腰肌使出很大力量,举重物第一步为搬起重物,已较费力,再举之过头,腰肌骤然收缩,不慎也可致伤。

5) 对客观估计不足,思想准备不够。如当弯腰取一个箱子时,如果这箱子装满了东西,而误认为是空的,事先肌肉没有足够的准备,结果箱子虽小,亦可造成损伤。在无精神准备的日常生活动作中,如倒洗脸水,弯腰,起立,甚至喷嚏,也可发生"闪腰差气"。

6) 腰部突然闪扭,或因弯腰前屈和旋转运动时,可使小关节间隙张开,关节内负压增大,滑膜即可进入关节间隙中,再伸展时,关节滑膜就被夹于关节间隙,造成关节滑膜嵌顿或小关节半脱位。滑膜可因关节的挤压而造成严重的损伤。滑膜和关节囊有丰富的感觉和运动神经纤维,对于刺激和炎症反应极为敏感。当滑膜被嵌顿后,必然产生充血和水肿,因而引起剧烈的疼痛和反射性肌痉挛,如不及时解脱嵌顿,则会产生慢性严重腰痛和关节炎。

18.9.2 诊断要点

患者有明显外伤史。

受伤后即产生腰部一侧或两侧剧烈的疼痛,腰部不能挺直,俯仰屈伸、转侧起坐均感困难,深呼吸、咳嗽等均能加重疼痛,患者常以手扶住腰部,防止因活动而产生更剧烈的疼痛。严重者不能站立,疼痛出汗。腰脊柱多向患侧倾斜。部分患者同时有牵扯性下肢痛,牵扯的部位多为臀部、大腿根和大腿后部。

腰肌常有明显痉挛,局部多无明显肿胀和瘀斑,如果是严重挫伤,则可见到肿胀和瘀斑。患者腰部运动功能受限,如肌肉受伤者,腰部屈伸均感疼痛;韧带和筋膜受伤,仅弯腰时痛,伸腰则痛轻;椎间小关节损伤,腰部后突,不敢伸直,站立时膝关节半屈位,需两手扶膝以支撑,任何加重挤压嵌顿滑膜的动作都会引起剧痛。绝大多数患者都有明显局限性的压痛点,其压痛点多在腰骶关节、第3腰椎横突尖和髂嵴后部。约半数以上急性腰扭伤患者,有不同程度的腰椎曲线改变,有的是前凸减小,有的向左或向右侧弯,一般来说,凹侧向病侧,凸侧向健侧。疼痛和痉挛解除后,此种畸形亦自行消失。

直腿抬高试验阳性,加强试验阴性,骨盆旋转试验阳性。

X线检查、对于严重的腰扭伤患者,应拍腰骶部正、侧、斜三种不同方位的X线照片。一般软组织扭伤,X线照片不显示任何病理改变。拍片的目的,在于排除骨折、骨质增生、肿瘤或结核等病变。

18.9.3 治疗方法

(1) 手法治疗

手法治疗对急性腰扭伤有显著疗效。通过手法可以缓解肌肉、血管痉挛,增进局部血液循环,消除瘀滞,加速瘀血吸收,以达到舒筋活络、消肿止痛之目的。

患者俯卧床上,肢体放松,术者以两手拇指或手掌,自肩部起循脊柱两侧足太阳膀胱经自上而下按揉。过承扶穴改用揉捏,下至殷门、委中、承山穴,重复3次。然后,术者以手掌按压命门、腰阳关穴,并用拇指点肾俞、志室、大肠俞、环跳、阿是等穴。在指点时应加按摩,使患者产生酸、麻、胀感觉。术者站在患侧,将两手2~5指置于一侧棘突旁,两手拇指置于骶棘肌外缘,使各指方向与骶棘肌方向垂直,双拇指与其余四指相对用力提起骶棘肌,自上而下,反复

2~3次。然后,用㨰法顺骶棘肌自上而下,重复2~3次。术者一手按于患处,另一肘关节屈曲,勾扶患侧大腿前下方,手掌托其大腿中部向上方提拔扳腿,随后摇晃拔伸。上述方法结束后,再以推拿按摩法自上而下,连续3次,以达调和气血、理顺筋肌之目的。

对于椎间小关节损伤者采用下述方法:

斜扳法:通过按摩后患者肌肉痉挛一般可得以缓解,疼痛减轻。此时嘱患者侧卧位,患侧在上,髋膝关节屈曲,健侧髋膝关节伸直,术者立于背侧,一手推臀,一手扳肩,两手相对用力,使上身旋后,骨盆旋前,令患者腰部放松,活动至最大范围时,用力做一下稳定的推扳动作。此时往往听到清脆的弹响声,这是手法成败的关键,疼痛可顿时减轻。斜扳手法在腰部可产生扭转力,借此可裂开关节突关节,使嵌顿的滑膜得以解脱。

背法:术者与患者靠背而立,术者以两肘分别挽住患者两肘,术者弯腰用臀部抵住患者的腰骶部,屈髋,以臀部向后顶,使患者腰骶部伸展,同时将患者的身体左右摇摆颠顿几次,依靠腰以下的重量,给腰椎各关节一向下的牵引力,使小关节间隙得以扩大,则滑膜嵌顿解脱,诸症解除。

(2)药物治疗

急性腰扭伤,以气滞血瘀、肿胀疼痛为其主症,所以治疗中必须以行气活血、消肿止痛为治疗原则。气滞表现重者,治以理气通络、活血止痛,可选用泽兰汤加羌活、乳香、没药,理气止痛汤,和营通气散。血瘀表现重者,治以活血化瘀、行气止痛,可选用复元活血汤、大成汤、活血止痛汤。

可选用镇江膏、狗皮膏、伤湿止痛膏外贴。

(3)功能锻炼

急性期宜适当的卧床休息,一般3~5天,有利于水肿消除,以后可下床活动,逐步锻炼腰背肌,以防复发。对腰部韧带损伤的患者,需视病情而确定卧床时间。

(4)其他疗法

1)局部热疗:一般伤后三四天、症状缓解时进行,可用坎离砂、热敷灵、腾洗药、腊疗、电疗。

2)针灸治疗:针刺疗法有局部取穴、循经取穴或邻经取穴等取穴方法,皆能取得良好效果。

局部取穴配循经取穴:一般以痛为俞,选择压痛点最剧之点(阿是穴)进行针刺,再取肾俞、命门、志室、大肠俞、腰阳关、委中、承山等穴。多采用强刺激,留针10~20min,每隔5min捻动1次,每日1次。

别经取穴:①针刺双侧外关配阿是穴,强刺激,留针15~20min,效果较好。②针刺双后溪穴,强刺激,得气后,嘱患者缓慢地进行腰部左右侧弯、前屈后伸运动,有显著效果。

18.10 腰肌劳损

腰肌劳损是引起慢性腰痛的常见疾患之一,有人称之为“功能性腰痛”或“腰背肌筋膜炎”等。主要病变在腰背肌纤维、筋膜等软组织,多见于青壮年,常与职业和工作环境有一定关系。

18.10.1 病因病机

1) 腰肌扭伤之后,没有得到及时治疗,或治疗方法不当,使损伤的软组织未得到充分修复,局部仍有气血瘀滞。

2) 腰肌的慢性积累性损伤,如长期弯腰工作,使腰背肌处于牵伸状态而发生疲劳性损伤。再如工作姿势不良,久之引起脊柱侧弯,两侧肌肉牵拉力不均匀,一侧松弛,一侧紧张,久之紧张一侧的腰肌发生劳损。

3) 年老体弱,肝肾不足,气血运行失调,腰肌失养,遇劳易损。

4) 感受风、寒、湿邪,邪痹督脉,肌筋弛弱,遇劳则易损。

5) 腰骶部先天性畸形,如隐性骶椎裂、棘上韧带附着点缺陷,从而减弱了腰骶关节的稳定性;或小儿麻痹后遗下肢畸形,使走路时姿势不平衡,从而使腰肌易于劳损。

总之,导致腰肌劳损的原因很多,但腰肌劳损的病理过程都是肌肉、筋膜发生水肿、渗出等无菌性炎症,久则发生粘连及纤维变性,若再遭受风、寒、湿邪侵袭会使局部炎症加重。

18.10.2 诊断要点

腰背部酸痛或胀痛,休息则轻,劳累加重,若适当活动或经常改变体位也会使症状减轻。腰部疼痛常与天气变化有关,阴雨天气、潮湿环境或感受风寒,疼痛常常加重。

腰背部功能活动范围一般均正常,腰部外形也多无变化,有时有的患者一侧或两侧骶棘肌紧张、压痛,压痛常在骶髂后部,或骶骨后面肌肉止点处,或腰椎横突部。

X 线检查多无异常发现,少数患者可见腰骶椎先天性变异或骨质轻度增生。

18.10.3 治疗方法

(1) 手法治疗

沿骶棘肌方向可用擦法、揉法、弹筋法、捋顺法、击打法、按压法、点穴法等治疗,从而达到舒筋活血、解痉止痛、解除粘连,消除炎症的目的。

(2) 药物治疗

治宜补肾壮阳、通经活络、祛风胜湿,方用健步虎潜丸、六味地黄丸、独活寄生汤、疏风定痛丸等。可配合中药腾洗。

(3) 功能锻炼

加强腰背肌锻炼,如“三点”、“五点”拱桥式、俯卧燕飞式。

(4) 其他疗法

1) 针灸疗法:针刺委中、足三里、三阴交、肾俞等穴,针灸并用。取针后拔罐,效果更好。

2) 穴位注射:用当归注射液、丹参注射液做穴位注射,1~3 日 1 次,6 次为 1 个疗程,以循经和邻经取穴,可分为 2~3 组交替进行封闭。

3) 物理疗法:如红外线、超短波、热蜡浴等疗法。

18.11 腰椎间盘突出症

腰椎间盘突出症,中医称之为"腰腿痛"或"腰痛连膝"等。腰椎间盘突出症为腰腿痛常见原因之一,其主要症状为腰痛及放射性下肢痛。本病多见于青壮年男性体力劳动者,易发于20~40岁之间,平均年龄为30岁左右,男女之比约为10~30∶1。发病的部位以腰4、腰5之间最多,腰5骶1间次之,腰3、腰4间较少见。

18.11.1 病因病机

腰椎间盘突出症的病因是在椎间盘退行性变的基础上,某种外因,如外伤、慢性劳损以及感受风、寒、湿等因素综合作用,使腰椎间盘纤维环发生破裂,以致髓核突出所致。

> **椎 间 盘**
>
> 椎间盘由纤维环、髓核和软骨板三部分组成,占人体整个脊柱长度的1/5~1/4。脊柱的生理弯曲与椎间盘的厚薄度有关。纤维环是由纤维组织和纤维软骨组成,起止于相邻上下两椎体的软骨板包裹髓核不使逸出。髓核位于纤维环与软骨板之间。出生时髓核含水量大,随年龄增长含水量逐渐减少,正常成年人的髓核是均匀的白色、有光泽、略透明、有渗透力的胶状物。软骨板是一层较厚而坚韧的透明软骨,与椎体的松质骨紧密相连,构成椎间盘的上下两壁,具有较强的通透性,髓核通过软骨板与椎体进行液体的交换,以保证髓核的营养供应。
>
> 链接

一般认为在20岁以后,椎间盘即开始发生退变,髓核含水量逐渐减少,椎间盘的弹性和抗负荷能力也随之减退。在日常生活中,椎间盘受体重的压力,腰部又经常进行屈伸、旋转活动,承受的挤压及磨损很大,尤以下腰部为甚,容易在椎间盘受应力最大处,即纤维环的后部由里向外产生裂隙,这种变化不断积累而逐步加重,裂隙不断加大,使此处的纤维环逐渐变为薄弱。在此基础上,由于一次外伤,或慢性劳损,或腰部感受风、寒、湿邪,引起肌肉张力增高,使椎间盘的压力增加,促使退变的纤维环进一步破裂,髓核由纤维环薄弱或破裂处突出。

腰椎间盘突出症的病理变化过程,大致可分为3个阶段。

1) 突出前期:退变的纤维环因反复损伤而变薄或产生裂隙,退变的髓核因损伤而变为碎块,或呈瘢痕样组织。此期患者可有腰部不适或疼痛,但无放射性下肢痛。

2) 突出期:某种原因使椎间盘压力增加时,髓核挤压薄弱的纤维环,形成椎间盘突出,突出物刺激或压迫神经根,发生放射性下肢痛,或压迫马尾神经发生大、小便功能障碍。根据髓核突出的程度可分为膨出型、突出型、游离型。

3) 突出晚期:椎间盘突出时间长,发生一系列继发性病理改变。

椎间盘突出物纤维化、钙化:突出物可纤维化或钙化,并与神经根、硬膜及周围组织粘连。

神经根损害:受累神经根由于长期压迫,发生粘连、变性或萎缩,使其支配区运动、感觉丧失。

继发性椎管狭窄:椎间盘突出症、腰椎生理曲度变直或形成后突畸形,使黄韧带处于紧张状态,导致黄韧带适应性肥厚,形成椎管内占位。椎间盘变性,椎间隙变窄,椎间关节负荷增加,逐渐发生骨质增生,可导致侧隐窝狭窄。

18.11.2 诊断要点

(1) 症状

腰椎间盘突出症的主要症状为腰部疼痛及下肢放射性疼痛。腰痛、下肢放射痛可同时存在,也可单独发生。腰痛多在下腰部、腰骶部,或局限于一侧,或两侧均痛,并因疼痛和肌肉痉挛而影响腰部伸屈活动。下肢放射性疼痛出现的时间各有不同,有的与腰痛同时出现;也有当时只感腰痛,一两天后才感到下肢有放射性疼痛;也可数周、数月后,才出现下肢放射性疼痛。

下肢放射性痛常伴有大腿、小腿及足部感觉异常。下肢放射性疼痛沿神经根的分布区向下放射,一般由臀部开始向下肢放射至大腿后侧,小腿的外侧,以至足背、趾。放射性疼痛多因站立、用力、咳嗽、喷嚏或运动而加剧,休息后可减轻。病程较久或神经根受压较重者,常有下肢麻木,麻木区与受累神经根的分布区域是一致的,限于小腿的外侧或足部,中央型突出可发生鞍区麻木,有的患者感到下肢发凉。

(2) 体征

1) 姿势异常:患者为了避免神经根受压,多自然地将腰固定于某种适当的姿势。约65%的患者有脊柱侧弯畸形,脊柱侧弯的方向取决于髓核突出位置与神经根的关系,如髓核突出于神经根的外前方,称为根肩型,脊柱向健侧弯,向患侧凸;如髓核突出于神经根的内前方,称为根腋型,脊柱向患侧弯,向健侧凸。

2) 压痛与放射痛:压痛点在椎间盘突出间隙相对应的棘突间及椎旁1~2cm处,可引起下肢放射痛,放射性疼痛的部位符合受累神经根所分布的区域,此为诊断本病的可靠依据。

(3) 常用检查方法

1) 直腿抬高试验:患者取仰卧位,检查者站在患者右侧,一手握患者踝上方,另一手置于大腿前方,保持膝关节伸直,然后将下肢徐徐抬高。正常人直腿抬高度数差别很大,应与健侧对比,如抬高过程中出现下肢放射痛为阳性。腰椎间盘突出症患者直腿抬高试验阳性率达87%。但直腿抬高试验阴性不能否定腰椎间盘突出症。

2) 直腿抬高加强试验:在直腿抬高试验阳性的同一高度,将距小腿关节用力背伸,如放射痛加剧则为阳性。或在直腿抬高产生放射痛时,将下肢稍降低使放射痛消失,再将距小腿关节背伸,如出现放射痛为阳性。

3) 颈静脉压迫试验:用手压迫两侧颈静脉1~3min,如出现腰痛或放射性下肢痛为阳性。

4) 神经肌肉系统检查:突出的椎间盘压在神经根上,可使其支配区域的感觉障碍,肌力减弱,腱反射减弱或消失,肌肉萎缩,这为进一步证实诊断提供了重要依据。

腱反射:约有70%~80%的患者有膝、跟腱反射异常表现。检查时应两侧对比,反射可减低、亢进或消失。神经根仅受刺激时,反射可显示亢进;有压迫而不严重者,显示减低;压迫严重者则反射消失。反射的改变与突出部位高低有关系,腰4、腰5突出多使膝反射改变;腰5、骶1突出多使跟腱反射改变。

肌力检查:临床常进行下肢的股四头肌、腘绳肌、腓肠肌,胫前肌、伸踇长短肌的肌力检查,与健侧比较。股四头肌由第3腰神经支配,胫前肌、伸踇长肌为第5腰神经支配,腘绳肌、腓肠肌由第1骶神经支配。当这些肌肉的肌力减弱时,说明支配该肌的相应神经受累。

感觉检查:感觉检查应包括痛觉、温度觉及触觉的检查。神经根被突出的椎间盘挤压时,其支配区有感觉的改变。其感觉的改变随神经根受累的程度而不同,轻微的刺激可使感觉过敏;较重的刺激或压迫则可使感觉减退。感觉障碍区与神经分布区是一致的,并与主观麻木区亦一致。如腰4、腰5椎间盘突出感觉障碍常在小腿的外侧及足背;腰5、骶1椎间盘突出感觉障碍常在小趾、足外侧及小腿后侧。

肌肉萎缩:下肢肌肉萎缩是由神经营养障碍或因疼痛而失用引起的,表现在大腿、小腿的肌肉萎缩,两侧比较,肌肉萎缩程度与神经根受压和病程长短成正比。

(4) 特殊检查

1) X线检查:常规拍摄腰椎正侧位X线片。在侧位片可显示受累椎间隙变窄,有时前窄后宽,椎体上下缘骨质增生或腰椎前凸消失;正位片可见脊柱侧凸。X线检查对腰椎间盘突出症的诊断只作参考,其重要性在于排除腰椎其他病变,如结核、肿瘤、强直性脊柱炎和腰骶先天畸形。

2) CT检查:可清楚显示椎间盘突出的部位、大小、形态及神经根、硬膜囊受压的情况,同时可显示黄韧带肥厚、小关节增生、椎管及侧隐窝狭窄的情况。

(5) 鉴别诊断

1) 急性腰扭伤:有剧烈腰痛、活动受限以及腰肌痉挛等症状和体征,同时可有臀及下肢牵扯性疼痛。这种牵扯性疼痛与腰椎间盘突出症的坐骨神经痛有实质不同。椎间盘突出症是因突出物直接压迫神经根而引起的根性神经痛,具有典型阳性体征。而本病是因分布于腰部软组织的神经与坐骨神经有牵连关系,引起的牵扯性疼痛,临床上缺乏阳性体征,直腿抬高试验阴性,无感觉和反射改变,局部压痛点封闭可使疼痛消失。

2) 腰肌劳损:该病病程较长,症状较轻,压痛点广泛,腰痛与劳累、休息、风寒湿关系密切,可有骶棘肌僵硬和下肢反射性疼痛,经休息、物理疗法、推拿可以治愈。

3) 腰椎椎管狭窄症:本病可引起神经根压迫症状,特征为间歇性跛行,行走一段距离后,下肢出现酸困、麻木、无力,蹲下休息后才能继续行走。严重椎管狭窄可出现大、小便功能障碍。CT检查可明确诊断。

18.11.3 治疗方法

(1) 手法治疗

手法治疗具有活血化瘀、舒筋活络的作用,能达到缓解肌肉痉挛、松解神经根粘连、止痛的目的。

1) 推拿按摩法:患者俯卧位,术者立于身旁,沿患者背部足太阳膀胱经和督脉,自上而下施行㨰法,直至下肢承山穴,反复3次。术者双手重叠,以手掌自第1胸椎开始,向下按压至腰骶部,反复3次。再以拇指点按腰阳关、命门、肾俞、志室、环跳、承扶、委中等穴。然后,嘱患者侧卧,患侧在上,髋膝关节屈曲,健侧髋膝关节伸直,术者立于背侧,一手推臀,一手扳肩,两手相对用力,使上身旋后,骨盆旋前,令患者腰部放松,活动至最大范围时,用力做一下稳定的推扳动作。此时可听到清脆的弹响声,这是手法成败的关键。嘱患者恢复俯卧位,以手掌沿足太阳膀胱经按揉,反复3次。

2）坐位旋转复位法:以棘突向右偏歪为例。患者端坐于方凳上,两脚分开与肩等宽,助手面对患者,以两腿夹住患者的左大腿,双手压住右大腿根部,维持患者正坐姿势。术者正坐在患者之后,右手自患者右腋下伸向前,掌压颈后,患者稍低头,同时嘱患者臀部坐正不要移动,术者左手拇指扣住偏向右侧之棘突,然后右手压患者颈部使身体前屈90°(或略少),接着向右侧弯,尽量大于45°,在最大侧弯时,术者以右上肢牵引患者躯干向后内侧旋转,同时左手拇指向左推顶棘突,立即可觉察指下椎骨微微错动,并发出“喀啪”声响。之后双手拇指从上至下理顺棘上韧带,同时松动腰肌,最后一手拇指从上至下顺次按压棘突,检查偏歪之棘突是否拨正,上下棘突间隙是否等宽。如果患者棘突向左侧偏歪,则手法操作相反。

（2）药物治疗

根据病因及症状,可将腰椎间盘突出症分为3种类型来辨证治疗。

1）气滞血瘀型:患者有明显外伤史,伤后即感腰部不能活动,疼痛难忍,脊柱侧弯。腰4、腰5或腰5、骶1一侧有明显压痛点,并向下肢放射性疼痛,咳嗽加重;后期可见下肢疼痛麻木,甚至肌肉萎缩,直腿抬高试验阳性。舌质紫暗,脉涩或弦数。治疗应以活血化瘀。行气止痛为主,可选用顺气活血汤、和营止痛汤、身痛逐瘀汤等。

2）风寒湿型:无明显外伤史,患者多说不出发病原因,而逐渐感到腰腿部重着疼痛,转侧不利,渐渐加重,脊柱侧弯,生理前凸消失,亦有椎旁压痛或放射痛。遇天气变化时,则疼痛加重,苔白腻,脉沉缓。治宜祛风散寒兼以化湿,宜选用独活寄生汤。

3）肾虚型:患者素体禀赋不足,或长期患有慢性病,以致肾脏精血亏损,无以滋养经脉,以致腰腿疼痛,酸重无力,缠绵数年,时轻时重,属肾阳虚者,畏寒肢冷,面色㿠白,治宜壮肾阳,用右归丸;属肾阴虚者,头晕目眩,耳鸣耳聋,五心烦热,治宜补肾阴,用左归丸。应用时可酌加活血化瘀、通络之品,如桃仁、红花、地龙等。

（3）固定和功能锻炼

急性期患者应严格卧床3周。手法治疗期间应尽量卧床休息。症状基本消失后,可在腰围保护下下床活动,并逐渐开始腰背肌锻炼。

（4）其他疗法

1）骨盆牵引:对急性期患者,可做骨盆牵引治疗,每天牵引1次。

2）针灸治疗:取阿是穴、环跳、殷门、阳陵泉、承山、悬钟等穴,用泻法,隔日1次。

3）手术治疗:对于症状重、保守治疗无效,或神经损害严重,或合并椎管狭窄、脊椎滑脱者,应施行髓核摘除手术。

18.12 腰椎椎管狭窄症

腰椎椎管因骨性或纤维性结构狭窄,而引起马尾或神经根受压,产生一系列症状,称为腰椎椎管狭窄症,属于中医腰腿痛的范畴。

腰椎椎管狭窄症是腰椎的管腔,包括椎管、侧隐窝及椎间孔某处或多处狭窄。好发于中老年男性,男女之比约为1.8∶1,临床多见于40~60岁之间(约占80%),体力劳动者约占70%。

18.12.1 病因病机

本病病因与先天肾气不足，以及后天劳役伤肾有关。除此之外，与反复遭受外伤、慢性劳损和受风寒湿邪侵袭等有一定关系。

根据其发病原因可分为：原发性椎管狭窄症和继发性椎管狭窄症。

(1) 原发性腰椎椎管狭窄症

原发性腰椎椎管狭窄症是指椎管本身由于先天发育因素而使管腔狭窄，表现为椎管的前后径和横径呈均匀一致性狭窄，如先天性椎弓根短小，两侧椎弓根间的距离较短，两侧椎板在棘突处相交的角度减小，椎板肥厚等。原发性腰椎椎管狭窄症临床少见。

(2) 继发性腰椎椎管狭窄症

1) 腰椎退行性变：年龄因素或腰椎间盘突出症后期，椎体后缘及关节突骨质增生，黄韧带肥厚或松弛，椎板和椎弓根增厚，均可造成椎管管径变窄。

2) 外伤：凡是造成解剖关系失常的损伤均可造成椎管狭窄。如外伤后引起硬膜外血肿机化，而后产生粘连，形成硬膜束带，或硬膜外脂肪变性、纤维化，骨折后骨痂突入椎管等。

3) 医源性：多由手术所致，如手术造成的椎管内瘢痕组织增生及粘连；手术破坏了脊柱的稳定性，引起脊柱滑脱；手术改变了脊柱的生物力学，继发骨、纤维结构增生；椎板切除、椎板融合后，后方的软组织或增厚的椎板突入椎管；手术不慎，椎管内遗留碎骨块。

4) 其他因素：如硬膜外软组织变性、椎管内静脉曲张、氟骨症、畸形性骨炎、骨质疏松症等，均可产生椎管狭窄。

18.12.2 诊断要点

(1) 症状

1) 本病临床上多见于40岁以上的中老年人，男多于女。

2) 持续性的下腰痛和腿痛：临床可有单纯腰痛者，也有单纯腿痛的，也可腰腿同时疼痛。腿痛有单侧，也有双侧。早期多表现为单纯腰痛，逐渐出现腿痛，晚期可压迫神经根，出现下肢放射性疼痛。其腰痛的特点是站立或走路过久，则疼痛加重，若躺下或蹲位以及骑自行车时，疼痛多自行消失。局部多呈现酸胀、疼痛，没有固定的压痛点，常强迫于前屈位姿势，后伸时腰痛加重。

3) 间歇性跛行：此症为腰椎椎管狭窄症最突出的症状，也是诊断本病最重要的依据。80%以上患者有此症状。多在走路和锻炼以后，出现单侧或双侧下肢麻木、沉重、疼痛和无力，越走症状越严重，休息、下蹲后症状马上缓解，继续行走则出现同样症状。

(2) 体征

腰椎椎管狭窄症的症状与体征多不一致，一般症状较重，而体征较轻。未造成持续性压迫前，多无明显体征。发生持续性压迫后，可出现受压的马尾神经或神经根支配区的肌力及感觉障碍，腱反射减退或消失。

中央椎管狭窄严重者可有鞍区感觉减退，二便功能障碍，下肢感觉与肌力减退的范围较大。

侧隐窝及神经根管狭窄者只压迫单一神经根,其体征与腰椎间盘突出症极为相似。

(3) 常用检查方法

直立后伸试验:患者直立,使腰部后伸,腰椎椎管狭窄症患者后伸一段时间后,可出现下肢麻木、酸痛。

(4) 特殊检查

1) X 线检查:X 线片可见到脊柱侧弯或生理前凸加大或减小,椎间隙变窄,椎体缘骨质增生,后关节突增生肥大。根据 X 线照片还可进行椎管横径(双侧椎弓根内缘之间的距离)、矢状径(椎体后缘至椎板与棘突交界处的距离)的测量,一般认为横径小于 18mm、矢状径小于 13mm,可考虑为椎管狭窄。

2) CT 检查:对腰椎椎管狭窄的诊断价值很大,可直接看到椎管骨性狭窄的部位,如椎体后缘、关节突、椎弓根、椎板等部位的肥大增生,也可看到椎间盘突出、黄韧带肥厚等情况。

(5) 鉴别诊断

血栓闭塞性脉管炎:此病属于进行性动脉、静脉同时受累的全身性疾病,其下肢麻木、酸胀、疼痛和间歇性跛行,伴足背动脉和胫后动脉搏动减弱或消失,后期可见肢体的远端溃疡或坏死。腰椎椎管狭窄症的患者,其足背、胫后动脉搏动良好,不会发生肢端坏死。

18.12.3 治疗方法

(1) 手法治疗

手术治疗可采用按揉法、点压法、滚法、提捏法、抖法,配合斜扳法,以上手法均应轻柔操作,绝对禁用强烈的旋转手法,以防病情加重。

(2) 固定方法

如果症状严重者,可考虑采用屈曲型石膏背心或支架固定,减少腰过伸,以减轻疼痛。

(3) 药物治疗

腰椎椎管狭窄症从临床表现来看,属于中医腰腿痛的范畴,主要由肾气不足、劳损久伤或外邪侵袭,以致风、寒、痰、湿、瘀血凝结不散,阻于经络,而引起腰腿痛。

1) 风寒湿痹型:兼见腰部冷痛,转侧不利,卧床亦不能减轻,酸胀重着,拘急不舒,阴雨天气则腰痛加重,得温则减,舌苔薄白,脉沉细。治疗以祛邪通络为主,兼以益肾养血,可选用独活寄生汤或麻桂温经汤等。

2) 瘀血阻滞型:兼见腰痛剧烈,疼痛拒按,不能转侧,舌质紫暗,脉涩而弦。治疗宜行气活血、化瘀止痛,可选用活血止痛汤、定痛活血汤等。

3) 肾阳虚型:表现腰部隐隐作痛,酸软无力,身体疲倦,腰膝无力,遇劳更甚,卧则渐轻,面色㿠白,精神委靡,手足不温,小便清长,舌质淡,脉沉细无力。治疗应温补肾阳,可用右归丸。若下肢软弱无力,可用健步虎潜丸。

4) 肾阴虚型:表现为心烦失眠,口燥咽干,面颊潮红,五心烦热,耳鸣耳聋,舌质红,脉细数无力。治疗应滋补肾阴为主,方用左归丸。

5) 督任失调型:如马尾神经受压,出现尿频或失禁,大便困难,阳痿,鞍区麻木者,治以补肝肾、调督任,可选用阳和汤加减治疗。

(4) 其他疗法

1) 针灸治疗:同腰椎间盘突出症。

2) 手术治疗:经保守治疗无效,病程较长,而且临床症状逐步加重,行动困难,间歇性跛行明显者,鞍区麻木,二便失禁,影响工作和生活者,应考虑手术治疗。

18.13 骨盆骨折

骨盆骨折临床多见。严重的骨盆骨折,除影响其负重功能外,常可伤及盆腔内器官或血管神经,尤其是可造成大量出血,可能危及生命。

18.13.1 病因病机

骨盆骨折多由直接暴力而致,如车轮压轧伤、房屋倒塌、矿井塌方等,均可造成骨盆骨折。

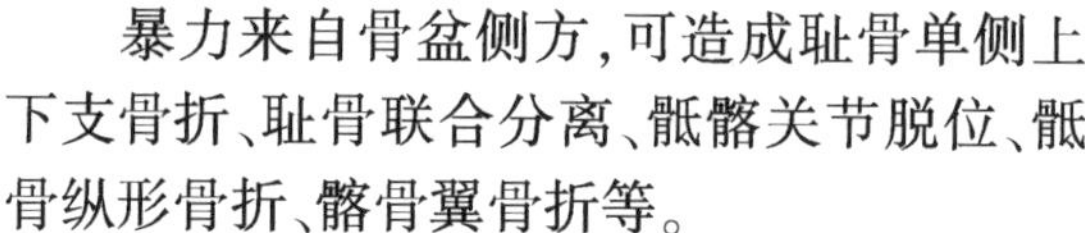

骨 盆

骨盆是上身与下肢连接的枢纽,故有人称骨盆为下肢带。骨盆借骶、尾骨为后壁,周围由两侧髋骨(髂骨、耻骨、坐骨)包绕而成环形,在前方的两侧耻骨由纤维软骨构成耻骨联合。后方由两侧髂骨与骶骨构成左右两个骶髂关节。两侧髂骨的外下方是髋臼,与股骨头构成髋关节。骨盆腔上宽下窄如盆状,内盛脏器,如小肠、结肠、膀胱、生殖器和泌尿器官等。

链接

暴力来自骨盆侧方,可造成耻骨单侧上下支骨折、耻骨联合分离、骶髂关节脱位、骶骨纵形骨折、髂骨翼骨折等。

暴力来自骨盆前、后方,可造成耻骨上下支双侧骨折、耻骨联合分离,并发骶髂关节脱位、骶骨骨折和髂骨骨折等,并易引起膀胱和尿道损伤。

急骤跑跳,肌肉突然收缩,可引起肌肉附着处的撕脱性骨折,常见于髂前上下棘及坐骨结节等处。

根据骨盆环稳定与否可把骨盆骨折分为两大类:

1) 骨盆环稳定的骨折:即骨折与脱位后不影响骨盆环的稳定,如耻骨单支骨折、髂骨翼骨折、髂前上下棘骨折、坐骨结节骨折、髋臼底骨折、骶尾骨骨折、耻骨联合分离等,为轻伤。

2) 骨盆环非稳定骨折:即骨折与脱位后影响骨盆环的稳定,伤后骨盆变形,骨折片上下错位严重,可并发脏器损伤、血管损伤,给治疗带来麻烦,如双侧耻骨上下支骨折、单侧耻骨上下支骨折并发骶髂关节脱位或骶骨骨折、耻骨联合分离并发骶髂关节脱位和骶骨骨折或髂骨骨折等,均属重伤。

18.13.2 诊断要点

不同部位的骨盆骨折均有明显外伤史。伤后局部疼痛、肿胀、瘀斑。严重者,不能翻身、坐起、站立,下肢活动困难。检查可发现骨折部位明显压痛,做骨盆挤压和分离试验时,骨折部位疼痛加重。常可见严重并发症。

1) 血管损伤:骨盆骨折可引起盆腔内血管破裂,严重者可发生大出血,失血量可达2500~

4000ml,治疗不及时可危及患者生命。

2) 神经损伤:骨折块压迫或骨折移位牵拉,可引起腰丛、骶丛、闭孔神经、股神经损伤,出现臀部或肢体局部麻木、感觉减退或消失、肌肉萎缩无力。

3) 尿道损伤:多为耻骨骨折引起,表现为尿血、排尿困难、会阴部血肿及尿外渗等症状。

4) 膀胱破裂:多为耻骨骨折引起,在膀胱充盈时容易发生,可分为腹膜外破裂与腹膜内破裂。腹膜外破裂可有少量血尿,尿外渗至耻骨上前腹壁及膀胱直肠间隙,致使下腹部肿胀、发硬及明显压痛;腹膜内破裂尿液流入腹腔而引起腹膜刺激征。

X 线照片可明确骨折部位、程度及类型。

18.13.3 治 疗 方 法

(1) 手法整复

手法整复必须选好适应证,对骨盆环稳定的骨折,不需手法复位;对有昏厥的患者必须解除导致昏厥的病因,待苏醒后一段时间,方能手法复位。

复位方法:患者仰卧,助手用两手上提腋下,另一助手向下牵引下肢。在两助手相对牵引的情况下,术者用手活动骨盆两翼,以助骨折复位。髂骨翼外旋、耻骨联合分离者,两手对挤髂骨;髂骨翼内旋者,两手分别置于髂前上棘向外推。

(2) 固定方法

无明显移位的骨折,卧床 3~5 天即可,不必固定。髂骨翼外旋、耻骨联合分离者,可用多头带包扎或骨盆兜悬吊固定,固定时间 4~6 周(图 18-7)。

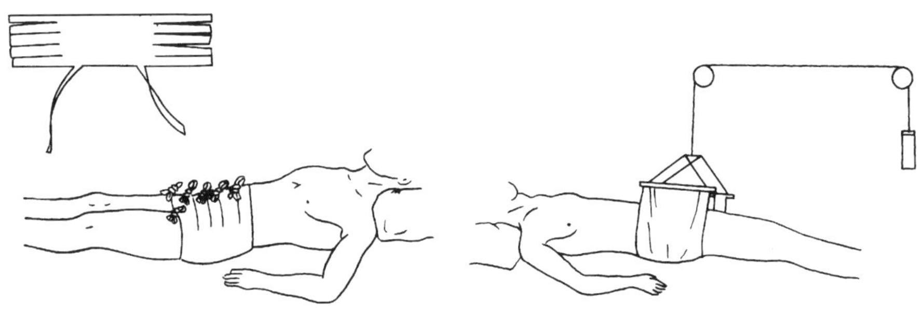

图 18-7 骨盆骨折多头带和骨盆兜悬吊固定

(3) 功能锻炼

骨盆骨折复位和固定后,上、下肢均应做适当运动和做深呼吸练习,以调动全身的积极因素,为骨折早期愈合创造条件。

(4) 药物治疗

骨折早期宜活血祛瘀、消肿止痛,可内服活血汤或复元活血汤,外用消瘀膏、消肿散或双柏散。若合并大出血,发生血脱者,应急救回阳,用独参汤加附子、炮姜。中、后期应强筋壮骨、舒筋通络,用舒筋汤、健步虎潜丸,外用海桐皮汤或骨科外洗一号方煎汤熏洗。

目标检测

一、思考题

1. 叙述颈椎骨折与脱位的损伤机制。
2. 如何诊断颈椎骨折与脱位?
3. 叙述颈部扭挫伤的损伤机制。
4. 叙述落枕的病因病机。
5. 叙述颈椎病的分型及相应临床表现。
6. 简述颈椎病的治疗手法。
7. 如何诊断胸骨骨折?
8. 叙述肋骨骨折的损伤机制及并发症。
9. 叙述胸腰椎骨折与脱位的受伤机制。
10. 对于可疑胸腰椎骨折与脱位者,现场急救时应采取什么措施?
11. 根据脊髓损伤情况,可将外伤性截瘫分为几类? 分别叙述其损伤机制。
12. 外伤性截瘫的常见并发症有哪些? 应如何防治?
13. 叙述急性腰扭伤的受伤机制。
14. 叙述腰肌劳损的病因病机。
15. 叙述腰椎间盘突出症的三期病理变化。
16. 叙述腰椎间盘突出症的症状、体征及特殊检查方法。
17. 叙述继发性腰椎管狭窄症的病因病机。
18. 叙述腰椎管狭窄症的中医辨证治疗。
19. 骨盆环稳定的骨折包括哪几种? 骨盆环不稳定的骨折包括哪几种?
20. 骨盆骨折的常见并发症有哪些? 叙述其临床表现。

二、名词解释

1. 颈椎病　2. 脊髓震荡　3. 高位截瘫　4. 低位截瘫　5. 腰椎管狭窄症

（邹本贵）

方剂索引

二 画

二味参苏饮(《正体类要》)

组成　人参 30g　苏木 60g

功效与适应证　益气补血。用于出血过多，瘀血入肺，面黑喘促。

制用法　水煎服。

七三丹(经验方)

组成　熟石膏 7 份　升丹 3 份

功效与适应证　提脓拔毒去腐。用于创伤感染伤口,流脓未尽,腐肉未清。

制用法　共研细末,掺于创面,或制成药条,插入疮中。

七厘散(伤科七厘散《良方集腋》)

组成　血竭 30g　麝香 0.36g　冰片 0.36g　乳香 4.5g　没药 4.5g　红花 4.5g　朱砂 3.6g　儿茶 7.2g

功效与适应证　活血散瘀，定痛止血。治跌打损伤，瘀滞作痛，筋伤骨折，创伤出血。

制用法　共研极细末，每服 0.2g，日服 1~2 次，米酒调服或酒调敷患处。

八厘散(《医宗金鉴》)

组成　煅自然铜 10g　乳香 10g　没药 10g　血竭 10g　红花 3g　苏木 3g　古铜钱 3g　丁香 1.5g　麝香 0.3g　番木鳖（油炸去毛）3g

功效与适应证　行气止痛，散瘀接骨。治跌打损伤。

制用法　共研细末，每服 0.2~0.3g，黄酒送服，每日服 1~2 次。

八珍汤(《正体类要》)

组成　党参 10g　白术 10g　茯苓 10g　炙甘草 5g　川芎 6g　当归 10g　熟地黄 10g　白芍 10g　生姜 3 片　大枣 2 枚

功效与适应证　补益气血。治损伤中后期气血俱虚，创面脓汁清稀，久不收敛者。

制用法　清水煎服。日 1 剂。

八仙逍遥汤(《医宗金鉴》)

组成　防风 3g　荆芥 3g　川芎 3g　甘草 3g　当归 6g　苍术 10g　丹皮 10g　川椒 10g　苦参 15g　黄柏 6g

功效与适应证　祛风散瘀，活血通络。治软组织损伤之后瘀肿疼痛，或风寒湿邪侵注，筋骨酸痛。

制用法　煎水熏洗患处。

八正散(《和剂局方》)

组成　车前子　木通　瞿麦　萹蓄　滑石　栀子仁　大黄　甘草

功效与适应证　清热泻火，利水通淋。用于腰部、骨盆损伤后并发少腹急满，尿频、尿急、尿痛、淋沥不畅或癃闭，渴欲冷饮，脉数实等症。

制用法　上药各等份，共研细末，用灯芯汤送服，每服 6~10g，每日服 4 次。亦可根据临床需要拟定药量作汤剂，水煎服，每日服 1~3 次。

九一丹(《医宗金鉴》)

组成　熟石膏9份　升丹1份

功效与适应证　提脓祛腐。治各种溃疡流脓未尽者。

制用法　共研细末。掺于创面，或制药条，插入疮中，外再盖上软膏，每1~2日换一次。用凡士林制成软膏外敷亦可。

十灰散(《十药神书》)

组成　大蓟　小蓟　荷叶　侧柏叶　茅根　茜草根　大黄　山栀　棕榈皮　牡丹皮　以上各药等量

功效与适应证　凉血止血。治损伤所至呕吐血、咯血、创面渗血。

制用法　各烧灰存性，研极细末保存待用。每服10~15g，用鲜藕汁或鲜萝卜汁调服。

十全大补汤(《医学发明》)

组成　党参10g　白术12g　茯苓12g　炙甘草5g　当归10g　川芎6g　熟地黄12g　白芍12g　黄芪10g　肉桂0.6g（焗冲服）

功效与适应证　补气补血。治损伤后期气血衰弱，溃疡脓清稀，自汗、盗汗，萎黄消瘦，不思饮食，倦怠气短等症。

制用法　水煎服，日1剂。

丁桂散(《中医伤科学讲义》经验方)

组成　丁香　肉桂　上药各等份

功效与适应证　祛风散寒,温经通络。治阴证肿疡疼痛。

制用法　共研细末,加在膏药上,烘热后贴患处。

人参养荣汤(《和剂局方》)

组成　党参10g　白术10g　炙黄芪10g　炙甘草10g　陈皮10g　肉桂心1g　当归10g　熟地黄7g　五味子7g　茯苓7g　远志5g　白芍10g　大枣10g　生姜10g

功效与适应证　补益气血，养心宁神。治损伤后期气血虚弱，阴疽溃后，久不收敛，症见面色萎黄、心悸、健忘、失眠或虚损劳热者。

制用法　作汤剂，则水煎服，日1剂。亦可以作丸剂，按以上药量比例，共研细末，其中姜枣煎浓汁，为丸如绿豆大，每服10g，日2次。

人参紫金丹(《伤科补要》)

组成　人参9g　丁香30g　五加皮60g　甘草24g　茯苓6g　酒当归30g　骨碎补30g　血竭30g　五味子30g　没药（去油）60g

功效与适应证　提补元气，健壮脾胃，止渴生津，和通筋血。治跌仆闪撞而气虚者。

制用法　共为细末，炼蜜为丸，每服9g，早晚用黄酒化服。

三　画

三痹汤(《妇人良方》)

组成　独活6g　秦艽12g　防风6g　细辛3g　川芎6g　当归12g　生地黄15g　芍药10g　茯苓12g　肉桂1g　杜仲12g　牛膝6g　党参12g　甘草3g　黄芪12g　续断12g

功效与适应证　补肝肾，祛风湿。治气血凝滞，手足拘挛、筋骨痿软、风湿痹痛等。

制用法　水煎服，日1剂。

三黄宝蜡丸(《医宗金鉴》)

组成　天竺黄10份　雄黄10份　刘寄奴10份　红芽大戟10份　归尾5份　朱砂3份半　儿茶3份半　净乳香1份　琥珀1份　轻粉1份　水银1份（同轻粉研至不见星）　麝香1份

功效与适应证　活血祛痰，开窍镇潜。治跌打损伤，瘀血奔心，痰迷心窍等症。

制用法　各药研细末，用黄蜡适量泛丸。每服1~3g。

三妙丸(《医学正传》)

组成　黄柏120g（酒炒）　苍术180g　牛膝60g

功效与适应证　清热化湿。用于湿疹、臁疮等湿热内盛者。

制用法　共研细末，面糊为丸，每服9g，淡盐汤送下。

禁忌　忌油腻。

三色敷药(《中医伤科学讲义》经验方)

组成　黄荆子(去衣炒黑)8份　紫荆皮(炒黑)8份　全当归2份　木瓜2份　丹参2份　羌活2份　赤芍2份　白芷2份　片姜黄2份　独活2份　甘草半份　秦艽1份　天花粉2份　怀牛膝2份　川芎1份　连翘1份　威灵仙2份　木防己2份　防风2份　马钱子2份

功效与适应证　消肿止痛,祛风湿,利关节。治损伤初、中期局部肿痛,亦治风寒湿痹痛。

制用法　共研细末。用蜜糖或饴糖调拌如厚糊状,敷于患处。

三棱和伤汤(《中医伤科学讲义》经验方)

组成　三棱　莪术　青皮　陈皮　白术　枳壳　当归　白芍　党参　乳香　没药　甘草

功效与适应证　活血祛瘀,行气止痛。治胸胁陈伤,隐隐作痛。

制用法　根据病情需要决定各药量,水煎内服,日1剂。

大成汤(《仙授理伤续断秘方》)

组成　大黄20g　芒硝10g（冲服）　当归10g　木通10g　枳壳20g　厚朴10g　苏木10g　川红花10g　陈皮10g　甘草10g

功效与适应证　攻下逐瘀。治跌扑损伤后，瘀血内蓄，昏睡，二便秘结者，或腰椎损伤后伴发肠麻痹腹胀。

制用法　水煎服。药后得下即停。

大红丸(《仙授理伤续断秘方》)

组成　何首乌500g　制川乌710g　制南星500g　芍药500g　当归300g　骨碎补500g　牛膝300g　细辛250g　赤小豆1000g　煅自然铜120g　青桑炭2500g

功效与适应证　坚筋固骨，滋血生力。治骨折筋断，瘀血留滞，外肿内痛，肢节痛倦。

制用法　共研细末，醋煮面糊为丸，如梧桐子大，朱砂为衣。每次服30丸，温酒下，醋汤亦可。

大补阴丸(《丹溪心法》)

组成　黄柏120g　知母120g　熟地黄180g　龟板180g

功效与适应证　滋阴降火。用于肝肾阴虚、虚火上炎者。

制用法　为末，猪脊髓蒸熟，炼蜜为丸，每服6~9g，早晚各1次。

大承气汤(《伤寒论》)

组成　大黄20g（后下）　厚朴15g　枳实15g　芒硝15g（冲服）

功效与适应证　峻下逐水。治损伤后出现腹满拒按，且潮热，喘不得卧，大便不通等症。

制用法　水煎服，以利为度。

大活络丹(《兰台轨范》引《圣济总录》)

组成　白花蛇100g　乌梢蛇100g　威灵仙100g　两头尖100g　草乌100g　天麻100g　全蝎100g　首乌100g　龟板100g　麻黄100g　贯仲100g　炙甘草100g　羌活100g　肉桂100g　藿香100g　乌药100g　黄连100g　熟地黄100g　大黄100g　木香100g　沉香100g　细辛50g　赤芍50g　没药50g　丁香50g　乳香50g　僵蚕50g　天南星50g　青皮50g　骨碎补50g　白蔻50g　安息香50g　黑附子50g　黄芩50g　茯苓50g　香附50g　玄参50g　白术50g　防风125g　葛根75g　虎胫骨75g　当归75g　血竭25g　地龙25g　犀角25g　麝香25g　松脂25g　牛黄7.5g　龙脑7.5g　人参150g　蜜糖适量

功效与适应证　行气活血、通利经络。治中风瘫痪，痿痹痰厥，拘挛疼痛，跌打损伤后期筋肉挛痛。

制用法　为细末，炼蜜为丸。每服3g，日服2次，陈酒送下。

小活络丹(《和剂局方》)

组成　制南星3份　制川乌3份　制草乌3份　地龙3份　乳香1份　没药1份　蜜糖适量

功效与适应证　温寒散结，活血通络。治跌打损伤，瘀阻经络，风寒湿侵袭经络作痛，肢体不能伸屈及麻木，日久不愈等症。

制用法　共为细末，炼蜜为丸，每丸重3g，每次服一丸，每日服1~2次。

小蓟饮子(《济生方》)

组成　小蓟10g　生地黄25g　滑石15g　蒲黄（炒）6g　通草6g　淡竹叶10g　藕节12g　当归10g　栀子10g　甘草6g

功效与适应证　凉血止血，利水通淋。治泌尿系统损伤瘀热结于下焦，血淋者。

制用法　水煎内服。

万应膏（成药）

组成　（略）

功效与适应证　活血祛瘀，温经通络。治跌打损伤，风寒湿侵袭而筋骨疼痛，胸腹气痛等。

制用法　把膏药烘热贴患处。

小半夏汤(《金匮要略》)

组成　半夏8g　生姜9~15g

功效与适应证　止呕。主治呕吐不渴，内有停饮者。

制用法　水煎服。

万灵膏(《医宗金鉴》)

组成　鹳筋草　透骨草　紫丁香根　当归　自然铜　没药　血竭各30g　川芎25g　半两钱一枚（醋淬）红花30g　川牛膝　五加皮　石菖蒲　苍术各15g　木香　秦艽　蛇床子　肉桂　附子　半夏　石斛　萆薢　鹿茸各10g　虎胫骨一对　麝香6g　麻油5000g　黄丹2500g

功效与适应证　消瘀散毒，舒筋活血，止痛接骨。治跌打损伤，骨折后期或寒湿为患，局部麻木疼痛者。

制用法　血竭、没药、麝香各分别研细末另包，余药先用麻油微火煨浸三日，然后熬黑为度，去渣，加入黄丹，再熬至滴水成珠，离火，俟少时药温，将血竭、没药、麝香末放入，搅匀取起，去火毒，制成膏药。用时烘热外贴患处。

上肢损伤洗方(《中医伤科学讲义》经验方)

组成　伸筋草15g　透骨草15g　荆芥9g　防风9g　红花9g　千年健12g　刘寄奴9g　桂枝12g　苏木9g　川芎9g　威灵仙9g

功效与适应证　活血舒筋,用于上肢骨折、脱位、扭挫伤后筋络挛缩酸痛。

制用法　煎水熏洗患肢。

下肢损伤洗方(《中医伤科学讲义》经验方)

组成　伸筋草15g　透骨草15g　五加皮12g　三棱12g　莪术12g　秦艽12g　海桐皮12g　牛膝10g　木瓜10g　红花10g　苏木10g

功效与适应证　活血舒筋。治下肢损伤挛痛者。

制用法　水煎熏洗患肢。

四　画

五味消毒饮(《医宗金鉴》)

组成　金银花15g　野菊花15g　蒲公英15g　紫花地丁15g　紫背天葵10g

功效与适应证　清热解毒。治附骨痈初起，开放性损伤创面感染初期。

制用法　水煎服，每日1~3剂。

五加皮汤(《医宗金鉴》)

组成　当归（酒洗）10g　没药10g　五加皮10g　皮硝10g　青皮10g　川椒10g　香附子10g　丁香3g　地骨皮3g　丹皮6g　老葱3根　麝香0.3g

功效与适应证　和血定痛舒筋。用于伤患后期。

制用法　煎水外洗（可去麝香）。

五仁丸(《世医得效方》)

组成 桃仁 15g 杏仁 30g 柏子仁 15g 松子仁 4.5g 郁李仁 3g 陈皮 12g

功效与适应证 润肠通便。用于年老体弱或伤后血虚肠燥之便秘。

制用法 五种仁共捣成膏，再加入陈皮末研匀，炼蜜为丸，如梧桐子大。每次服 50 丸，饭后稀米汤送下。

乌头汤(《金匮要略》)

组成 川乌 麻黄 芍药 黄芪 甘草

功效与适应证 散寒祛风除湿。适于肢体关节疼痛，痛有定处、关节活动受限者。

制用法 水煎内服。

乌龙膏

组成

1)(《伤科补要》) 百草霜 10g 白及 15g 白蔹 10g 百合 15g 百部 10g 乳香 10g 没药 15g 麝香 0.3g 炒糯米 30g 陈粉 120g（炒） 醋适量

2)（经验方） 公牛角炭 500g 血余炭 500g 青麻炭 50g 煅龙骨 100g 黑铅粉 5000g 陈粉子 1500g 陈醋适量

功效与适应证 活血接骨、消肿止痛。治外伤骨折。

制用法 一方：共研细末，醋熬为膏、外敷。

二方：将公牛角劈成细条，入瓦器皿内封闭，用火焙焦成黄褐色炭状；血余除去污垢入瓦器皿内封闭，用火焙焦成黑色有光泽的炭块；青麻入瓦器皿内封闭，用火焙干后，启盖用火引之急闭盖，待一小时后即成。将上药研细末，与黑铅粉、陈粉子、龙骨粉等拌匀存放待用。用时先将陈醋（无陈醋用食醋浓缩一倍代之）放在瓷皿内煎沸，将以上药粉撒在醋内，边撒边搅，至成糊状即可停放药末，再煎半小时停火，乘热摊于布料上，约 0.3cm 厚即成。外敷患处，隔日换药，肿胀较轻，可一星期换一次。

化坚膏(《中医伤科学讲义》经验方)

组成 白芥子 2 份 甘遂 2 份 地龙肉 2 份 威灵仙 2 份半 急性子 2 份半 透骨草 2 份半 麻根 3 份 细辛 3 份 乌梅肉 4 份 生山甲 4 份 血余 1 份 江子 1 份 全蝎 1 份 防风 1 份 生草乌 1 份 紫硇砂半份(后入) 香油 80 份 东丹 40 份

功效与适应证 祛风化瘀。用于损伤后期软组织硬化或粘连等。

制用法 将香油熬药至枯，去渣，炼油滴水成珠时下东丹，将烟搅净后再下硇砂。

丹栀逍遥散(《内科摘要》即加味逍遥散)

组成 柴胡 当归 白芍 白术 茯苓 丹皮 栀子 薄荷 煨姜 甘草

功效与适应证 清热凉血，疏肝解郁。治肝胆两经郁火，胸胁疼痛，头眩，日晡发热，寒热往来。

制用法 水煎服。

少腹逐瘀汤(《医林改错》)

组成 小茴香 7 粒 干姜 3g 延胡索 6g 当归 9g 川芎 3g 肉桂 3g 赤芍 6g 蒲黄 10g 五灵脂 6g

功效与适应证 活血祛瘀，温经止痛。治腹部挫伤，气滞血瘀，少腹肿痛。

制用法 水煎服，日 1 剂。

太乙膏(《外科正宗》)

组成 玄参 100g 白芷 100g 当归身 100g 肉桂 100g 赤芍 100g 大黄 100g 生地黄 100g 土木鳖 100g 阿魏 15g 轻粉 20g 柳枝 100g 血余 50g 升丹 2000g 乳香 25g 没药 15g 槐枝 100g 麻油 2500g

功效与适应证 清热消肿，解毒生肌。治各种疮疡及创伤。

制用法 除升丹外，将余药入油煎，熬至药枯，滤去渣滓，再入升丹（一般每 500g 油加升丹 20g）熬搅拌匀成膏。隔火炖烊，摊于纸或布料敷贴。

双柏（散）膏(《中医伤科学讲义》)

组成 侧柏叶 2 份 黄柏 1 份 大黄 2 份 薄荷 1 份 泽兰 1 份

功效与适应证 活血解毒，消肿止痛。治跌打损伤早期，疮疡初起，局部红肿热痛，或局部包块形成而无溃疡者。

制用法　共研细末，作散剂备用，用时以水、蜜糖煮热调成厚糊状外敷患处。亦可加入少量米酒调敷，或用凡士林调煮成膏外敷。

云南白药（《成药》）

组成　（略）

功效与适应证　活血止血，祛瘀定痛。治损伤瘀滞肿痛，创伤出血，骨疾病疼痛等。

制用法　内服每次0.5g，隔4小时1次。外伤创面出血，可直接掺撒在出血处然后包扎亦可调敷。

六磨汤（《证治准绳》）

组成　沉香　木香　槟榔　乌药　枳实　大黄

功效与适应证　行气导滞。主治气郁、食积、痰阻之便秘等症。

制用法　水煎服。

六味地黄（丸）汤（《小儿药证直诀》）

组成　熟地黄25g　淮山药12g　茯苓10g　泽泻10g　山萸肉12g　牡丹皮10g

功效与适应证　滋水降火。治肾水不足，腰膝酸痛，头晕目眩，咽干耳鸣，潮热盗汗，骨折后期迟缓愈合等。

制用法　水煎服，日1剂。作丸，将药研末，蜜丸，每服10g，日3次。

天王补心丹（《摄生秘剖》）

组成　生地黄8份　五味子2份　当归身2份　天冬2份　麦冬2份　柏子仁2份　酸枣仁2份　党参1份　玄参1份　丹参1份　白茯苓1份　远志1份　桔梗1份　朱砂1份　蜜糖适量

功效与适应证　滋阴清热，补心安神。治因损伤后而耗血伤阴，心神不定，以致睡眠不安，心悸等。

制用法　除朱砂及蜜糖外，共为细末，然后炼蜜为丸如绿豆大，朱砂为衣。每服10g，每日2~3次。若作汤剂，则根据病情决定药量或加减。

天麻钩藤饮（《杂病证治新义》）

组成　天麻6g　钩藤10g　牛膝12g　石决明15g（先煎）　杜仲12g　黄芩6g　栀子6g　益母草10g　桑寄生10g　夜交藤10g　茯神10g

功效与适应证　清热化痰，平肝潜阳。治脑震荡而引起的眩晕、抽搐及阴虚阳亢，肝风内动，兼见痰热内蕴之症。

制用法　水煎服，日1剂。

五　画

四生散（原名青州白丸子，《和剂局方》）

组成　生川乌1份　生南星6份　生白附子4份　生半夏14份

功效与适应证　祛风逐痰，散寒解毒，通络止痛。治跌打损伤肿痛，肿瘤局部疼痛，关节痹痛。

制用法　共为细末存放待用，用时以蜜糖适量调成糊状外敷患处。用醋调煮外敷亦可。如出现过敏性皮炎即停敷。亦可为丸内服，但须防止中毒。

四生丸（《妇人良方》）

组成　生地黄12g　生艾叶10g　生荷叶10g　生侧柏叶10g

功效与适应证　凉血、止血。治损伤出血，血热妄行，吐血或衄血。

制用法　水煎服，或将生药捣汁服。或等量为丸，每服6~12g，日3次。

四肢损伤洗方（《中医伤科学讲义》经验方）

组成　桑枝　桂枝　伸筋草　透骨草　牛膝　木瓜　乳香　没药　红花　羌活　独活　落得打　补骨脂　淫羊藿　萆薢

功效与适应证　温经通络，活血祛风。用于四肢骨折、脱位、扭挫伤后筋络挛缩酸痛。

制用法　煎水熏洗患处。

四物汤（《仙授理伤续断秘方》）

组成　川芎 6g　当归 10g　白芍 12g　熟地黄 12g

功效与适应证　养血补血。治伤患后期血虚之症。

制用法　水煎服，日 1 剂。

四君子汤(《和剂局方》)

组成　党参 10g　炙甘草 6g　茯苓 12g　白术 12g

功效与适应证　补益中气，调养脾胃。治损伤后期中气不足，脾胃虚弱，肌肉消瘦，溃疡日久未愈。

制用法　水煎服，日 1 剂。

四黄散（膏）(《证治准绳》)

组成　黄连 1 份　黄柏 3 份　大黄 3 份　黄芩 3 份

功效与适应证　清热解毒，消肿止痛。治创伤感染及阳痈局部红肿热痛者。

制用法　共研细末，以水、蜜调敷或用凡士林调制成膏外敷。

失笑散(《和剂局方》)

组成　五灵脂　蒲黄各等量

功效与适应证　行气活血，散结止痛。治少腹及两胁胀痛。

制用法　共研细末。每服 6~10g，每日 1~3 次。

右归丸(《景岳全书》)

组成　熟地黄 4 份　淮山药 2 份　山萸肉 2 份　枸杞子 2 份　菟丝子 2 份　杜仲 2 份　鹿角胶 2 份　当归 1 份半　附子 1 份　肉桂 1 份　蜜糖适量

功效与适应证　补益肾阴。治损伤日久或骨疾病后，肾水不足，精髓内亏，腰膝腿软，头昏眼花、虚热、自汗盗汗等症。

制用法　药为细末，炼蜜为丸如豆大。每服 10g，每日 1~2 次，饭前服。

左金丸(《丹溪心法》)

组成　黄连 180g　吴茱萸 30g

功效与适应证　清泻肝火，降逆止呕。治损伤后肝火炽盛，左胁疼痛，脘痞吞酸，口苦，呕吐等证。

制用法　共研细末，水泛为丸，每次服 2~3g，开水送服。

白虎汤(《伤寒论》)

组成　生石膏 30g（先煎）　知母 12g　甘草 4.5g　粳米 12g

功效与适应证　清热生津，除烦止渴。治阳明气分热盛，口干舌燥，烦渴引饮，面赤恶热，大汗出，脉洪大有力，或滑数者。

制用法　水煎服，日 1~2 剂。

白药膏(经验方)

组成　凡士林 1200g　白蜡 30g　樟脑 120g　轻粉 60g

功效与适应证　解毒消肿。可用于无名肿毒。

制用法　先将轻粉、樟脑研成细末，将凡士林与白蜡化开后待凉，然后投轻粉、樟脑搅匀成膏，匀涂于纱布上，敷贴患处。

生肌玉红膏(《外科正宗》)

组成　当归 5 份　白芷 1.2 份　白蜡 5 份　轻粉 1 份　甘草 3 份　紫草半份　血竭 1 份　麻油 40 份

功效与适应证　活血祛腐，解毒镇痛，润肤生肌。治溃疡脓腐不脱，新肌难生者。

制用法　先将当归、白芷、紫草、甘草四味，入油内浸 3 日，慢火熬微枯，滤清，再煎滚，入血竭化尽，次入白蜡，微火化开。将膏倾入预放水中的盅内，候片刻，把研细的轻粉末放入，搅拌成膏。将膏匀涂纱布上，敷贴患处。并可根据溃疡局部情况的需要，掺撒提脓、祛腐药在膏的表面上外敷，效果更佳。

生肌八宝（丹）散(《中医伤科学讲义》经验方)

组成　煅石膏 3 份　赤石脂 3 份　东丹 1 份　龙骨 1 份　轻粉 3 份　血竭 1 份　乳香 1 份　没药 1 份

功效与适应证　生肌收敛。用于各种创口。

制用法　共研成极细末,外撒创口。

生脉散(《内外伤辨惑论》)

组成　人参 1.6g　麦冬 1.6g　五味子 7 粒

功效与适应证　益气敛汗，养阴生津。治热伤气津，或损伤气血耗损，汗出气短，体倦肢凉，心悸脉虚者。

制用法　水煎服，或为散冲服，日 1~4 剂，或按病情需要酌情使用。现代亦有制成注射剂，供肌肉注射或静脉注射，在急救情况，亦有用来作心腔内注射。

生血补髓汤(《伤科补要》)

组成　生地 12g　芍药 9g　川芎 6g　黄芪 9g　杜仲 9g　五加皮 9g　牛膝 9g　红花 5g　当归 9g　续断 9g

功效与适应证　调理气血，舒筋活络。治扭挫伤及脱位骨折的中后期患处未愈合并有疼痛者。

制用法　水煎服，日 1 剂。

生肌（膏）散(《外伤科学》经验方)

组成　制炉甘石 50 份　滴乳石 30 份　滑石 100 份　琥珀 30 份　朱砂 10 份　冰片 1 份

功效与适应证　生肌收口。治溃疡脓性分泌已经比较少,期待肉芽生长者。

制用法　研极细末。掺创面上,外再盖膏药或油膏。亦可用凡士林适量,调煮成油膏外敷,其中冰片亦可待用时才掺撒在膏的表面方敷。

圣愈汤(《正体类要》)

组成　熟地黄 5g　生地黄 5g　人参 5g　川芎 5g　当归 2.5g　黄芩 2.5g

功效与适应证　清营养阴，益气除烦。治创伤出血过多，或化脓性感染病灶溃后，脓血出多，以至热躁不安，或哺热作渴等症。

制用法　水煎服。

玉真散(《外科正宗》)

组成　生南星　白芷　防风　羌活　天麻　白附子各等量

功效与适应证　祛风镇痉。用于破伤风。

制用法　共研为末。每服 3~6g。

正骨烫药(《中医伤科学讲义》经验方)

组成　当归 12g　羌活 12g　红花 12g　白芷 12g　乳香 12g　没药 12g　骨碎补 12g　防风 12g　木瓜 12g　川椒 12g　透骨草 12g　川断 12g

功效与适应证　活血舒筋。

制用法　上药装入布袋后放在蒸笼内,蒸热后敷患处。

正骨紫金丹(《医宗金鉴》)

组成　丁香 1 份　木香 1 份　血竭 1 份　儿茶 1 份　熟大黄 1 份　红花 1 份　牡丹皮半份　甘草 1/3 份

功效与适应证　活血祛瘀，行气止痛。治跌扑堕坠，闪挫伤之疼痛、瘀血凝聚等症。

制用法　共研细末，炼蜜为丸。每服 10g，黄酒送服。

归脾汤(《济生方》)

组成　白术 10g　当归 3g　党参 3g　黄芪 10g　酸枣仁 10g　木香 1.5g　远志 3g　炙甘草 4.5g　龙眼肉 4.5g　茯苓 10g

功效与适应证　养心健脾，补益气血。治骨折后期气血不足，神经衰弱，慢性溃疡等。

制用法　水煎服，日 1 剂。亦可制成丸剂服用。

外敷接骨散(《中医伤科学讲义》经验方)

组成　骨碎补　血竭　硼砂　当归　乳香　没药　川断　自然铜　大黄　土鳖虫　各等份

功效与适应证　消肿止痛,接骨续筋。用于骨折及扭挫伤。

制用法　共为细末,饴糖或蜂蜜调敷。

加味四物汤(《伤科汇纂》)

组成　当归　川芎　白芍　生地　黄柏　知母　黄芩　黄连　蔓荆子　北五味

功效与适应证　养血清热。用于伤后血虚发热。

制用法　水煎服。

加味乌药汤(《济阴纲目》)

组成　乌药　砂仁　木香　元胡　香附　甘草

功效与适应证　理气止痛。用于损伤后气滞疼痛。

制用法　水煎服。

加味犀角地黄汤(《中医伤科学讲义》)

组成　犀角　生地　白芍　丹皮　藕节　当归　红花　桔梗　陈皮　甘草

功效与适应证　凉血止血，用于上、中焦热盛之吐血、衄血、咳血、便血等证。

制用法　水煎服。

加减补筋丸(《医宗金鉴》)

组成　当归30g　熟地60g　白芍60g　红花30g　乳香30g　茯苓30g　骨碎补30g　陈皮60g　没药9g　丁香15g

功效与适应证　活血、壮筋、止痛。治跌扑伤筋，血脉壅滞，青紫肿痛。

制用法　共为细末，炼蜜为丸，如弹子大，每丸重9g，每次服1丸，用无灰酒送下。

加味归脾汤(《正体类要》)

组成　白术3g　当归3g　茯苓3g　炙黄芪3g　龙眼肉3g　远志3g　酸枣仁3g　木香1.3g　炙甘草1g　人参3g　柴胡3g　山栀3g

功效与适应证　健脾安神，疏肝散郁。治胸腹不适，食少不寐，肝气郁结等症。

制用法　加姜、枣水煎服。

加味益气丸(《简明正骨》)

组成　黄芪30g　党参15g　生山药30g　归身9g　柴胡12g　陈皮、升麻、防风各3g　黄芩15g　牛膝12g　甘草6g

功效与适应证　益气养血通经活血。治疗骨折后期气虚血滞，肢体虚肿，关节不利。

制用法　共为细末，水为丸。每服9g，每日3次。

仙方活命饮(《外科发挥》)

组成　炮穿山甲3g　天花粉3g　甘草节3g　乳香3g　白芷3g　赤芍3g　贝母3g　防风3g　没药3g　皂角刺（炒）3g　归尾3g　陈皮10g　金银花10g

功效与适应证　清热解毒，消肿溃坚，活血止痛。治骨痈初期。

制用法　水煎服。

代抵当丸(《证治准绳》)

组成　大黄　芒硝　桃仁　归尾　穿山甲片　桂枝（或玉桂）　生地

功效与适应证　攻下逐瘀，通经活络。治瘀浊内阻，经脉闭塞，二便不通者，如挤压综合征等。

制用法　按病情需要决定药量，水煎服。以能攻下为目的，日服1~2次。

六　画

当归补血汤(《内外伤辨惑论》)

组成　黄芪15~30g　当归3~6g

功效与适应证　补气生血。治血虚发热，以及大出血后，脉芤，重按无力，气血两虚等症。

制用法　水煎服。

当归鸡血藤汤(经验方)

组成　当归15g　熟地15g　桂圆肉6g　白芍9g　丹参9g　鸡血藤15g

功效与适应证　补气补血。用于骨伤患者后期气血虚弱患者，肿瘤经放疗或化疗期间有白细胞及血小板减少者。

制用法　水煎服，日1剂。

伤筋药水(《中医伤科学讲义》经验方)

组成 生草乌120g 生川乌120g 羌活120g 独活120g 生半夏120g 生栀子120g 生大黄120g 生木瓜120g 路路通120g 生蒲黄90g 樟脑90g 苏木90g 赤芍60g 红花60g 生南星60g 白酒10000g 米醋2500g

功效与适应证 活血通络止痛。治筋络挛缩,筋骨酸痛,风湿麻木。

制用法 药在酒醋中浸泡7天,严密盖闭,装入瓶中备用。患处热敷或熏洗后,用棉花蘸本品在患处轻擦,日擦三五次。

伤油膏(《中医伤科学讲义》经验方)

组成 血竭60g 红花6g 乳香6g 没药6g 儿茶6g 琥珀3g 冰片6g(后下) 香油1500g 黄蜡适量

功效与适应证 活血止痛。多用在施行理伤手法时,涂擦在患处。同时起到润滑作用。

制用法 除冰片、香油、黄蜡外,共为细末,后入冰片再研,将药末熔化于炼过的油内,再入黄蜡收膏。

伤湿止痛膏(成药)

组成 乳香 没药 冰片等

功效与适应证 祛风湿止痛。用于风湿痛、神经痛、扭伤及肌酸痛。

制用法 将皮肤洗净贴于患处。

禁忌 凡对橡皮膏过敏或皮肤糜烂有渗液、出血及化脓性感染者禁用。

红油膏(《中医伤科学讲义》经验方)

组成 九一丹10份 东丹1份半 凡士林100份

功效与适应证 化腐生肌、治溃疡不敛。

制用法 先将凡士林加热至全部呈液状,然后把两丹药粉调入和匀为膏,摊在敷料上敷贴患处。

夺命丹(《伤科补要》)

组成 归尾60份 桃仁60份 血竭10份 地鳖80份 儿茶10份 乳香20克 没药20份 红花10份 自然铜40份 大黄60份 朱砂10份 骨碎补20份 麝香1份

功效与适应证 祛瘀宣窍。治头部内伤昏迷及骨折的早期重伤。

制用法 共为细末,用黄明胶熟化为丸如绿豆大,朱砂为衣,每次服10~15g,每日服3~4次。

血府逐瘀汤(《医林改错》)

组成 当归10g 生地黄10g 桃仁12g 红花10g 枳壳6g 赤芍6g 柴胡3g 甘草3g 桔梗4.5g 川芎4.5g 牛膝10g

功效与适应证 活血逐瘀,通络止痛。治瘀血内阻,血行不畅,经脉闭塞疼痛。

制用法 水煎服,日1剂。

壮腰健肾汤 (经验方)

组成 熟地 杜仲 山萸 枸杞子 补骨脂 红花 羌活 独活 肉苁蓉 菟丝子 当归

功效与适应证 调肝肾、壮筋骨。治骨折及软组织损伤。

制用法 水煎服。

壮筋养血汤(《伤科补要》)

组成 当归9g 川芎6g 白芍9g 续断12g 红花5g 生地12g 牛膝9g 牡丹皮9g 杜仲6g

功效与适应证 活血壮筋。用于软组织损伤。

制用法 水煎服。

壮筋续骨丹(《伤科大成》)

组成 当归60g 川芎30g 白芍30g 熟地120g 杜仲30g 川断45g 五加皮45g 骨碎补90g 桂枝30g 三七30g 黄芪90g 虎骨30g 补骨脂60g 菟丝子60g 党参60g 木瓜30g 刘寄奴60g 土鳖虫90g

功效与适应证 壮筋续骨。用于骨折、脱位、伤筋中后期。

制用法 共研细末,糖水泛丸,每次服12g,温酒下。

导痰汤(《济生方》)

组成 半夏 橘红 茯苓 甘草 生姜 南星 枳实

功效与适应证 涤痰开窍，行气开郁。治一切痰厥。

防风归芎汤(《中医伤科学讲义》经验方)

组成 川芎 当归 防风 荆芥 羌活 白芷 细辛 蔓荆子 丹参 乳香 没药 桃仁 苏木 泽兰叶

功效与适应证 活血化瘀,祛风止痛。治跌打损伤,青紫肿痛。

制用法 水煎温服。

如圣金刀散(《外科正宗》)

组成 松香 5 份 生矾 1 份 枯矾 1 份

功效与适应证 止血燥湿，治创面渗血或溃烂流液。

制用法 共研细末。掺撒溃创面。

安里消毒散(《医宗金鉴》)

组成 人参 川芎 当归 白芍 白术 金银花 茯苓 白芷 皂角刺 甘草 桔梗 黄芪

功效与适应证 补益气血，托毒消肿。疮疡体虚邪盛脓毒不易外达者。

制用法 水煎服。

阳和汤(《外科证治全生集》)

组成 熟地黄 白芥子 炮姜炭 麻黄 甘草 肉桂 鹿角胶（烊化冲服）

功效与适应证 温阳通脉，散寒化痰。用于流痰附骨疽和脱疽的虚寒型。

制用法 水煎服。

七 画

羌活胜湿汤(《内外伤辨惑论》)

组成 羌活 15g 独活 15g 藁本 15g 防风 15g 甘草 6g 川芎 10g 蔓荆子 10g

功效与适应证 祛风除湿。治伤后风湿邪客者。

制用法 水煎服。药渣可煎水热洗患处。

补中益气汤(《东垣十书》)

组成 黄芪 15g 党参 12g 白术 12g 陈皮 3g 炙甘草 5g 当归 10g 升麻 5g 柴胡 5g

功效与适应证 补中益气。治疮疡日久，元气亏损，伤后气血耗损，中气不足诸症。

制用法 水煎服。

补损续筋丸(《医宗金鉴》)

组成 当归 25g 川芎 15g 酒白芍 15g 熟地 15g 广木香 25g 丹皮 25g 乳香 25g 没药 25g 骨碎补 15g 自然铜（煅）15g 红花 15g 血竭 15g 朱砂 5g 丁香 5g 人参 50g 虎骨 100g 古铜钱 3 枚（醋淬）

功效与适应证 接骨续筋，消肿止痛，扶正安神。治跌打损伤，骨断筋捩，肉破血流，疼痛不止等症。

制用法 共为细末，炼蜜为丸 10g 重。成人每服 10g，日服 2~3 次。

补肾壮筋汤（丸）(《伤科补要》)

组成 熟地黄 12g 当归 12g 牛膝 10g 山萸肉 12g 茯苓 12g 续断 12g 杜仲 10g 白芍 10g 青皮 5g 五加皮 10g

功效与适应证 补益肝肾，强壮筋骨。治肾气虚损，习惯性关节脱位等。

制用法 水煎服，日 1 剂。或制成丸剂服。

补肾壮阳汤(经验方)

组成 熟地 15g 生麻黄 3g 白芥子 3g 炮姜 6g 杜仲 12g 狗脊 12g 肉桂 6g 菟丝子 12g 牛膝 9g 川断 9g 丝瓜络 6g

功效与适应证 温通经络，补益肝肾。用于腰部损伤的中后期。

制用法 水煎服。

补阳还五汤(《医林改错》)

组成　黄芪30g　归尾6g　赤芍4.5g　地龙3g　川芎3g　桃仁3g　红花3g

功效与适应证　活血补气，疏通经络。治气虚而血不行的半身不遂、口眼歪斜，以及外伤性截瘫。

制用法　水煎服。

补骨方(《四肢骨折和脱臼治疗图解》)

组成　当归15g　熟地15g　川断15g　骨碎补9g　菟丝子15g　黄芪15g　土鳖虫6g　陈皮6g

功效与适应证　养肝肾，补气血，壮筋骨。用于骨折后期。

制用法　水煎服。

补筋丸(《医宗金鉴》)

组成　沉香30g　丁香30g　川牛膝30g　五加皮30g　蛇床子30g　茯苓30g　白莲蕊30g　肉苁蓉30g　当归30g　熟地30g　丹皮30g　木瓜30g　人参9g　广木香9g

功效与适应证　补肾壮筋，益气养血，活络止痛。治跌扑，伤筋，血脉壅滞，青紫肿痛。

制用法　共为细末，炼蜜为丸，如弹子大，每丸重9g，每次服1丸，用无灰酒送下。

苏子降气汤(《和剂局方》)

组成　紫苏子9g　法夏9g　前胡6g　厚朴6g　当归6g　甘草4g　沉香1.5g

功效与适应证　降气平喘。用于瘀血壅盛之喘咳。

制用法　水煎服。

苏木煎(《简明正骨》)

组成　苏木、大力草各30g　卷柏9g　艾叶30g　羌活、牛膝各9g　伸筋草、鸡血藤各30g

功效与适应证　通经活络，疏利关节。治损伤后期关节僵凝，气血停滞之症。

制用法　水煎洗。

苏气汤(《伤科汇纂》)

组成　乳香3g　没药3g　大黄3g　苏叶9g　山羊血1.5g　荆芥9g　丹皮9g　当归15g　白芍15g　羊踯躅15g　桃仁14粒

功效与适应证　醒气活血。用于从高坠下，昏厥不苏。

制用法　水煎服。方中羊踯躅毒性峻烈，当视患者身体强弱，适当减量。

苏合香丸(《和剂局方》)

组成　白术2份　青木香2份　乌犀屑2份　香附子（炒去毛）2份　朱砂（研水飞）2份　诃黎勒（煨去皮）2份　白檀香2份　安息香（研为末用无灰酒一升熬膏）2份　沉香2份　麝香（研）2份　荜拨2份　龙脑（研）1份　乳香（研）1份　苏合香油1份（入安息香膏内）　白蜜糖适量

功效与适应证　温宣通窍。治头部内伤昏迷。

制用法　固体药分别研成末，安息香以酒熬膏后与苏合香油混和，再把各药末加入，并炼蜜为丸，每丸3g。每服1丸，温开水送服，小儿减半。

花蕊石散(《本草纲目》引《和剂局方》)

组成　花蕊石1份　石硫磺2份

功效与适应证　化瘀止血。治创伤出血。

制用法　共入瓦罐煅研为细末。外敷伤面后包扎。

坎离砂(成药)

组成　麻黄　归尾　附子　透骨草　红花　干姜　桂枝　牛膝　白芷　荆芥　防风　木瓜　生艾绒　羌活　独活各等份　醋适量

功效与适应证　祛风散寒止痛。治腰腿疼痛，风湿性关节疼痛。

制用法　用醋水各半，将药熬成浓汁，再将铁砂炒红后搅拌制成。使用时加醋约半两，装入布袋内，自然发热，敷在患处。如太热可来回移动。

陀僧膏(《伤科补要》)

组成　南陀僧40份　赤芍1份　当归1份　乳香1份　没药1份　赤石脂半份　百草霜4份　苦参8份

银黝2份　桐油64份　香油32份　血竭1份　儿茶1份　大黄16份

功效与适应证　解毒止血。治创伤，及局部感染疼痛等。

制用法　陀僧研成细末，用香油把其他药煎熬，去渣后入陀僧末，制成膏，外用。

驳骨散(《外伤科学》经验方)

组成　桃仁1份　黄连1份　金耳环1份　川红花1份　栀子2份　生地黄2份　黄柏2份　黄芩2份　防风2份　甘草2份　蒲公英2份　赤芍2份　自然铜2份　土鳖2份　侧柏6份　大黄6份　骨碎补6份　当归尾4份　薄荷4份　毛麝香4份　牡丹皮4份　金银花4份　透骨消4份　鸡骨香4份

功效与适应证　消肿止痛,散瘀接骨。治骨折及软组织扭挫伤的早中期。

制用法　共研细末。水、酒、蜂蜜或凡士林调煮外敷患处。

鸡鸣散(《伤科补要》)

组成　归尾　桃仁　大黄

功效与适应证　攻下逐瘀。治胸腹部挫伤，疼痛难忍，并见大便秘结者。

制用法　根据病情实际需要酌情拟定剂量，水煎服。

杞菊地黄丸(《医级》)

组成　杞子12g　杭菊12g　熟地15g　淮山药12g　山萸肉10g　牡丹皮10g　茯苓10g　泽泻6g

功效与适应证　滋肾养肝，育阴潜阳。治肝肾不足，眩晕头痛，视物不清，耳鸣肢麻等症。

制用法　水煎服，或为丸服。

坚骨壮筋膏(《中医伤科学讲义》经验方)

组成

第一组:骨碎补90g　川断90g　马钱子60g　白及60g　硼砂60g　生草乌60g　生川乌60g　牛膝60g　苏木60g　杜仲60g　伸筋草60g　透骨草60g　羌活30g　独活30g　麻黄30g　五加皮30g　皂角核30g　红花30g　泽兰叶30g　虎骨24g　香油5000g　黄丹2500g

第二组:血竭30g　冰片15g　丁香30g　肉桂60g　白芷30g　甘松60g　细辛60g　乳香30g　没药30g　麝香1.5g

功效与适应证　强壮筋骨。用于伤筋骨折后期。

制用法　第一组药,熬成膏药后温烊摊贴。第二组药,共研为细末,临贴时撒于药面。

身痛逐瘀汤(《医林改错》)

组成　秦艽9g　川芎9g　桃仁6g　红花6g　甘草3g　羌活9g　没药9g　五灵脂9g　香附9g　牛膝9g　地龙9g　当归15g

功效与适应证　活血行气，祛瘀通络，通痹止痛。主治气血痹阻经络所致的肩、腰、腿或周身疼痛，经久不愈。

制用法　水煎服。

禁忌　忌生冷油腻，孕妇忌服。

八　画

金不换膏（成药）

组成　川乌18g　草乌18g　苦参15g　皂角15g　大黄3g　当归24g　白芷24g　赤芍24g　连翘24g　白及24g　白蔹24g　木鳖子24g　乌药24g　肉桂24g　羌活24g　五灵脂24g　穿山甲24g　两头尖24g　透骨草24g　槐枝13cm　桃枝13cm　桑枝13cm　柳枝13cm　香油1250g　炒黄丹625g　乳香30g　没药30g　麝香0.6g　苏合香油6g

功效与适应证　行气活血，祛风止痛。治跌打损伤，气血凝滞，筋骨酸痛。

制用法　制用膏药，贴患处。

金黄（散）膏(《医宗金鉴》)

组成　大黄5份　黄柏5份　姜黄5份　白芷5份　制南星1份　陈皮1份　苍术1份　厚朴1份　甘草1

份　天花粉10份

功效与适应证　清热解毒，散瘀消肿。治感染阳证，跌打肿痛。

制用法　共研细末。可用酒、油、花露、丝瓜叶或生葱等捣汁调敷。或用凡士林8份、药散2份的比例调制成膏外敷。

金匮肾气丸（桂附八味丸《金匮要略》）

组成　熟地黄25g　淮山药12g　山萸肉12g　泽泻10g　茯苓10g　丹皮10g　肉桂3g（焗冲）　熟附子10g

功效与适应证　温补肾阳。治伤后肾阳亏损。

制用法　水煎服。或制成丸剂，淡盐汤送服。

金铃子散(《圣惠方》)

组成　金铃子　延胡索各等量

功效与适应证　理气止痛。治跌扑损伤后心腹胸胁疼痛，时发时止，或流窜不定者。

制用法　共为细末。每服9~12g，温开水或温酒送下，每日2~4次。

金枪铁扇散(《中医伤科学讲义》)

组成　乳香2份　没药2份　象皮2份　老材香2份　明矾1份　炉甘石1份　降香1份　黄柏1份　血竭1份

功效与适应证　收敛、拔毒、生肌。治各种创伤溃疡。

制用法　共为极细末。直接掺于伤口或溃疡面上。

和营止痛汤(《伤科补要》)

组成　赤芍9g　当归尾9g　川芎6g　苏木6g　陈皮6g　桃仁6g　续断12g　乌药9g　乳香6g　没药6g　木通6g　甘草6g

功效与适应证　活血止痛，祛瘀生新。治损伤积瘀肿痛。

制用法　水煎服。

参附汤(《世医得效方》)

组成　人参12g　附子（炮去皮）10g

功效与适应证　回阳救逆。治伤患阳气将脱表现休克，四肢厥冷，气短呃逆，喘满汗出，脉微细者。

制用法　水煎服。

参苓白术散(《和剂局方》)

组成　白扁豆12g　党参12g　白术12g　茯苓12g　炙甘草6g　淮山药12g　莲子肉10g　薏米仁10g　桔梗6g　砂仁5g　大枣4枚

功效与适应证　补气健脾渗湿。治损伤后期气血受损，脾失健运者。

制用法　水煎服。亦可制散服，其中大枣煎汤送散服。

狗皮膏（成药）

组成　（略）

功效与适应证　散寒止痛，舒筋活络。治跌打损伤及风寒湿痹痛。

制用法　烘热外敷患处。

肢伤一方(《外伤科学》经验方)

组成　当归12g　赤芍12g　桃仁10g　红花6g　黄柏10g　防风10g　木通10g　甘草6g　生地黄12g　乳香5g

功效与适应证　行气活血,祛瘀止痛。治跌打损伤,瘀肿疼痛。用于四肢骨折或软组织损伤初期。

制用法　水煎服。

肢伤二方(《外伤科学》经验方)

组成　当归12g　赤芍12g　续断12g　威灵仙12g　生薏仁30g　桑寄生30g　骨碎补12g　五加皮12g

功效与适应证　祛瘀生新,舒筋活络。治跌打损伤,筋络挛痛。用于四肢损伤的中、后期。

制用法　水煎服。

肢伤三方(《外伤科学》经验方)

组成　当归 12g　白芍 12g　续断 12g　骨碎补 12g　威灵仙 12g　川木瓜 12g　天花粉 12g　黄芪 15g　熟地黄 15g　自然铜 10g　土鳖 10g

功效与适应证　补益气血,促进骨合。治骨折后期。

制用法　水煎服。

宝珍膏(成药)

组成　生地 1 份　茅术 1 份　枳壳 1 份　五加皮 1 份　莪术 1 份　桃仁 1 份　山奈 1 份　当归 1 份　川乌 1 份　陈皮 1 份　乌药 1 份　三棱 1 份　大黄 1 份　首乌 1 份　草乌 1 份　柴胡 1 份　香附 1 份　防风 1 份　牙皂 1 份　肉桂 1 份　羌活 1 份　赤芍 1 份　南星 1 份　荆芥 1 份　白芷 1 份　藁本 1 份　续断 1 份　良姜 1 份　独活 1 份　麻黄 1 份　甘松 1 份　连翘 1 份　冰片 1 份　樟脑 1 份　乳香 1 份　没药 1 份　阿魏 1 份　细辛 1 份　刘寄奴 1 份　威灵仙 1 份　海风藤 1 份　小茴香 1 份　川芎 2 份　血余 7 份　麝香 2/3 份　木香 2/3 份　附子 2/3 份　升丹 30 份

功效与适应证　行气活血,祛风止痛。治风湿关节痛及跌打损伤疼痛。

制用法　制成药膏贴患处。近年来药厂制成黏胶布形膏药,名为伤湿宝珍膏,使用更方便。

定痛膏(《疡医准绳》)

组成　芙蓉叶 4 份　紫荆皮 1 份　独活 1 份　生南星 1 份　白芷 1 份

功效与适应证　祛风消肿止痛。治跌打损伤肿痛。疮疡初期肿痛。

制用法　共研细末。用姜汁、水、酒调煮热敷;或用凡士林调煮成软膏外敷。

定痛和血汤(《伤科补要》)

组成　桃仁　红花　乳香　没药　当归　秦艽　川断　蒲黄　五灵脂

功效与适应证　活血定痛。用于各部损伤,瘀血疼痛。

制用法　水、酒各半,煎服。

虎骨木瓜酒(成药)

组成　虎骨(酥炙)30g　川芎 30g　当归 30g　玉竹 60g　五加皮 30g　川断 30g　天麻 30g　红花 30g　淮牛膝 30g　白茄根 30g　秦艽 15g　桑枝 120g　防风 15g　木瓜 90g

功效与适应证　活血祛风,舒筋活络,强壮筋骨。用于骨折伤筋后,筋络挛缩酸痛,痿软无力。

制用法　上药浸酒10 000g,浸 7 天,加冰糖 1000g,每日饮 1 小杯。

虎潜丸(《丹溪心法》)

组成　虎骨(炙)2 份　干姜 1 份　陈皮 4 份　白芍 4 份　锁阳 2 份半　熟地 4 份　龟板(酒炙)8 份　黄柏 16 份　知母(炒)2 份

功效与适应证　滋阴降火,强壮筋骨。治损伤之后肝肾不足,筋骨痿软,腿足瘦削,步履乏力等症。

制用法　为末,用酒或米糊制丸如豆大小。每服 10g,每日 1~2 次,空腹淡盐汤送服。

泽兰汤(《疡医大全·卷三》)

组成　泽兰叶、当归各 9g　丹皮 9g　赤芍、青木香各 6g　红花 3g　桃仁 6g

功效与适应证　治跌打损伤,或损伤致肠中瘀血,二便秘凝。如大便不通加炒大黄 9g。

制用法　水煎热酒冲服。

禁忌　孕妇禁用或慎用。

九　画

活络油膏(《中医伤科学讲义》经验方)

组成　红花 60g　没药 60g　白芷 60g　当归 240g　白附子 30g　钩藤 120g　紫草 60g　栀子 60g　黄药子 30g　甘草 60g　刘寄奴 60g　丹皮 60g　梅片 60g　生地 240g　制乳香 60g　露蜂房 60g　大黄 120g　白药子 30g

功效与适应证　活血通络。用于损伤后期软组织硬化或粘连。

制用法　上药置大铁锅内,再放入麻油 4500g,用文火将药炸透存性,过滤去渣,再入锅内武火烧熬,放黄蜡

1500g、梅片60g，用木棍调和装盒。用手指蘸药擦患处。

活络效灵丹（《医学衷中参西录》）

组成　当归15g　丹参15g　乳香15g　没药15g

功效与适应证　活血祛瘀，通络止痛。用于伤后气血凝滞，经络不通，伤处疼痛或麻木酸胀。

制用法　水煎服。若为散，1剂分作4次服，温酒送下。

活血舒筋汤（《中医伤科学讲义》经验方）

组成　归尾　赤芍　片姜黄　伸筋草　松节　海桐皮　落得打　路路通　羌（独）活　防风　续断　甘草　上肢加用川芎、桂枝，下肢加用牛膝、木香，痛甚者加用乳香、没药。

功效与适应证　活血祛瘀，舒筋活络。用于伤筋，关节肿痛，活动功能障碍。

制用法　水煎服。

活血散（《中医正骨经验概述》）

组成　乳香15g　没药15g　血竭15g　贝母9g　羌活15g　木香6g　厚朴9g　制川乌3g　制草乌3g　白芷24g　麝香1.5g　紫荆皮24g　生香附15g　炒小茴香9g　甲珠15g　煅自然铜15g　独活15g　续断15g　虎骨15g　川芎15g　木瓜15g　肉桂9g　当归24g

功效与适应证　活血舒筋，理气止痛。治跌打损伤，瘀肿疼痛，或久伤不愈。

制用法　共研细末，开水调成糊状外敷患处。

活血酒（《中医正骨经验概述》）

组成　活血散15g　白酒500g

功效与适应证　通经活血。用于陈旧性扭挫伤，寒湿偏胜之腰腿痛。

制用法　将活血散泡于白酒中，7~10天即成。

活血汤（经验方）

组成　柴胡6g　归尾9g　赤芍9g　桃仁9g　鸡血藤15g　枳壳9g　红花5g　血竭3g（本方从复元活血汤变化而成）

功效与适应证　活血祛瘀，消肿止痛。用于骨折早期。

制用法　水煎服。

活血丸（《经验方》）

组成　土鳖虫5份　血竭3份　西红花1份　乳香3份　没药3份　牛膝2份　白芷2份　儿茶2份　骨碎补2份　杜仲3份　续断3份　苏木3份　当归5份　生地3份　川芎2份　自然铜2份　桃仁2份　大黄2份　马钱子2份　朱砂1份　冰片2份　蜜糖适量

功效与适应证　活血去瘀，消肿止痛。治跌打损伤瘀肿疼痛。用于骨折及其他损伤的初中期。

制用法　共为细末，炼蜜为丸，每丸5g，每服1丸，日2~3次。

活血祛瘀汤（经验方）

组成　当归15g　红花6g　土鳖虫9g　自然铜9g　狗脊9g　骨碎补158g　没药6g　乳香6g　三七3g　路路通6g　桃仁9g

加减法：①便秘：去骨碎补、没药、乳香，加郁李仁15g，火麻仁15g。②疼痛剧者加延胡索9g。③食欲不振：加砂仁9g。④心神不宁：加龙齿15g，磁石15g，枣仁9g，远志9g。⑤尿路感染：加知母9g，黄柏15g，车前子15g，泽泻15g。

功效与适应证　活血化瘀，通络消肿，续筋接骨。用于骨折及软组织损伤的初期。

制用法　水煎服，日1剂。

活血止痛汤（《伤科大成》）

组成　当归12g　川芎6g　乳香6g　苏木5g　红花5g　没药6g　土鳖虫3g　三七3g　赤芍9g　陈皮5g　落得打6g　紫荆藤9g

功效与适应证　活血止痛。治跌打损伤肿痛。

制用法　水煎服。目前临床上常去紫荆藤。

活血舒肝汤(《河南正骨研究所郭氏验方》)

组成 当归12g 柴胡、赤芍、枳壳、槟榔、大黄（后下）各10g 黄芩、厚朴各6g 桃仁、陈皮各5g 红花、甘草各3g

功效与适应证 破血逐瘀，舒肝行气止痛。治伤后瘀血初起。

制用法 水煎服。

济生肾气丸(《济生方》)

组成 附子 白茯苓 泽泻 山茱萸 山药 车前子 牡丹皮 官桂 川牛膝 熟地黄

功效与适应证 温补肾阳，利水消肿。治肾虚腰寒脚肿，小便不利。

制用法 丸剂，每次服6~9g 每日1~2次，开水或盐汤送下。亦可作煎剂，用量按原方比例酌减。

顺气活血汤(《伤科大成》)

组成 苏梗 厚朴 枳壳 砂仁 归尾 红花 木香 赤芍 桃仁 苏木 香附

功效与适应证 行气活血祛瘀止痛。用于胸腹挫伤、气滞胀满作痛。

制用法 按病情定剂量，水煎，可加入少量米酒和服。

复元活血汤(《医学发明》)

组成 柴胡15g 天花粉10g 当归尾10g 红花6g 穿山甲10g 酒浸大黄30g 酒浸桃仁12g

功效与适应证 活血祛瘀，消肿止痛。治跌打损伤，血停积于胁下，肿痛不可忍者。

制用法 水煎，分2次服，如服完第一次后，泻下大便，得利痛减，则停服，如6小时之后，仍无泻下者，则服下第二次。以利为度。

复原通气散(《正体类要》)

组成 木香 茴香（炒） 青皮 穿山甲（炙） 陈皮 白芷 甘草 漏芦 贝母 各等份

功效与适应证 理气止痛。治跌扑损伤气滞作痛。

制用法 共研细末，每次服3~6g，温酒调下。

独圣散(《伤科汇纂》)

组成 姜制香附子一味

功效与适应证 理气止痛。用于胸胁腰腹伤后血凝气滞之疼痛。

制用法 研末为散，每次服9~12g。

独参汤(《景岳全书》)

组成 人参10~20g

功效与适应证 补气、摄血、固脱。治失血后气血衰虚，虚烦作渴，气随血脱之危症。

制用法 隔水炖服。近年来亦有制成注射剂用。

独活寄生汤(《千金方》)

组成 独活6g 防风6g 川芎6g 牛膝6g 桑寄生18g 秦艽12g 杜仲12g 当归12g 茯苓12g 党参12g 熟地黄15g 白芍10g 细辛3g 甘草3g 肉桂2g

功效与适应证 益肝肾，补气血，祛风湿，止痹痛。治腰脊损伤后期，肝肾两亏，风湿痛及腿足屈伸不利者。

制用法 水煎服。可复煎外洗患处。

骨科外洗一方(《外伤科学》经验方)

组成 宽筋藤30g 钩藤30g 金银花藤30g 王不留行30g 刘寄奴15g 防风15g 大黄15g 荆芥10g

功效与适应证 活血通络,舒筋止痛。治损伤后筋肉拘挛,关节功能欠佳,酸痛麻木或外感风湿作痛等。用于骨折及软组织损伤中后期或骨科手术后已能解除外固定,作功能锻炼者。

制用法 煎水熏洗。

骨科外洗二方(《外伤科学》经验方)

组成 桂枝15g 威灵仙15g 防风15g 五加皮15g 细辛10g 荆芥10g 没药10g

功效与适应证 活血通络。祛风止痛。治损伤后期肢体冷痛,关节不利及风寒湿邪侵注,局部遇冷则痛增,得温稍适的痹证。

制用法 煎水熏洗，肢体可直接浸泡，躯干可用毛巾湿热敷擦。但注意防止水温过高引起烫伤。

骨伤洗药（经验方）

组成 海桐皮、透骨草、艾叶、荆芥、红花、川椒、灵仙、防风各15g

功效与适应证 疏风通络，活血止痛。治损伤后筋肉拘挛、关节功能欠佳，酸、麻木、痛或外感风湿作痛。

制用法 水煎熏洗。

骨质增生丸（《外伤科学》经验方）

组成 熟地黄60g 鸡血藤45g 骨碎补45g 肉苁蓉30g 鹿衔草30g 淫羊藿30g 莱菔子15g

功效与适应证 养血，舒筋，壮骨。治肥大性脊椎炎、颈椎病、关节间游离体、骨刺、跟痛症，以及筋骨受伤后，未能很好修复而致经常性酸痛者。

制用法 共为细末，炼蜜为丸，每丸8g，每次服1~2丸，每日2~3次。

香砂六君子汤（《正体类要》）

组成 人参 白术 茯苓 甘草 陈皮 半夏 香附 砂仁 藿香

功效与适应证 健脾养胃，益气和中。用于元气虚弱，肿痛不减，或气虚湿滞中焦，腔腹胀痛。

制用法 水煎服。

香蜡膏（经验方）

组成 血竭100g 黄蜡200g 冰片25g 香油1 000g

功效与适应证 收敛生肌。治气血虚亏，创口不封。

制用法 先将血竭、冰片研碎待用，再把香油煎至滴水成珠，待冷放血竭、冰片，充分搅拌即成。外敷患处。

茴香酒（《中医伤科学讲义》经验方）

组成 茴香15g 丁香10g 樟脑15g 红花10g 白干酒300g

功效与适应证 活血行气止痛。治扭挫伤肿痛。

制用法 把药浸泡在酒中，一周以后，去渣取酒即可。外涂擦患处。亦可在施行理伤手法时配合使用。

祛瘀止痛汤（北京中医学院经验方）

组成 酒当归12g 酒赤芍9g 川芎6g 红花9g 桃仁9g 泽兰9g 三棱6g 木通9g 甘草9g 降香6g

功效与适应证 有祛瘀止痛作用。适于损伤初期、瘀血凝聚、肿胀疼痛。

制用法 水煎服，每日1剂。

禁忌 孕妇忌服。

十 画

桂枝芍药知母汤（《金匮要略》）

组成 桂枝120g 芍药90g 甘草60g 麻黄60g 生姜150g 白术150g 知母120g 防风120g 附子2枚（炮）

功效与适应证 祛风除湿，温经散寒，滋阴清热。

制用法 水煎服（原方上九味以水七升，煮取二升，温服七合，日三服）。

桂枝汤

组成

1)（《伤寒论》） 桂枝9g 芍药9g 甘草6g 生姜9g 大枣4枚

2)（《伤科补要》） 桂枝 赤芍 枳壳 香附 陈皮 红花 生地 归尾 元胡 防风 独活

功效与适应证 祛风胜湿，和营止痛。用于失枕、上肢损伤，风寒湿侵袭经络作痛等症。

制用法 一方：水煎服。二方：各等份，童便、陈酒煎服。

桂麝散（《药蔹启秘》）

组成 麻黄15g 细辛15g 肉桂30g 牙皂10g 半夏25g 丁香30g 生南星25g 麝香1.8g 冰片1.2g

功效与适应证 温化痰湿，消肿止痛。治疮疡阴证未溃者。

制用法　共研细末。掺膏药上，贴患处。

海桐皮汤(《医宗金鉴》)

组成　海桐皮 6g　透骨草 6g　乳香 6g　没药 6g　当归 5g　川椒 10g　川芎 3g　红花 3g　威灵仙 3g　甘草 3g　防风 3g　白芷 2g

功效与适应证　活络止痛。治跌打损伤疼痛。

制用法　共为细末，布袋装，煎水熏洗患处。亦可内服。

健步虎潜丸(《伤科补要》)

组成　龟胶 2 份　鹿角胶 2 份　虎胫骨 2 份　何首乌 2 份　川牛膝 2 份　杜仲 2 份　锁阳 2 份　当归 2 份　熟地 2 份　威灵仙 2 份　黄柏 1 份　人参 1 份　羌活 1 份　白芍 1 份　白术 1 份　大川附子 1 份半　蜜糖适量

功效与适应证　补气血，壮筋骨。治跌打损伤，血虚气弱，筋骨痿软无力，步履艰难。

制用法　共为细末，炼蜜为丸如绿豆大。每服 10g，空腹淡盐水送下，每日 2~3 次。

健脾除湿汤（北京中医学院经验方）

组成　炒苍术　炒白术　苡仁　茯苓　陈皮　汉防己　五加皮　关防风　羌活　独活　生甘草　生姜　大枣　上肢加嫩桂枝、升麻，下肢加宣木瓜、川牛膝。

功效与适应证　健脾除湿。适用于骨折或损伤后期，肢体肿胀。

制用法　水煎服。

禁忌　忌油腻寒凉。

桃花散(《外科正宗》)

组成　白石灰 6 份　大黄 1 份

功效与适应证　止血。治创伤出血。

制用法　先将大黄煎汁，泼入白石灰内，为末，再炒，以石灰变成红色为度，将石灰过筛备用。用时掺撒于患处，纱布紧扎。

桃仁四物汤(《中国医学大辞典》)

组成　桃仁 25 粒　川芎 3g　当归 3g　赤芍 3g　生地黄 2g　红花 2g　牡丹皮 3g　制香附 3g　元胡索 3g

功效与适应证　通络活血，行气止痛。用于骨伤患有气滞血瘀而肿痛者。

制用法　水煎服。

桃仁承气汤(《温疫论》)

组成　桃仁 9g　大黄 15g（后下）　芒硝 6g（冲服）　当归 9g　芍药 9g　丹皮 9g

功效与适应证　活血祛瘀，泄热泻下。治跌打损伤，血滞作痛，大便秘结，或下腹蓄瘀等症。

制用法　水煎服。

桃红四物汤（又名元戎四物汤《医宗金鉴》）

组成　当归　川芎　白芍　生地　桃仁　红花

功效与适应证　活血去瘀。用于损伤血瘀。

制用法　水煎服。

润肠丸(《正体类要》)

组成　大黄（煨）15g　归尾 15g　羌活 15g　桃仁（去皮尖）30g　麻子仁 30g　皂角 15g　秦艽 15g

功效与适应证　清热，润肠，通便。用于损伤后血结便秘。

制用法　共为细末，炼蜜为丸，如梧桐子大，每次服三五十丸，空心开水送服。

逍遥散(《和剂局方》)

组成　柴胡 30g　当归 30g　白芍 30g　白术 30g　茯苓 30g　甘草 15g

功效与适应证　疏肝解郁，健脾益血。用于伤后肝气郁结，肝气犯胃，胸胁胀痛，头痛目眩，口燥咽干，神疲食少，或寒热往来。

制用法　共研细末，每服 6~9g，生姜、薄荷少许煎汤冲服，每日 3 次。亦可水煎服，用量按原方比例酌减。

透脓散(《外科正宗》)

组成 生黄芪 12g 穿山甲（炒）6g 川芎 6g 当归 9g 皂角刺 5g

功效与适应证 托毒排脓。治痈疽诸毒。

制用法 共为末，开水冲服。亦可水煎服。

通窍活血汤(《医林改错》)

组成 赤芍 3g 川芎 3g 红花 9g 桃仁（研如泥）9g 鲜生姜（切）9g 老葱 3 根（切碎） 红枣（去核）7 个 麝香 0.15g（冲服）

功效与适应证 活血通窍。用于头面等上部出血，或颅脑损伤瘀血，或头部损伤后头昏、头痛，或脑震荡等。

制用法 将前七味加入黄酒 250g，煎一盅，去渣，将麝香入酒内，再煎二沸，临卧服。

损伤药酒(《中医伤科学讲义》经验方)

组成 红花 6g 黄芩 15g 乌药 15g 茯苓 15g 生地 15g 五加皮 15g 杜仲 15g 牛膝 15g 远志 15g 麦冬 15g 秦艽 15g 丹皮 15g 松节 15g 泽泻 15g 元胡 15g 当归 18g 枸杞子 18g 虎骨 24g 桃仁 12g 阿胶 12g 续断 9g 补骨脂 9g 枳壳 9g 桂枝 9g 香附 9g

功效与适应证 活血舒筋。用于远年宿伤。

制用法 浸酒。每日饮 1 小杯。

损伤风湿膏(《中医伤科学讲义》经验方)

组成 生川乌 4 份 生草乌 4 份 生南星 4 份 生半夏 4 份 当归 4 份 黄金子 4 份 紫荆皮 4 份 生地 4 份 苏木 4 份 桃仁 4 份 桂枝 4 份 僵蚕 4 份 青皮 4 份 甘松 4 份 木瓜 4 份 山奈 4 份 地龙 4 份 乳香 4 份 没药 2 份 羌活 2 份 独活 2 份 川芎 2 份 白芷 2 份 苍术 2 份 木鳖子 2 份 山甲片 2 份 川断 2 份 山栀子 2 份 土鳖虫 2 份 骨碎补 2 份 赤石脂 2 份 红花 2 份 丹皮 2 份 落得打 2 份 白芥子 2 份 细辛 1 份 麻油 320 份 黄铅粉 60 份

功效与适应证 祛风湿,行气血,消肿痛。治损伤肿痛或损伤后期并风湿痹痛。

制用法 用麻油将药浸泡 7~10 天后以文火煎熬,至色枯,去渣,再将油熬,约 2 小时左右,滴水成珠,离火,将黄铅粉徐徐筛入搅匀,成膏收贮,摊用。

消瘀止痛药膏(《中医伤科学讲义》经验方)

组成 木瓜 60g 栀子 30g 大黄 150g 蒲公英 60g 土鳖虫 30g 乳香 30g 没药 30g

功效与适应证 活血祛瘀,消肿止痛。用于骨折伤筋,初期肿胀疼痛剧烈者。

制用法 共为细末,饴糖或凡士林调敷。

消瘀膏(经验方)

组成 大黄 1 份 栀子 2 份 木瓜 4 份 蒲公英 4 份 姜黄 4 份 黄柏 6 份 蜜糖适量

功效与适应证 祛瘀、消肿、止痛。用于损伤瘀肿疼痛。

制用法 共为细末,水蜜各半调敷。

消肿散(经验方)

组成 制乳香 1 份 制没药 1 份 玉带草 1 份 四块瓦 1 份 洞青叶 1 份 虎杖 1 份 五香血藤 1 份 天花粉 2 份 生甘草 2 份 叶下花 2 份 叶上花 2 份 虫蒌粉 2 份 大黄粉 2 份 黄芩 2 份 五爪龙 2 份 白及粉 2 份 红花 1 份 苏木粉 2 份 龙胆草 1 份 土黄连 1 份 飞龙掌血 2 份 绿葡萄根 1 份 大红袍 1 份 凡士林适量

功效与适应证 消瘀退肿止痛。治各种闭合性损伤肿痛。

制用法 研末混和,用适量凡士林调煮成膏。外敷患处。

消肿一号(北京中医学院经验方)

组成 当归尾 12g 赤芍 12g 泽兰 15g 益母草 24g 萆薢 24g 车前子(包)9g 木通 6g 苏木 9g 陈皮 9g 连翘 9g

功效与适应证 活血利湿、消肿止痛。适于损伤初期,瘀血肿胀疼痛。

制用法　水煎内服。

禁忌　孕妇忌服。

消肿化瘀散(刘寿山正骨经验方)

组成　当归、赤芍、生地、元胡、血竭、制乳香、红花、大黄、姜黄、鳖甲、茄根、红曲、赤小豆各等份。

功效与适应证　活血祛瘀,止痛消肿。用于脱位、伤筋疾患而肿胀显著,瘀血作痛者。

制用法　共为细末,醋调敷伤处。

禁忌　孕妇忌用,皮肤过敏或有皮肤病者忌用。

消肿止痛膏(《外伤科学经验方》)

组成　姜黄　羌活　干姜　栀子　乳香　没药

功效与适应证　祛瘀，消肿，止痛。治损伤初期瘀肿疼痛者。

制用法　共研细末。用凡士林调成60%软膏外敷患处。

消肿活血汤(《简明正骨》)

组成　苏木9g　红花6g　川羌9g　丹参　15g　灵仙9g　乳香、没药各6g　五加皮15g

功效与适应证　行气活血，消肿止痛。用治损伤中期。

制用法　水煎洗。

柴胡细辛汤(《中医伤科学》)

组成　柴胡　细辛　薄荷　归尾　土鳖虫　丹参　制半夏　川芎　泽兰叶　黄连

功效与适应证　去瘀生新，调和升降。治脑震荡，头晕、呕吐。

制用法　水煎服。

柴胡疏肝散(《景岳全书》)

组成　柴胡　芍药　枳壳　甘草　川芎　香附

功效与适应证　疏肝理气止痛。治胸胁损伤。

制用法　按病情拟定药量，并酌情加减，水煎服。

十一画

接骨紫金丹(《杂病源流犀烛》)

组成　土鳖虫　乳香　没药　自然铜　骨碎补　大黄　血竭　硼砂　当归各等量

功效与适应证　祛瘀、续骨、止痛。治损伤骨折，瘀血内停者。

制用法　共研细末。每服3~6g，开水或少量酒送服。

接骨续筋药膏(《中医伤科学讲义》经验方)

组成　自然铜3份　荆芥3份　防风3份　五加皮3份　皂角3份　茜草根3份　续断3份　羌活3份　乳香2份　没药2份　骨碎补2份　接骨木2份　红花2份　赤芍2份　土鳖虫2份　白及4份　血竭4份　硼砂4份　螃蟹末4份　饴糖或蜂蜜适量

功效与适应证　接骨续筋。治骨折,筋伤。

制用法　共为细末,饴糖或蜂蜜调煮外敷。

接骨膏(《外伤科学》经验方)

组成　五加皮2份　地龙2份　乳香1份　没药1份　土鳖1份　骨碎补1份　白及1份　蜂蜜适量

功效与适应证　接骨,活血、止血。治骨折损伤瘀肿疼痛。

制用法　共为细末,蜂蜜或白酒调成厚糊状敷。亦可用凡士林调煮成膏外敷。

接骨丹

组成

1)(又名十宝散,《证治全生集》)真血竭4.8g　明雄黄12g　上红花12g　净儿茶0.72g　朱砂3.6g　净乳香3.6g　当归尾30g　净没药4.2g　麝香0.09g　冰片0.36g

2)(又名夺命接骨丹,《中医伤科学讲义》经验方)归尾12g　乳香30g　没药30g　自然铜30g　骨碎补

30g 桃仁30g 大黄30g 雄黄30g 白及30g 血竭15g 土鳖虫15g 三七15g 红花15g 儿茶15g 麝香15g 朱砂6g 冰片6g

功效与适应证 活血止痛接骨。用于跌打损伤筋断骨折。

制用法 共为细末。每服2~3g，每日服2次。

接骨五号（经验方）

组成 血竭4kg 干鳖（醋炒）12kg 土虫8kg 没药6kg 乳香6kg 儿茶6kg 自然铜4kg 红花10kg 续断10kg 生姜10kg 三七10kg

功效与适应证 活血，止痛，接骨。适用于各类骨折。

制用法 以蜜为10g丸，日服3次，每次1丸。

麻桂温经汤(《伤科补要》)

组成 麻黄 桂枝 红花 白芷 细辛 桃仁 赤芍 甘草

功效与适应证 通经活络去瘀。治损伤之后风寒客注而痹痛。

制用法 按病情决定剂量，水煎服。

麻子仁丸(《伤寒论》)

组成 麻子仁500g 芍药250g 枳实250g 大黄500g 厚朴250g 杏仁250g

功效与适应证 共研细末，炼蜜为丸，每次9g，每日1~2次，温开水送服。亦可水煎服，用量按原方比例酌减。

清气化痰丸(《医方考》)

组成 瓜蒌仁30g 陈皮30g 黄芩30g 杏仁30g 枳壳30g 茯苓30g 胆南星45g 半夏45g

功效与适应证 清热化痰，下气止咳。用于痰热内结，咳嗽痰黄，黏稠难咯，胸膈痞满。

制用法 共研细末，用姜汁为丸，每服6~9g，温开水送下，亦可水煎服，用量按原方比例酌减。

清心药(《证治准绳》)

组成 当归 丹皮 川芎 赤芍 生地黄 黄芩 黄连 连翘 栀子 桃仁 甘草

功效与适应证 祛瘀消肿，清热解毒。用于开放性骨折、脱位及软组织损伤。

制用法 水煎服。

清营退肿膏(《中医伤科学讲义》经验方)

组成 大黄2份 芙蓉叶2份 黄芩1份 黄柏1份 花粉1份 滑石1份 升丹1份 凡士林适量

功效与适应证 清热祛瘀消肿。治骨折、软组织损伤初期，或疮疡，焮热作痛。

制用法 共为细末，凡士林调煮成膏外敷。

续骨活血汤(《中医伤科学讲义》经验方)

组成 当归尾12g 赤芍10g 白芍10g 生地黄15g 红花6g 土鳖虫6g 骨碎补12g 煅自然铜10g 续断12g 落得打10g 乳香6g 没药6g

功效与适应证 祛瘀止血，活血续骨。治骨折及软组织损伤。

制用法 水煎服。

续断紫金丹(《中医伤科学讲义》经验方)

组成 酒炒当归4份 熟地8份 酒炒菟丝子3份 骨碎补3份 续断4份 制首乌4份 茯苓4份 白术2份 丹皮2份 血竭2份 淮牛膝5份 红花1份 乳香1份 没药1份 虎胫骨1份 儿茶2份 鹿角霜4份 煅自然铜2份

功效与适应证 活血止痛，续筋接骨。治筋伤骨折。

制用法 共为细末，每次服3~5g，每日2~3次。

理气止痛汤(经验方)

组成 丹参9g 广木香3g 青皮6g 炙乳香5g 枳壳6g 制香附9g 川楝子9g 延胡索5g 软柴胡6g 路路通6g 没药5g

功效与适应证 活血和营，理气止痛。用于气分受伤郁滞作痛诸症。

制用法　水煎服。

黄芪桂枝五物汤(《金匮要略》)

组成　黄芪　芍药　桂枝　生姜　大枣

功效与适应证　益气温经，和营通痹。用于血痹证而引起的肌肤麻木不仁。

制用法　水煎服。

黄芪甘草汤(《医林改错》)

组成　黄芪 120g　甘草 24g

功效与适应证　益气利水。治老年或体弱，或久病后元气虚衰，不能约束水液，小便失禁或遗尿者。

制用法　水煎服。

银翘散(《温病条辨》)

组成　银花 30g　连翘 30g　苦桔梗 18g　薄荷 18g　淡竹叶 12g　生甘草 15g　荆芥穗 12g　淡豆豉 15g　牛蒡子 18g

功效与适应证　疏风清热解毒。用于邪毒感染初期发热。

制用法　水煎服。

颅内消瘀汤（经验方）

组成　麝香 6g　川芎 6g　血竭 6g　丹参 15g　赤芍 9g　桃仁 9g　红花 9g　乳香 9g　没药 9g　三棱 9g　莪术 9g　香附 9g　土鳖虫 9g

功效与适应证　活血祛瘀，理气定痛。用于头部内伤及其他各部损伤有瘀血者。

十二画

象皮膏(《伤科补要》)

组成

第一组：大黄 10 份　川芎 5 份　当归 5 份　生地 5 份　红花 1 份半　川连 1 份半　甘草 2 份半　荆芥 1 份半　肉桂 1 份半　麻油 85 份

第二组：黄古 25 份　白古 25 份

第三组：象皮 2 份半　血竭 2 份半　乳香 2 份半　没药 2 份半　珍珠 1 份　人参 1 份　冰片半份　地鳖 5 份　白及 1 份半　白蔹 1 份半　龙骨 1 份半　海螺蛸 1 份半　百草霜适量

功效与适应证　活血生肌，接筋续损。治开放性损伤及各种溃疡腐肉已去，且已控制感染无明显脓性分泌物，期待其生长进而愈合者。

制用法　第一组药，用麻油熬煎至枯色，去渣取油。入第二组药，炼制成膏。第三组药分别为细末，除百草霜外，混合后加入膏内搅拌，以百草霜调节稠度，装闭备用。用时直接摊在敷料上外敷。近年来，有把药物分别为末后混合，用凡士林调煮，制成象皮膏油纱，外敷用。

犀角地黄汤(《千金方》)

组成　生地黄 30g　赤芍 12g　丹皮 9g　犀角 0.6g（锉细末冲）

功效与适应证　清热凉血解毒。治热入血分，疮疡热毒内攻表现吐血、衄血、便血，皮肤瘀斑；高热神昏谵语，烦躁等症。

制用法　水煎服。生地黄先煎，犀角锉末冲，或磨汁和服。

散风活络丸（成方）

组成　灵仙　茯苓　党参　海风藤　当归　牛膝

功效与适应证　舒筋活络，祛风除湿。用于风寒湿痹引起的腰腿疼痛，手足麻木，筋脉拘挛，中风瘫痪，半身不遂，行步艰难，口眼㖞斜。

制用法　每袋 18g，分 2 次服，温开水或温黄酒送下。

禁忌　孕妇忌服。

散瘀和伤汤(《医宗金鉴》)

组成 番木鳖15g 红花15g 生半夏15g 骨碎补9g 甘草9g 葱须30g 醋60g（后下）

功效与适应证 活血祛瘀止痛。治软组织损伤瘀肿疼痛及骨折关节脱位后期筋络挛痛。

制用法 用水煎药，沸后，入醋再煎5~10分钟，熏洗患处，每日3~4次，每次熏洗都把药液煎沸后用。

舒筋汤

组成

1)（《外伤科学》经验方） 当归10g 白芍10g 姜黄6g 宽筋藤15g 松节6g 海桐皮12g 羌活10g 防风10g 续断10g 甘草6g

2)（经验方） 当归12g 陈皮9g 羌活9g 骨碎补9g 伸筋草15g 五加皮9g 桑寄生15g 木瓜9g

功效与适应证 祛风舒筋活络。治骨折及关节脱位后期，或软组织病变所致的筋络挛痛。

制用法 水煎服。

舒筋丸（又称舒筋壮力丸，《刘寿山正骨经验》经验方）

组成 麻黄2份 制马钱子2份 制乳香1份 制没药1份 血竭1份 红花1份 自然铜（煅，醋淬）1份 羌活1份 独活1份 防风1份 钻地风1份 杜仲1份 木瓜1份 桂枝1份 怀牛膝1份 贝母1份 生甘草1份 蜂蜜适量

功效与适应证 散寒祛风，舒筋活络。用于各种筋伤患冷痹痛。

制用法 共为细末，炼蜜为丸，每丸重6g。每服1丸，日服1~3次。

舒筋药水（《上海市药品标准》）

组成 生川乌 生草乌 生天南星 樟脑 山栀 大黄 木瓜 羌活 独活 路路通 花椒 苏木 蒲黄 香樟木 赤芍 红花

功效与适应证 舒筋活络，祛风止痛。主治扭伤、损伤，筋骨酸痛者。

制用法 制为酊剂，搽擦患处，每日3次。

舒筋活血片（验方）

组成 红花 香加皮 香附 泽兰叶等

功效与适应证 舒筋活络，活血散瘀。用于跌打损伤，筋骨疼痛、肢体拘挛，腰背酸痛。

制用法 常用量，口服1次5片，1日3次。

禁忌 孕妇忌服。

舒筋活血汤（《伤科补要》）

组成 羌活6g 防风9g 荆芥6g 独活9g 当归12g 续断12g 青皮5g 牛膝9g 五加皮9g 杜仲9g 红花6g 枳壳6g

功效与适应证 舒筋活络。治软组织损伤及骨折脱位后期筋肉挛痛者。

制用法 水煎服。

舒筋活络药膏（《中医伤科学讲义》经验方）

组成 赤芍1份 红花1份 南星1份 生蒲黄1份半 旋覆花1份半 苏木1份半 生草乌2份 生川乌2份 羌活2份 独活2份 生半夏2份 生栀子2份 生大黄2份 生木瓜2份 路路通2份 饴糖或蜂蜜适量

功效与适应证 活血止痛。治跌打损伤肿痛。

制用法 共为细末。饴糖或蜂蜜调敷。凡士林调煮亦可。

舒筋止痛水（《林如高正骨经验》）

组成 三七粉18g 三棱18g 红花30g 生草乌12g 生川乌12g 归尾18g 樟脑30g 五加皮12g 木瓜12g 淮牛膝12g 70%乙醇1500ml或高粱酒1000ml

功效与适应证 舒筋活血止痛。用于铁打损伤局部肿痛者。

制用法 密封浸泡1个月后备用。将药水涂擦患处，每日2~3次。

舒筋活血洗方（《中医伤科学讲义》经验方）

组成 伸筋草9g 海桐皮9g 秦艽9g 独活9g 当归9g 钩藤9g 乳香6g 没药6g 川红花6g

功效与适应证　舒筋活血止痛。治损伤后筋络挛缩疼痛。

制用法　水煎，温洗患处。

舒络丸（经验方）

组成　麻黄200g　乳香250g　牛膝250g　杜仲250g　防风1000g　独活600g　木瓜600g　羌活500g　郁金200g　桂枝250g

功效与适应证　舒风通络，止痛活血。治损伤后伤筋骨关节酸痛，运动不利。

制用法　共为细面，炼蜜为丸，每丸5g。每次服1丸，每日3次。

黑虎丹（验方）

组成　冰片15g　炉甘石60g　轻粉30g　炙山甲30g　炙乳香30g　炙没药30g　孩儿茶30g　麝香15g　五倍子30g　腰黄78g　炙全蝎40只　炙大蜘蛛80只　炙蜈蚣40条

功效与适应证　祛瘀散坚消肿。用于损伤后肌肉坚硬，筋骨发炎等（皮破不用）。

跌打膏（《中医伤科学讲义》经验方）

组成　乳香150g　没药150g　血竭90g　香油10 000g　三七17 500g　冰片90g　樟脑90g　升丹5000g

功效与适应证　活血祛瘀，消肿止痛。用于跌打损伤，骨折伤筋，肿胀疼痛。

制用法　先将乳香、没药、血竭、三七等药用香油浸，继用慢火煎2小时，改用急火煎药至枯去渣，用纱布过滤，取滤液再煎，达浓稠似蜜糖起白烟时，放入升丹，继煎至滴水成珠为宜。离火后加入冰片、樟脑调匀，摊于膏药纸上即成。外贴患处。

跌打养营汤（《林如高正骨经验》）

组成　西洋参3g（或党参15g）　黄芪9g　当归6g　川芎4.5g　熟地15g　白芍9g　枸杞15g　淮山药15g　续断9g　砂仁3g　三七4.5g　补骨脂9g　骨碎补9g　木瓜9g　甘草3g

功效与适应证　补气血，养肝肾，壮筋骨。用于骨折中、后期。

制用法　水煎服。

跌打万花油（亦称万花油，成药）

组成　（略）

功效与适应证　消肿止痛，解毒消炎。治跌打损伤肿痛，烫伤等。

制用法　敷贴：将万花油装在消毒的容器内，再把消毒纱块放到容器内让药油浸泡片刻，即成为万花油纱，可直接敷贴在患处。如是敷在伤口处，每天换药；如无伤口者，1～3天换1次，若是不稳定型骨折，用小夹板固定者，换药时可不解松夹板，由夹板之间的间隙泵入药油，让原有的布料吸上即可。涂擦：把药油直接涂擦在患处。亦可在施行按摩手法时配合使用。

跌打丸（原名军中跌打丸，《全国中医成药处方集》济南地区经验方）

组成　当归1份　土鳖虫1份　川芎1份　血竭1份　没药1份　麻黄2份　自然铜2份　乳香2份

功效与适应证　活血破瘀，接骨续筋。治跌打损伤，筋断骨折，瘀血攻心等症。

制用法　共为细末。蜜丸，每丸5g，每服1～2丸，每日1～2次。

疏风养血汤（《伤科补要》）

组成　荆芥9g　羌活6g　防风6g　当归12g　川芎12g　白芍9g　秦艽9g　薄荷4g　红花6g　天花粉12g

功效与适应证　养血祛风。治损伤后复感风寒者。

制用法　水煎服。

疏风定痛丸（成药）

组成　（略）

功效与适应证　祛风散寒，活血止痛。用于风寒麻木，四肢作痛，腰疼寒腿，足膝无力，跌打损伤，血瘀疼痛。

制用法　每服1丸，日服2次，温开水送下。

禁忌　按定量服用，不宜多服。孕妇忌服。

温胆汤（《备急千金要方》）

组成　半夏　竹茹　枳实　橘皮　生姜　茯苓　甘草

功效与适应证　燥湿豁痰，行气开郁，主治一切痰厥。

制用法　水煎服。

温经通络膏(《中医伤科学讲义》)

组成　乳香　没药　麻黄　马钱子各等量　饴糖或蜂蜜适量

功效与适应证　祛风止痛。治骨关节、软组织损伤肿痛，或风寒湿浸注、局部痹痛者。

制用法　共为细末，饴糖或蜂蜜调成软膏或凡士林调煮成膏外敷患处。

滋肾通关丸(《兰室秘藏》)

组成　黄柏（酒炒）30g　知母（酒炒）30g　肉桂 3g

功效与适应证　清热燥湿，滋阴。治下焦湿热，小便癃闭，点滴不通。

制用法　共研细末，蜜和作丸，如梧桐子大，每服 9g，开水送下。

十 三 画

腰伤一方(《外伤科学》经验方)

组成　当归 12g　赤芍 12g　续断 12g　秦艽 15g　木通 10g　延胡索 10g　枳壳 10g　厚朴 10g　桑枝 30g(先煎)　木香 5g(后下)

功效与适应证　行气活血,通络止痛。治腰部损伤初期,积瘀肿痛,或兼小便不利者。

制用法　水煎服。

腰伤二方(《外伤科学》经验方)

组成　钩藤 12g　续断 12g　杜仲 12g　熟地黄 12g　当归 12g　独活 10g　牛膝 10g　威灵仙 10g　白芍 5g　炙甘草 6g　桑寄生 30g

功效与适应证　补养肝肾,舒筋活络。治腰部损伤中、后期,腰部酸痛者。

制用法　水煎服。药渣可再煎水熏洗、湿热敷腰部,敷完后,作适当的自主腰部练功活动。

新伤续断汤(《中医伤科学讲义》经验方)

组成　当归尾 12g　土鳖虫 6g　乳香 3g　没药 3g　丹参 6g　自然铜(醋煅)12g　骨碎补 12g　泽兰叶 6g　延胡索 6g　苏木 10g　续断 10g　桑枝 12g　桃仁 6 钱

功效与适应证　活血祛瘀,止痛接骨。用于骨损伤初、中期。

制用法　水煎服。

碎骨丹(《中医伤科学讲义》经验方)

组成　骨碎补 4500g　白及片 2000g　陈皮 4500g　茄皮 4500g　虎胫骨 4 双　冰片 500g　麝香 250g　三七 4500g　血竭 2000g　土鳖虫 2000g　乳香 4500g　川断 2000g　硼砂 1000g　没药 4500g　雌雄活鸡各二只(捣成泥)

功效与适应证　接骨续损。用于骨折。

制用法　共为细末,蜂蜜、冷水调成药膏摊贴。

腾药(《刘寿山正骨经验》经验方)

组成　当归　羌活　红花　白芷　防风　制乳香　制没药　骨碎补　续断　宣木瓜　透骨草　川椒各等量

加减法:手部加桂枝、郁李仁;足部加黄柏、茄根;腿部加牛膝、虎骨;腰部加杜仲、桑寄生;胸部加郁金、茵陈;左肋部加栀子、降香;右肋部加陈皮、枳壳;肩部加川芎、片姜黄;骨折加土鳖虫、自然铜;兼风寒加厚朴、肉桂;理气加葱头、天仙藤;理血加汉三七、木槿花;舒筋加芙蓉叶、金果榄。

功效与适应证　活血散瘀,温经通络,消肿止痛,舒筋接骨。用于骨折、脱位、筋伤及陈伤、痹证等适用熏洗者。

制用法　上药共为粗末,每用 120g 加入大青盐,白酒各 30g 拌匀,装入白布袋内缝妥,备用。

洗用:煎水熏洗患处。每日 2 次,翌日仍用原汤煎洗,如此复煎,可用数天。

腾用(即热熨):用药 2 袋,干蒸热后轮换敷在患处,每次持续 1 小时左右,每日 2 次。用毕后药袋挂在通风阴凉处,翌日再用时,在药袋上洒上少许白酒,每袋可用 4~7 天。

槐花散(《本事方》)

组成　槐花（炒）　侧柏叶（杵焙）　荆芥穗　枳壳各等量

功效与适应证　疏风清热止血。用于损伤后有便中带血。

制用法　共研细末。每次6g，食前服。

十 四 画

膈下逐瘀汤(《医林改错》)

组成　当归9g　川芎6g　赤芍9g　桃仁9g　红花6g　枳壳5g　丹皮9g　香附9g　延胡索12g　乌药9g　五灵脂9g　甘草5g

功效与适应证　活血祛瘀。治腹部损伤，蓄瘀疼痛。

制用法　水煎服。

十 五 画以上

增液承气汤(《温病条辨》)

组成　玄参30g　麦冬24g　细生地24g　大黄9g　芒硝4.5g

功效与适应证　养阴增液，泄热通便。用于热甚津枯之便秘。

制用法　水煎服。

增液汤(《温病条辨》)

组成　玄参30g　麦冬25g　生地黄25g

功效与适应证　增液润燥。骨伤病而津液耗损，口干咽燥，大便秘结；或习惯性肠燥便秘。

制用法　水煎服。

黎洞丸(《医宗金鉴》)

组成　牛黄1份　冰片1份　麝香1份　阿魏5份　雄黄5份　大黄10份　儿茶10份　血竭10份　乳香10份　没药10份　田三七10份　天竺黄10份　藤黄10份（隔汤煮十数次，去浮沫，用山羊血拌晒。如无山羊血，以子羊血代之）

功效与适应证　祛瘀生新。治跌打损伤，瘀阻气滞，剧烈疼痛，或瘀血内攻，不省人事及无名肿毒等症。

制用法　共研细末，将藤黄化开为丸，如芡实大，焙干，稍加白蜜，外用蜡皮固封。每次服1丸，开水或酒送服。外用时，用茶卤磨涂。

镇江膏（成药）

组成　（略）

功效与适应证　祛风止痛，化痞除瘀，舒筋活血，消散顺气。用于筋骨疼痛，跌打劳损，半身不遂，四肢麻木，关节炎等。

制用法　烘热外贴患处。

禁忌　有皮肤过敏或有皮肤病者禁用。

熨风散(《疡科选粹》)

组成　羌活　白芷　当归　细辛　芫花　白芍　吴茱萸　肉桂各等量　连须赤皮葱适量

功效与适应证　温经散寒，祛风止痛。治流痰、附骨疽及风寒湿痹证所致的筋骨疼痛。

制用法　药共为末，每次取适量的末，与适量的连须赤皮葱捣烂混合，醋炒热，布包，热熨患处。

蠲痹汤(《百一选方》)

组成　羌活6g　姜黄6g　当归12g　赤芍9g　黄芪12g　防风6g　炙甘草3g　生姜5片

功效与适应证　活血通络，祛风除湿。治损伤后风寒乘虚入络者。

制用法　水煎服。

（邹本贵）